Die heilende Kraft der Lymphe

Lisa Levitt Gainsley

Die heilende Kraft der Lymphe

Wie Sie Ihre Abwehrkräfte steigern und Ihren Körper dauerhaft verjüngen

Das Praxisbuch

Aus dem amerikanischen Englisch übersetzt von Sabine Zürn

Illustrationen von Emma Lyddon

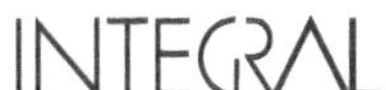

Die Originalausgabe erschien 2021 unter dem Titel
THE BOOK OF LYMPH bei Harper Wave, an imprint of HarperCollins*Publishers*.

Die in diesem Buch vorgestellten Informationen und Empfehlungen sind nach bestem Wissen und Gewissen geprüft. Dennoch übernehmen die Autorin und der Verlag keinerlei Haftung für Schäden irgendwelcher Art, die sich direkt oder indirekt aus dem Gebrauch der hier beschriebenen Anwendungen ergeben. Bitte nehmen Sie im Zweifelsfall bzw. bei ernsthaften Beschwerden immer professionelle Diagnose und Therapie durch ärztliche oder naturheilkundliche Hilfe in Anspruch.

Sollte diese Publikation Links auf Webseiten Dritter enthalten, so übernehmen wir für deren Inhalte keine Haftung, da wir uns diese nicht zu eigen machen, sondern lediglich auf deren Stand zum Zeitpunkt der Erstveröffentlichung verweisen.

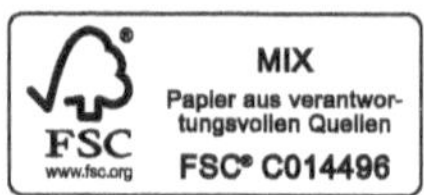

Penguin Random House Verlagsgruppe FSC® N001967

Dritte Auflage

Published by Arrangement with Lisa Levitt Gainsley, Harper Wave, New York 2021.
Dieses Werk wurde vermittelt durch die Literarische Agentur Thomas Schlück GmbH, 30161 Hannover.
Illustrationen und Abbildungen: © Emma Lyddon

Redaktion: Ralf Lay, Mönchengladbach
Umschlaggestaltung: Guter Punkt GmbH & Co. KG
unter Verwendung eines Motivs von © ChrisChrisW/iStock/Getty Images Plus
Satz: Satzwerk Huber, Germering
Druck und Bindung: GGP Media GmbH, Pößneck
ISBN 978-3-7787-9307-7

www.Integral-Lotos-Ansata.de
www.facebook.com/Integral.Lotos.Ansata

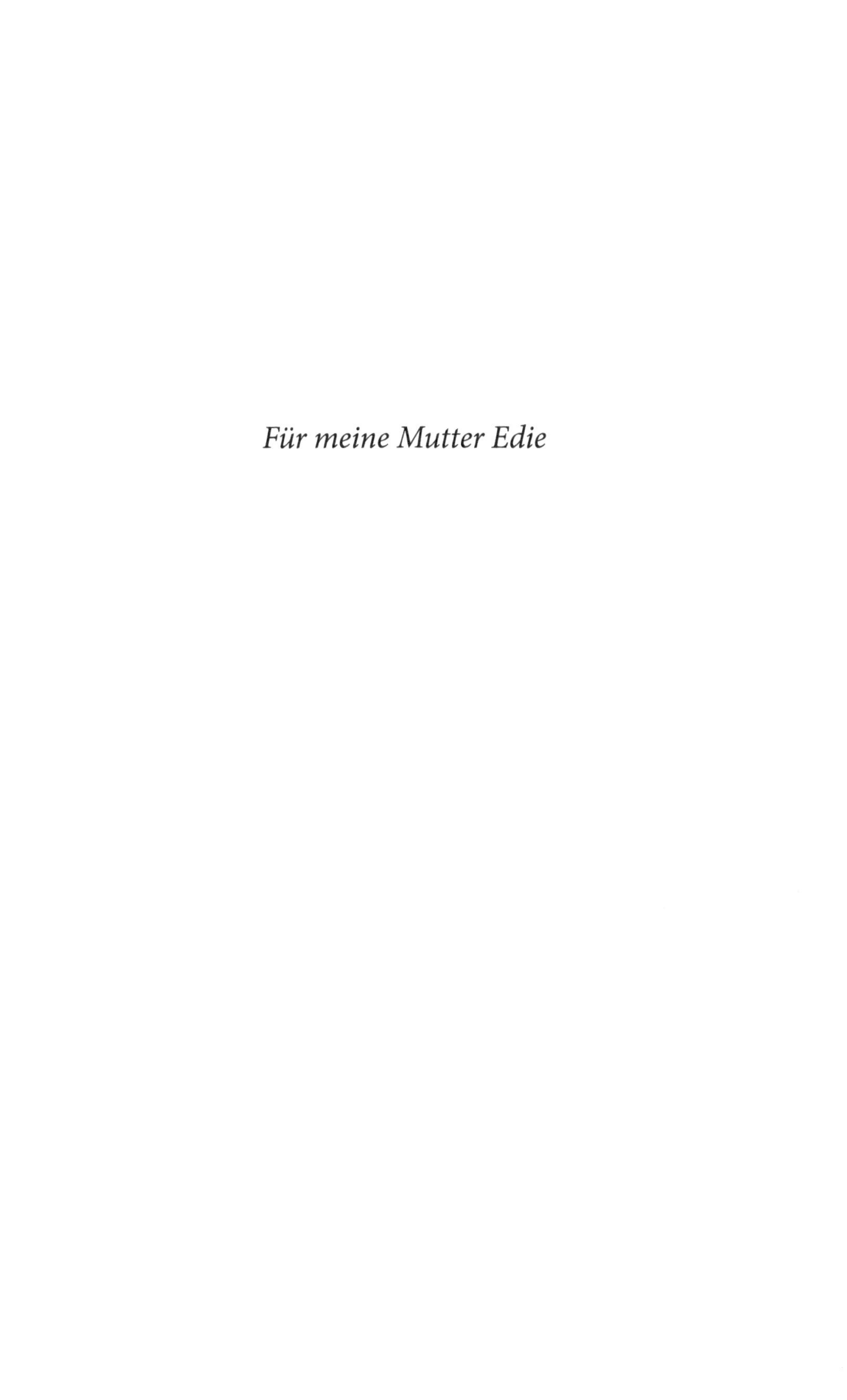

Für meine Mutter Edie

Inhalt

Teil III: Ganzheitliche Anwendungen für das Lymphsystem

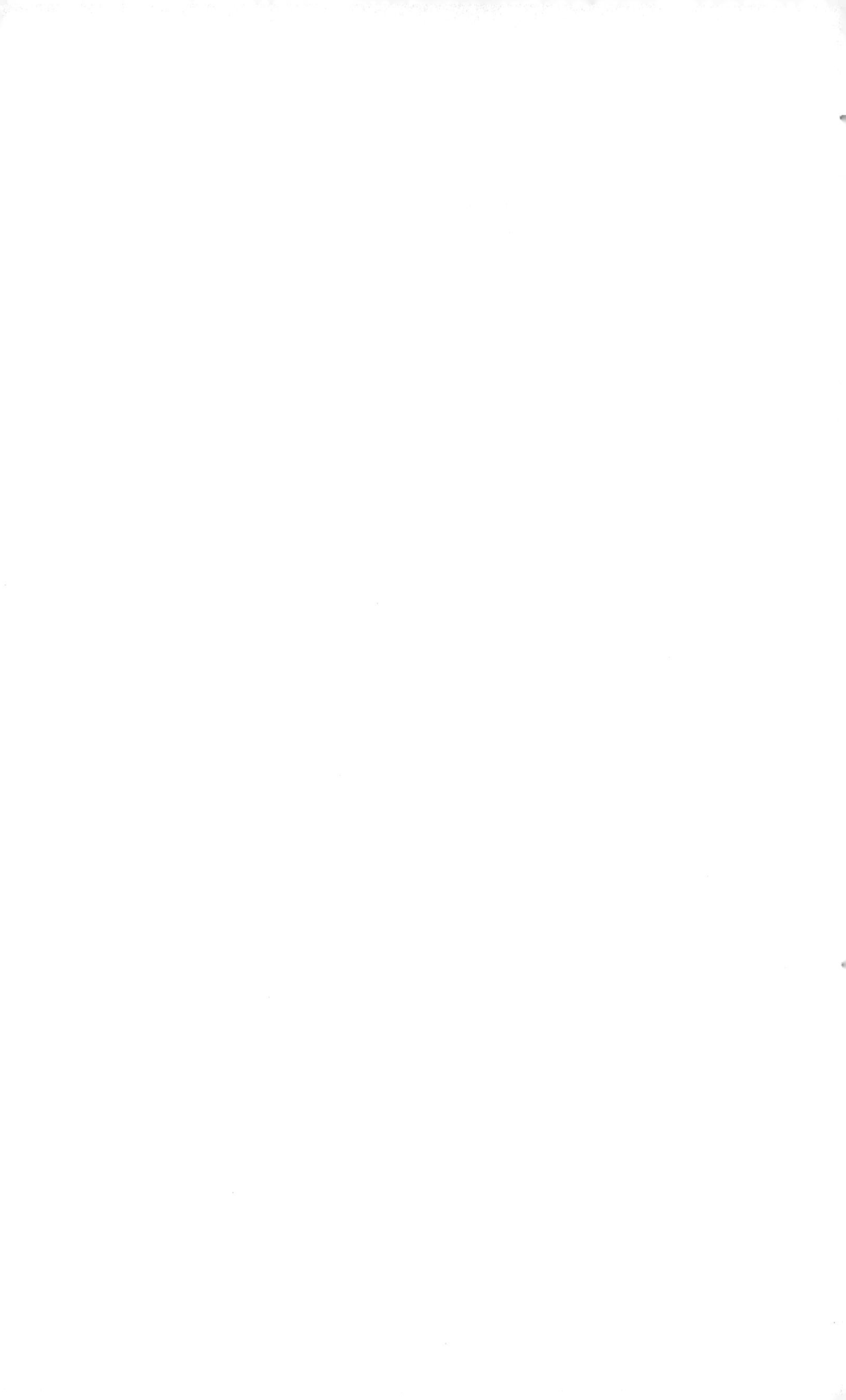

Vorwort

Eine Blume erblüht dank der nährstoffreichen Umgebung, in der sie wächst. Wir erfreuen uns an ihrem Duft und ihrer Schönheit, auch wenn die Ehre eigentlich ihrem Wurzelgeflecht gebührt.

Im Körper existiert ein ähnlich unsichtbares System, das im Verborgenen arbeitet und mit jedem Zentimeter unseres Körpers verbunden ist. Es reinigt den Körper und schenkt uns Vitalität, Abwehrkräfte und Gesundheit. Ich spreche vom lymphatischen System.

Die Lymphe liefert uns ständig lebenswichtige Nährstoffe. Jede einzelne Körperzelle wird von der Lymphe regelrecht durchflutet. Und viel zu oft übersehen wir, welchen Beitrag sie zur Erhaltung unserer Gesundheit leistet. Das Lymphsystem versorgt und reinigt alle Körpersysteme. Wie ein Müllwagen entfernen Immunzellen alles, was Ihre Gesundheit bedroht, und das macht die Lymphe zu Ihrem wichtigsten Bollwerk gegen Krankheiten. Ihr Lymphsystem regelt den Flüssigkeitshaushalt im Körper, was dazu beitragen kann, Entzündungen abzuwehren, die vielen Krankheiten zugrunde liegen. Es unterstützt eine gute Verdauung und verleiht Ihrer Haut ein gesundes Aussehen.

Ich betrachte es als meine Lebensaufgabe, die Kraft der Lymphe für die Selbstheilung zu nutzen. Meine gesamte Berufstätigkeit widme ich der Behandlung des Lymphsystems, weil die Ergebnisse geradezu lebensverändernd sind. Tausende von Menschen habe ich behandelt, die zu mir kamen, weil sie Hilfe bei allen möglichen Beschwerden benötigten: bei Krebs, dem chronischen Erschöpfungssyndrom, bei Magen-Darm-Erkrankungen, Borreliose, Ekzemen, Akne, Kopfschmerzen und dem prämenstruellen Syndrom (PMS). Ich behandelte auch viele gesunde, junge Menschen, die mehr an der entgiftenden und verschönernden Wirkung der manuellen Lymphdrainage interessiert waren und gleichzeitig den chronischen Erkrankungen vorbeugen wollten, die sie von ihren Eltern kannten.

Oft ist es gar nicht so leicht, Lymphtherapeut*innen zu finden; sie sind dünn gesät. Manche bieten die manuelle Drainage nur als kosmetische Behandlung an, während andere sie als therapeutische Maßnahme für verschiedene Krankheitsbilder durchführen. Es wäre wünschenswert, wenn es mehr qualifizierte und erfahrene Fachleute gäbe. Aber im Lauf meiner langjährigen Tätigkeit konnte ich auch feststellen, dass eigentlich jeder Mensch lernen kann, sein Lymphsystem selbst zu behandeln. Sie können mit Ihren eigenen Händen aktiv zu Ihrer Selbstheilung beitragen!

Vielleicht haben Sie schon einmal davon gehört, dass Sie Ihr Lymphsystem durch Trampolinschwingen, Trockenbürsten oder durch Umkehrpositionen im Yoga stimulieren können. Das sind in der Tat gute Möglichkeiten, den Lymphfluss zu unterstützen. Die Methoden in diesem Buch sind aber noch effizienter, weil sie speziell auf die Bereiche ausgerichtet sind, in denen Ihre Immunzellen am produktivsten arbeiten: Ihre Lymphknoten.

Sie erlernen einfache, drei- bis fünfminütige Anwendungen der Selbstmassage zur Behandlung Ihrer Gesundheitsprobleme, angefangen von einem gesunden Immunsystem über die Unterstützung der Verdauung bis hin zur Verringerung von Blähungen und eine gesunde Haut. Im Gegensatz zur Tiefengewebsmassage (Deep-Tissue-Massage), an welche die meisten Menschen denken, wenn sie das Wort »Massage« hören, ist die Lymphtherapie wesentlich sanfter. Die Massagegriffe beziehungsweise -streichungen regen den Abfluss in den oberflächlichen Lymphbahnen an, die nahe unter der Haut verlaufen, weshalb die Berührung so sanft und wirkungsvoll ist.

Warum bietet die Behandlung der Lymphe so viele Vorteile? Wenn sie fließt, fließt auch alles andere. Durch die Eigenbehandlung des Lymphsystems werden Giftstoffe ausgeleitet, und bei regelmäßiger Durchführung fördern Sie damit die Entgiftung und Entschlackung

Ihres Körpers. Die Methoden, die ich in diesem Buch vorstelle, sind wissenschaftlich erprobt. Sie wurden während meiner jahrzehntelangen klinischen Arbeit getestet und weiterentwickelt und sind fast so entspannend wie ein Tag im Spa.

Bei konsequenter Anwendung werden die Handgriffe für Sie bald so selbstverständlich wie Zähneputzen sein. Sie werden nicht nur das angenehme Körpergefühl genießen, sondern auch die natürliche Fähigkeit Ihres Körpers aktivieren, sich von innen heraus zu reinigen. Durch die Eigenbehandlung wird sich Ihre Stimmung verbessern, und Sie gehen gut gelaunt durch den Tag. Körperliche Beschwerden werden gelindert, etwa Kopf- und Ohrenschmerzen, ebenso gestaute Flüssigkeit im Gewebe.

Die Lymph-Selbstmassage wird wohl bald Ihre ganzheitliche Lieblingsmethode sein. Denn sie befreit Ihren Körper von Lymphstauungen, bringt Sie wieder in den Fluss des Lebens und schenkt Ihnen eine strahlende Gesundheit.

Mein Weg zum gesunden Lymphsystem

Ich verbrachte mein ganzes Erwachsenenleben damit, die heilende Methode der Lymphdrainage zu lernen und zu praktizieren. Mein Weg begann in den späten Siebzigerjahren, als meine Eltern meinen Bruder und mich eines Tages auf die braun karierte Couch in unserem Wohnzimmer setzten und uns mitteilten, dass unsere Mutter Krebs habe. Ich war gerade mal elf Jahre alt.

Schnell tauchte ich in alle Aspekte ihrer Krankheit ein. Zuerst waren da die sterilen Krankenhäuser und die Wartezimmer der Gehirnchirurgen, dann übernahm ich Begriffe wie »Bestrahlung« und »Chemotherapie« und deren Folgen in meinen Schülerinnenwortschatz. Daneben gab es den Bereich der alternativen Heilverfahren, der für meine Familie von ebenso großer Bedeutung war. Dazu gehörte die Silva-Mind-Methode, die darauf ausgerichtet ist, die Selbstheilungskräfte zu aktivieren, indem man durch Meditation in einen tieferen Bewusstseinszustand gelangt. Anders als die Meditationsformen, die ich später kennenlernen sollte, arbeitet die Silva-Mind-Methode mit geführten Visualisierungen, um das eigene Wohlbefinden zu verbessern.

Mein Bruder und ich machten es uns auf dem Boden gemütlich und meditierten, indem wir uns Labore und heilende Heiligtümer vorstellten, die vom Ozean, vom Mond und von grasbewachsenen Hängen beseelt waren, in der Hoffnung, dass es unserer Mutter besser gehen würde. In diesen Visionen befasste ich mich zum ersten Mal mit dem Gedanken, andere Menschen zu heilen.

Ich lag immer bei meiner Mutter und legte die Hand auf ihren Körper, wenn sie sich entspannende Wasserklänge von blühenden Seerosenteichen anhörte und meditierte. Wir aßen Johannisbrot und Kefir, Probiotika und Makrobiotika, fermentiertes Gemüse und Spirulina – lauter verrückte Begleiterscheinungen dieser Jahre. Der beruhigende Duft von Kräutertees und Grünpflanzen in unserem Haus bildete einen behaglichen Gegenpol zu den schweren und schmerzhaften Eingriffen, die meine Mutter über sich ergehen lassen musste. Diese Heilmethode war für mich so normal und selbstverständlich, dass ich sie nie als außergewöhnlich empfand.

Ich wusste, dass die Momente mit meiner Mutter heilig waren. Sie waren etwas Besonderes, Liebevolles. Ich hatte keine Angst vor ihrer Krankheit. Für mein Alter war ich erstaunlich ruhig und stabil. Wenn ich so auf die Zeit zurückblicke, wird mir erst bewusst, dass ich damals meine Sensibilität entwickelte. In diesen Jahren lernte ich, wie man jemanden berührt, der sehr zerbrechlich ist. Ich fand es schön, meiner Mutter zu helfen und zu sehen, wie viel besser es ihr durch meine Berührung ging.

Bei der Selbstheilung, die aus bedingungsloser Liebe entsteht, geschieht Gnade von ganz allein. Ich hatte keine Ahnung, wie sehr diese Zeit mein Leben prägen würde. Nach dem Tod meiner Mutter – ich war dreizehn Jahre alt – suchte ich nach Wegen, um ihren Verlust zu verarbeiten. In der esoterischen Buchhandlung »The Bodhi Tree« in Los Angeles begab ich mich auf Sinnsuche. Ich fühlte mich von den

Büchern über Reinkarnation, Hinduismus, Buddhismus und Existenzialismus in den Holzregalen angezogen. Stunden verbrachte ich damit, zwischen den Gängen auf und ab zu wandern und mich an Texten über die Vorstellungen verschiedener Kulturen vom Tod und vom Sinn des Lebens festzuhalten. Ich begann, Yoga zu praktizieren. Die Leere in mir trieb mich dazu an, mit dem zu experimentieren, wie ich mich in meinem Körper fühlte. Und ich wollte unbedingt herausfinden, was präventive Gesundheitsmethoden bewirken könnten und wie man Zugang zu ihnen erhält.

Als ich das College an der San Francisco State University besuchte, beobachtete ich aufmerksam, wie sich mein Körper in verschiedenen Umgebungen anfühlte, wie sich meine Stimmung in der Nähe bestimmter Freunde und unter Stress veränderte und wie meine Ernährung sich auf meinen Leib auswirkte. Ich belegte Kurse in ganzheitlicher Gesundheit und Yoga und war fasziniert von Anthropologie, von der Verbindung zwischen Körper, Geist und Seele und ganz besonders von den Heilmethoden verschiedener Kulturen. In den späten Achtziger- und frühen Neunzigerjahren waren alternative Heilmethoden in der westlichen Medizin noch nicht überall anerkannt. (Akupunktur wurde zum Beispiel als Humbug betrachtet. Heute findet sie in praktisch jeder Schmerzklinik Anwendung.)

Ich schloss mein Studium der Kulturanthropologie mit dem Nebenfach Religionswissenschaften ab. Mein Plan war, traditionelle Heilsysteme zu erforschen und sie bei uns einzuführen, um Menschen zu helfen, wieder gesund zu werden. Aber mir wurde schnell klar, dass ich einen praktischen und keinen akademischen Beruf anstrebte.

Als ich mich am Institute of Conscious BodyWork einschrieb, einer Massageschule in Nordkalifornien, umgeben von Redwood-Bäumen, fühlte ich mich sofort zur manuellen Lymphdrainage hingezogen. Innerhalb der nächsten fünf Jahre beendete ich meine Ausbildung zur zertifizierten Massagetherapeutin mit Schwerpunkt auf dem Lymphsystem. Ich liebte es, wie sich die Lymphdrainage anfühlte; so etwas hatte ich noch nie zuvor erlebt. Der Rhythmus und die Abfolge der Griffe wirkten auf mich so beruhigend wie wogende Meereswellen. Immer wieder hatte ich ein Körpergefühl wie vor dem Tod meiner Mutter – das Gefühl, »in mir selbst zu wohnen«, ganz ohne die Belastung dieses Traumas. Nach mehreren Anwendungen verbesserten sich meine chronischen Verdauungsprobleme, die Blähungen verschwanden, ebenso meine Akne.

Je mehr ich mich mit der komplizierten Anatomie des Lymphsystems beschäftigte und die wissenschaftlichen und physiologischen Grundlagen der Lymphmassage kennenlernte, desto mehr begeisterte ich mich dafür. Ich entdeckte die Verbindung zwischen Lymph-, Immun- und Verdauungssystem und die beruhigende Wirkung der Lymphmassage auf das Nervensystem.

Einer meiner Lehrer lehrte uns Tai-Chi und Qigong, sodass der Rhythmus unserer Lymphmassagegriffe einer Bewegungsmeditation glich. Als ich entdeckte, dass mit der Lymphmassage bei Krebserkrankungen geholfen werden kann, wusste ich, dass ich meine Lebensaufgabe gefunden hatte. Meine berufliche Laufbahn ist ein liebevolles Gedenken an meine Mutter. Die Erinnerung an sie prägt meine Berufung, anderen Menschen helfen zu wollen.

Vor zwei Jahrzehnten arbeitete ich als zertifizierte Lymphödemtherapeutin am UCLA Medical Center. Damals waren die meisten meiner Patient*innen an Krebs erkrankt und litten infolge ihrer Chemotherapie, Bestrahlung oder Operation unter Lymphödemen. Ist das Lymphsystem in seiner Funktion gestört, staut sich die Lymphflüssigkeit im Gewebe, was zu schmerzhaften Schwellungen in Armen, Händen, Beinen und Füßen oder zu Hautentzündungen führen kann. Der Körper ist nicht mehr in der Lage, Gifte und Krankheitskeime abzutransportieren.

Durch meine Ausbildung konnte ich den Betroffenen helfen, ihre Beschwerden in den Griff zu bekommen. Außerdem stellte ich fest, dass ihre Gesichtshaut nach der Therapie einen gesunden, gut durchfeuchteten Schimmer aufwies, während sie eine Stunde zuvor noch aschfahl und grau ausgesehen hatte. Woche für Woche staunten die so Behandelten darüber, wie viel besser sie sich fühlten, wie Bewegungseinschränkungen, Taubheitsgefühle und Brennen nachließen. Das Schweregefühl in ihren Gliedmaßen verschwand. Sie verloren an Gewicht. Und nach so vielen medizinischen Behandlungen hatten sie endlich wieder eine normale Verdauung! »Zum ersten Mal seit der Diagnose fühle ich mich wieder wie ein Mensch«, sagten sie.

In diesen Jahren fragte ich mich immer wieder, warum wir das Lymphsystem nicht schon stärken, ehe es zu Gesundheitsproblemen kommt. Ein Grund war sicherlich, dass die Versicherungen nicht für diese Behandlung aufkamen. In Kalifornien war man es gewohnt, Tiefenmassagen, Gesichtsanwendungen, Laser-Haarentfernungen und andere Schönheitsbehandlungen aus eigener Tasche zu bezahlen. Lymphbehandlungen haben aber einen doppelten Nutzen: Sie verschönern die Haut, machen schlanker *und* stärken die Gesundheit auf der Zellebene. Die Lymphmassage setzt an der Ursache chronischer Erkrankungen an, nicht nur an deren Symptomen. Durch die Aktivierung des Lymphflusses und den Abtransport der darin gesammelten Gifte erhielt man mehr fürs Geld: ein gestärktes Immunsystem *und* ein strahlendes Äußeres.

Als ich die UCLA verließ und 2001 meine eigene Praxis eröffnete, war in meinem Kollegenkreis niemand präventiv tätig. Ich behandelte überwiegend Krebspatient*innen, aber es sprach sich schnell herum, dass ich auch bei langjährigen Gesundheitsproblemen helfen konnte. Ich behandelte Menschen mit Ekzemen, chronischer Erschöpfung, Sinusitis, Akne, Verstopfung, Lupus, Borreliose und sogar amyotropher Lateralsklerose (ALS, auch bekannt als Lou-Gehrig-Syndrom). Dank der Lymphdrainage hatte ich in kürzester Zeit großen Erfolg bei einer Vielzahl von Behandlungen.

Weil ich dank meiner Ausbildung die Anatomie des Lymphgefäßsystems in den einzelnen Körperregionen kannte, entwickelte ich spezifische Behandlungssequenzen für jede Gesundheitsstörung, mit der ich zu tun hatte. Nur die wenigsten wussten, dass die Lymphdrainage zur Behandlung von Lymphknotenschwellungen bei Erkältungen und Entzündungen entwickelt worden war. Alle waren von den Ergebnissen begeistert. Bald hatte ich mehr Terminanfragen, als ich bewältigen konnte.

Dieses Buch ist das Ergebnis der Zeit, die ich zwischen den Sitzungen damit verbrachte, eine schwindelerregende Anzahl von Fragen meiner Patient*innen zu beantworten, wie sie die Gesundheit ihres Lymphsystems (und ihre tollen Behandlungsergebnisse) dauerhaft erhalten könnten. So entstanden Materialien für all diese Bedürfnisse, die nur durch die Lymph-Selbstmassage erfüllt werden können. Zu diesem Zweck zeigte ich ihnen einfache Abläufe der Massagegriffe.

Die Ergebnisse, die wir feststellen konnten, waren durch die Bank beeindruckend. Egal, ob ich die Behandlung vornahm oder sie selbst: Die Resultate waren eindeutig. Diejenigen, die meinen Rat befolgten (indem sie täglich drei- bis fünfminütige Selbstmassage-Einheiten durchführten), hatten weniger Entzündungen, eine bessere Verdauung, weniger PMS-Symptome und seltener Kopfschmerzen. Sie schliefen besser, erkälteten sich nicht mehr so oft, und ihre Stresstoleranz verbesserte sich. Ihre Haut war strahlender, und ihre Falten verringerten sich. Bei einigen meiner Patientinnen mit einem erhöhten Risiko für Brustkrebs wurde sogar eine Abnahme der Brustdichte bei der Mammografie festgestellt.

Da wusste ich, dass ich einen Leitfaden zur eigenen Lymphpflege schreiben musste – nicht nur für meine Patient*innen, sondern für die Allgemeinheit. Am meisten freut mich an diesem Buch, dass es zur Gesundheit aller beitragen kann. Es wird Sie bei sämtlichen Problemen unterstützen, egal, ob Sie Ihre Haut oder Ihr Immunsystem behandeln, Ihren Hormonhaushalt ins Gleichgewicht bringen oder Ihre Stimmung aufhellen möchten. Es ist ein wirksames Rundum-sorglos-Paket!

Die Lymphdrainage ist mittlerweile aus ihrem wenig bekannten Nischendasein mitten im Wellness-Sektor angekommen. Aufgrund der Erfahrung meiner täglichen Arbeit kann ich folgende Vorteile der Lymphdrainage nennen:

- **Ausleiten:** Toxine.
- **Behandeln:** Entzündungen.
- **Beschleunigen:** Gewichtsabnahme, Heilung von Krankheiten, Sportverletzungen und Regeneration nach Operationen.
- **Bewirken:** strahlende Haut.
- **Lindern:** Verstopfung, Menstruationskrämpfe, klimakterische Beschwerden.
- **Reduzieren:** Angstzustände und Störungen des Nervensystems,
- Blähungen, Nebenwirkungen von Krebsbehandlungen, Cellulite,
- Erkältungs- und Grippesymptome, Ekzeme, Kopfschmerzen,
- Lymphödem-Symptome, Brain Fog, prä- und postpartale
- Depressionen, Halsschmerzen, Symptome von Autoimmunkrankheiten wie Morbus Crohn, chronisches Erschöpfungssyndrom, Fibromyalgie, Morbus Basedow, Lyme-Borreliose und Lupus, Schilddrüsenprobleme.
- **Stärken:** Abwehrkraft.
- **Verbessern:** Verdauung, Ohrenschmerzen, Energiehaushalt, Heilungsprozesse, Schlaf.

Mir ist klar, dass diese Liste zu schön erscheint, um wahr zu sein, aber ich versichere Ihnen, die Vorteile der Lymphdrainage sind wirklich deutlich spürbar, weshalb sie zunehmend auch ärztlicherseits empfohlen wird – einschließlich der Radiologie und Onkologie. Das Lymphsystem ist mit jedem anderen Körpersystem verbunden. Seine Auswirkungen auf Ihre Gesundheit sind weitreichend, weil dieses Netz aus Gefäßen über den ganzen Körper verteilt ist.

Unser Körper erzeugt täglich neue Zellen, wodurch zum Beispiel Haut, Blut und der Darm ständig regeneriert werden. Die Lymphdrainage ist eine Brücke zwischen Ihren körperlichen Symptomen und Ihrem emotionalen Wohlbefinden. Durch die Selbstfürsorge behandeln Sie beides gleichzeitig. Indem Sie ein Problem an seiner Wurzel packen, reduzieren Sie Stress und unangenehme Begleiterscheinungen. Nach einer Lymph-Selbstmassage fühlen Sie sich sofort erholt und sehen erfrischt aus, ähnlich wie nach einem Bad oder nach einer Wellness-Auszeit.

Dieses Buch dient Ihnen als Informationsquelle, auf die Sie immer wieder zurückgreifen können, wenn unerwünschte Beschwerden auftreten. Es enthält all meine besten Methoden, Strategien, Tipps und Rituale, die ich in meinen Workshops lehre und täglich anwende:

- **Teil I** behandelt die Grundlagen des Lymphsystems und warum die Lymph-Selbstmassage für die Erhaltung Ihrer Gesundheit unerlässlich ist.
- **Teil II** enthält Griffe für die Lymph-Selbstmassage für strahlende Schönheit, stärkere Abwehrkraft, Gewichtsmanagement, Stressabbau, erholsameren Schlaf und vieles mehr. Durch die Anwendung tragen Sie aktiv dazu bei, Ihr Wohlbefinden, Ihr Aussehen und Ihre Stimmung zu verbessern. Diese Strategien zur Lymphoptimierung sind schnell und einfach umzusetzen, aber äußerst wohltuend. Schon bald können Sie die Selbstmassage durchführen, wo und wann Sie möchten. Dafür benötigen Sie nur die sanfte Berührung Ihrer Finger. Das ist unglaublich pflegend und beruhigend.
- **Teil III** widmet sich ganzheitlichen Anwendungen und Methoden, die Ihre Selbstmassage ergänzen. Hier finden Sie Informationen über gesunde Ernährung, Hautpflege und ganzheitliche Techniken, deren positive Wirkung auf die Lymphe durch wissenschaftliche Untersuchungen belegt ist. In diesem Abschnitt erfahren Sie, wie Sie Ihre Selbstfürsorge optimal gestalten können.

Wenn Ihre Gesundheit im Laufe Ihres Lebens auch Schwankungen unterworfen sein mag, ist die Fähigkeit, Ihr Wohlbefinden zu erhalten, eine feste Größe. Ich hoffe, dass dieses Buch Ihnen hilfreiche Tipps an die Hand gibt, die Sie dabei unterstützen. Denn Selbstfürsorge ist das Fundament einer guten Gesundheit.

Teil I

Kraft und Wissenschaft der Lymphe

Kapitel 1

Flüsse der Abwehrkraft

Sie treiben bereits Sport. Sie ernähren sich gesund. Sie gleichen Stressfaktoren aus (oder versuchen es). Aber Sie fühlen sich immer noch nicht gut. Ich höre das jeden Tag in meiner Praxis: »Irgendetwas stimmt nicht mit mir«, »Ich bin ständig müde, ich esse gut, ich schlafe genug, ich trainiere, ich nehme Nahrungsergänzungsmittel – aber ich habe keine Energie«, »Ich habe immer Verstopfung« und »Ich habe alles versucht, aber ich fühle mich einfach nicht wohl« …

Bis vor Kurzem schenkte die Medizin solchen Aussagen üblicherweise wenig Aufmerksamkeit. Ich vermute, weil sie so vage sind und keine potenziell tödlichen Symptome einer schweren Krankheit darstellen, auch wenn sie die Lebensqualität nachhaltig beeinträchtigen. Doch all diese Symptome verraten etwas, denn sie sind Hinweise auf ein gestörtes Gleichgewicht.

In meiner Praxis behandle ich derartige Beschwerden nicht als nebensächliche Klagen, sondern betrachte sie als Hinweise, wie man die Gesundheit der Menschen wiederherstellen kann. Wenn ich mich um ihre Lymphgesundheit kümmere, klingen solche Symptome oft ab. Sie verspüren sowohl körperliche als auch emotionale Besserung.

Das liegt wie gesagt daran, dass das Lymphsystem mit jedem anderen System im Körper verbunden ist – einschließlich des Verdauungstrakts und des somatischen und des autonomen Nervensystems –, und zwar mit Verzweigungen, die sich wie ein verschlungenes Netz von Flüssen durch den ganzen Körper ziehen. Wenn das Lymphsystem richtig funktioniert, fühlen Sie sich lebendig, energiegeladen und klar im Kopf. Sie haben eine funktionierende Verdauung, schlafen gut und können sich tagsüber auf Ihre Aufgaben konzentrieren. Sie werden nicht ständig krank, und die Erkältungs- und Grippesaison geht spurlos an Ihnen vorüber.

Funktioniert der Lymphabfluss nicht oder nur eingeschränkt, können Sie sich lethargisch und wie blockiert fühlen. Sie leiden vielleicht unter Verstopfung, Kopfschmerzen und sind anfälliger als sonst. Sie haben das Gefühl, dass Sie schon eine Erkältung bekommen, wenn jemand auch nur in Ihrer Nähe niest. Vielleicht sind Sie sogar ohne erkennbaren Grund ängstlicher als sonst. Sie können aber nicht sehen, dass wahrscheinlich unter der Oberfläche Ihrer Haut der Lymphfluss verlangsamt ist, was die Organfunktionen im ganzen Körper beeinflusst. Von der Leber über die Haut bis hin zum Gehirn: Alle Organe sind auf das Lymphsystem angewiesen, um optimal zu funktionieren.

Die Pflege Ihres Lymphsystems ist genauso wichtig wie Ihre tägliche Zahnpflege mit Zahnseide und Zähneputzen. Wir wissen, dass wir für eine gute Zahnhygiene Bakterien und Zahnbeläge entfernen müssen. So ist es auch mit der Gesunderhaltung Ihres Lymphsystems: Wenn Sie sich nicht konsequent darum kümmern, kann das mit der Zeit zu Problemen führen.

Denken Sie daran, wie gut Sie sich fühlen, nachdem Sie Ihr Haus gereinigt, Ihr Auto gewaschen oder Ihren Schreibtisch aufgeräumt haben. Viele fühlen sich nach dem Entrümpeln richtiggehend befreit und entlastet. Sobald Sie geputzt, Krempel entsorgt und Ihr Zuhause aufgeräumt haben, strömt wieder frische Energie herein.

Die Lymph-Selbstmassage ist wie eine Reinigungs- oder Aufräumaktion für Ihren Körper. Innerhalb von nur fünf Minuten fühlen Sie sich leichter und energiegeladener, weil Sie die Stressfaktoren abgebaut haben, die Stauungen und Stagnation verursachen. Sie sind nicht länger blockiert, sondern wieder ganz im Fluss des Lebens.

Aber bevor ich Ihnen zeige, wie Sie die Vorteile der Eigenbehandlung für sich nutzen können, erkläre ich Ihnen die Anatomie Ihres Lymphsystems. Damit Sie wissen, wie es funktioniert und warum es eine so starke Kraft für Ihr Wohlbefinden ist.

Grundlagen des Lymphsystems

Was genau ist die Lymphe, und warum haben wir nicht schon in der Schule etwas darüber erfahren im Zusammenhang mit dem Blutkreislauf und dem Verdauungssystem? Wenn man bedenkt, wie wichtig das Lymphsystem für ein gesundes Immunsystem ist, finde ich es umso erstaunlicher, dass die meisten von uns praktisch nichts darüber wissen! Lassen Sie uns also mit den Grundlagen beginnen.

Zwei große Transportsysteme durchziehen Ihren ganzen Körper und arbeiten eng zusammen:

- **Ihr Blutkreislauf** besteht aus Ihrem Herzen sowie einem großen Netz aus Blutgefäßen und bildet einen geschlossenen Kreislauf. Das Herz ist das Zentrum dieses Systems und pumpt das Blut, das jede Zelle mit Sauerstoff und Nährstoffen versorgt, in den Körper. Die Arterien leiten das nährstoff- und sauerstoffreiche Blut vom Herzen weg, die Venen transportieren das verbrauchte, sauerstoffarme Blut zurück zum Herzen. Die Venen regulieren über die Durchblutung der Haut Ihre Körpertemperatur und transportieren Abfallstoffe ab.
- **Ihr Lymphsystem** ist das zweite Kreislaufsystem und die Reinigungs- und Recyclinganlage Ihres Körpers. So wie Sie zwei Rohrleitungen in Ihrem Haus haben – eine für Frischwasser und eine für Abwasser –, nehmen die Lymphgefäße überschüssige **interstitielle Gewebsflüssigkeit** zwischen den Zellen mit allen darin enthaltenen Abfallstoffen auf. Daraus entsteht die Lymphe, die in den Lymphknoten gereinigt wird und dann wieder in den Blutkreislauf gelangt.
  Das Lymphsystem ist ein Halbkreislauf, der in den Blutkreislauf mündet. Es hat keinen zentralen Antrieb wie das Herz im Blutkreislauf. Die **Lymphflüssigkeit** fließt zum Herzen hin und wird bewegt durch das Pulsieren der nahe gelegenen Arterien, durch die Kontraktionen der Skelettmuskeln und durch Ihre Atmung. Selbstmassage, Atemarbeit und Bewegung sind

also von unschätzbarem Wert für eine gute Lymphgesundheit. Ihr Lymphsystem übernimmt eine Vielzahl lebensnotwendiger Aufgaben in Ihrem Körper. Es ist ein wichtiger Teil des Immunsystems, denn die Lymphozyten – Abwehrzellen, die zu den weißen Blutkörperchen gehören – zerstören schädliche Keime oder produzieren Antikörper. Wie in einer Kläranlage werden Bakterien und Giftstoffe aus der Lymphe gefiltert, die Krankheiten verursachen können. Das Lymphsystem unterstützt den Verdauungstrakt, indem es die durch die Galle emulgierten Nahrungsfette aus dem Darm aufnimmt, ins Blut und dann zur Leber transportiert. Und schließlich reguliert es den Flüssigkeitshaushalt Ihres Körpers, indem es überschüssige Flüssigkeiten sammelt, reinigt und ableitet, damit das Gewebe nicht anschwillt. Wir werden all diese wertvollen Aufgaben später noch genauer betrachten, aber zunächst sehen wir uns die komplexe Struktur des Lymphsystems an.

Die Anatomie des Lymphsystems

Während Ihres gesamten Lebens versorgt das Lymphsystem kontinuierlich Ihren Körper mit Immunzellen. Das Lymphgefäßsystem zieht sich wie ein Autobahnnetz durch den Körper, und die Lymphknoten sind sozusagen die Rast- und Servicestationen auf der Strecke. Sie filtern und reinigen die Lymphe von Fremdkörpern und Krankheitserregern. Hier reifen die Lymphozyten heran, bevor sie sich auf den Weg zu ihrem endgültigen Bestimmungsort im Blutkreislauf machen.

Die Art und Weise, wie die Lymphflüssigkeit durch den Körper zirkuliert, ist keineswegs zufällig, sondern sorgfältig vorbestimmt. Die Lymphe bewegt sich von den Extremitäten nach innen in Richtung des Herzens. Wie sich in der Natur Flüsse und Bäche in großen Strömen sammeln, die schließlich ins Meer fließen, bewegt sich auch die Lymphflüssigkeit von den feinen Kanälen der Lymphgefäße (Kapillaren) durch die Lymphknoten in den Blutkreislauf. Die Lymphe kann im Gefäßnetz in alle Richtungen fließen und bei der manuellen Lymphdrainage in eine bestimmte Richtung verschoben werden, um einen gestörten Lymphabfluss zu verbessern. Das ist der Unterschied zur klassischen Tiefengewebsmassage und eine wichtige Grundlage für Ihre Lymph-Selbstmassage.

Atlas der Lymphe

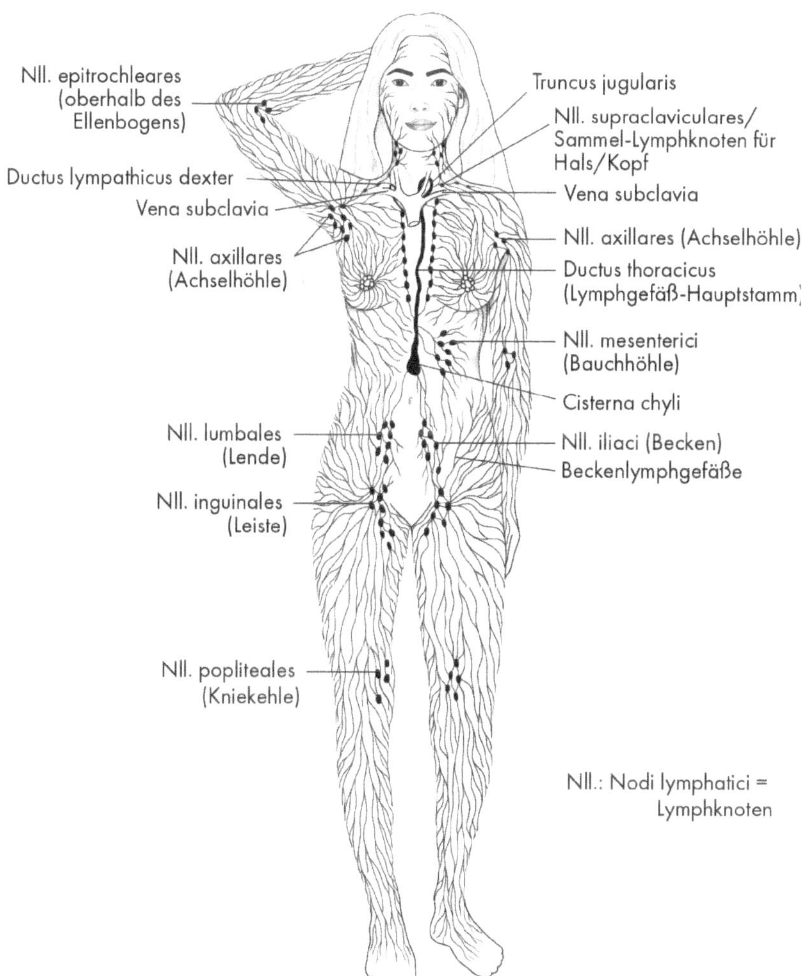

Beim ersten Termin zeige ich meinen Patienten und Patientinnen immer diese Illustration, denn die meisten wissen nicht, dass sich die Lymphgefäße parallel zu den Blutgefäßen durch den gesamten Körper ziehen. Das Lymphsystem ist ein komplexes Netzwerk aus Kapillaren, Präkollektoren, Kollektoren und Lymphstämmen, durch die die Lymphe aus den umliegenden Zellen zu den Lymphknoten strömt. Wie bereits erwähnt, sind die Lymphknoten wichtige Filterstationen. Die in ihnen vorhandenen Abwehrzellen, die sogenannten **Makrophagen** und **Lymphozyten**, erkennen und vernichten Fremdkörper. Sie führen die gereinigte Flüssigkeit in den Blutkreislauf zurück, wo sie schließlich durch Nieren und Leber verarbeitet und dann ausgeleitet wird.

Im Gewebe des Körpers liegen wie ein Netz die Lymphkapillaren. Hier wird aus der interstitiellen Flüssigkeit (Gewebsflüssigkeit) die Lymphe gebildet. In diesen Bereich strömt durch die Blutkapillaren das Blutplasma mit den Nährstoffen ein, um die Zellen zu versorgen. Ein Teil dieser Flüssigkeit wird von den Kapillaren wieder aufgenommen. Darin sind die feinen Stoffwechselabfallstoffe der Zellen enthalten.

Die feinen Lymphkapillaren sammeln die verbleibende Flüssigkeit mitsamt den groben Abfällen, die für die Blutkapillaren zu groß sind: Stoffwechselabfälle, Eiweiße, Hormone, fettlösliche Vitamine, Immunzellen, Bakterien, Schwermetalle, Gifte. Alles, was abtransportiert werden muss, wird als **»lymphpflichtige Last«** bezeichnet.

Toxine werden aus dem Gewebe entfernt und vom Blutkreislauf ferngehalten. Diese Flüssigkeit gelangt durch die winzigen, fingerförmigen Lymphkapillaren, die sich direkt unter der obersten Hautschicht befinden, in das Lymphsystem.

Lymphkapillaren sind überall in Ihrem Körper vorhanden, auch im Verdauungstrakt, in den Fortpflanzungsorganen und in den Atemwegen. Die Zellen der Lymphgefäße überlappen sich wie Dachziegel. Sie öffnen und schließen sich, um Flüssigkeit aufzunehmen. So ähnlich nehmen Schwämme oder die Wurzelhaare von Pflanzen Wasser auf. Die Wände der Lymphgefäße sind durchlässig, wodurch

Gewebsflüssigkeit, Bakterien, Viren und Krebszellen zur Reinigung ins Lymphsystem gelangen.

Die Lymphflüssigkeit besteht zu etwa 50 Prozent aus nährstoffreichen Eiweißen (Proteinen) sowie aus schädlichen Eindringlingen, die Ihr Venensystem nicht einsammeln kann. Sie fließt durch das Gefäßsystem in die Bereiche des Körpers, in denen sich Lymphknoten zur Reinigung befinden. Ihr Körper transportiert täglich etwa drei Liter der gereinigten Lymphflüssigkeit zurück in den Blutkreislauf, um die Reise von vorn zu beginnen.

Die Funktionsweise des Lymphsystems, Zellbruchstücke aus den Blutgefäßen aufzunehmen, ist vergleichbar mit einer Regenrinne, die Regenwasser, Blätter und Schmutzteilchen auffängt. Ist die Dachrinne verstopft, kann das Wasser nicht abfließen und ergießt sich in einem großen Schwall auf den Boden.

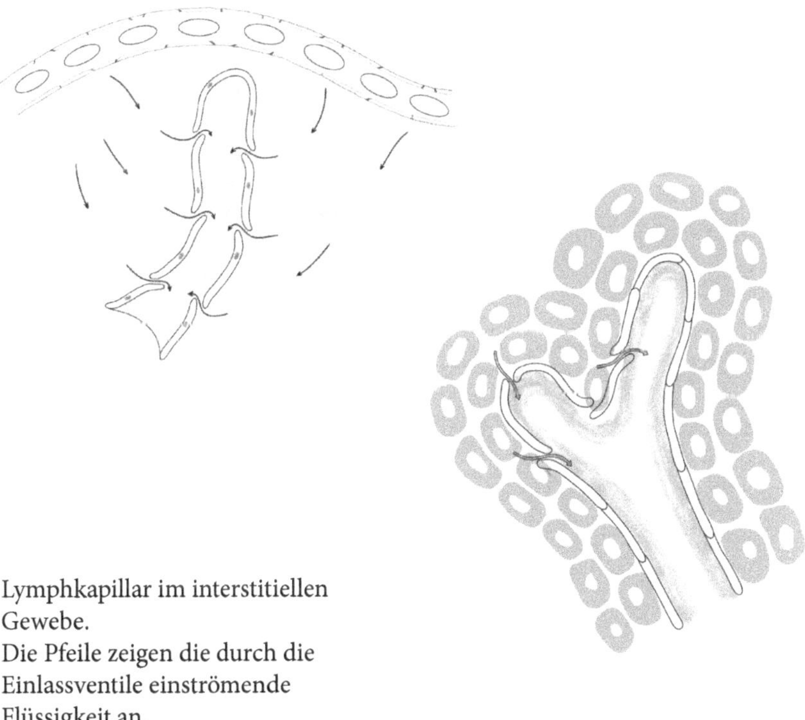

Lymphkapillar im interstitiellen Gewebe.
Die Pfeile zeigen die durch die Einlassventile einströmende Flüssigkeit an.

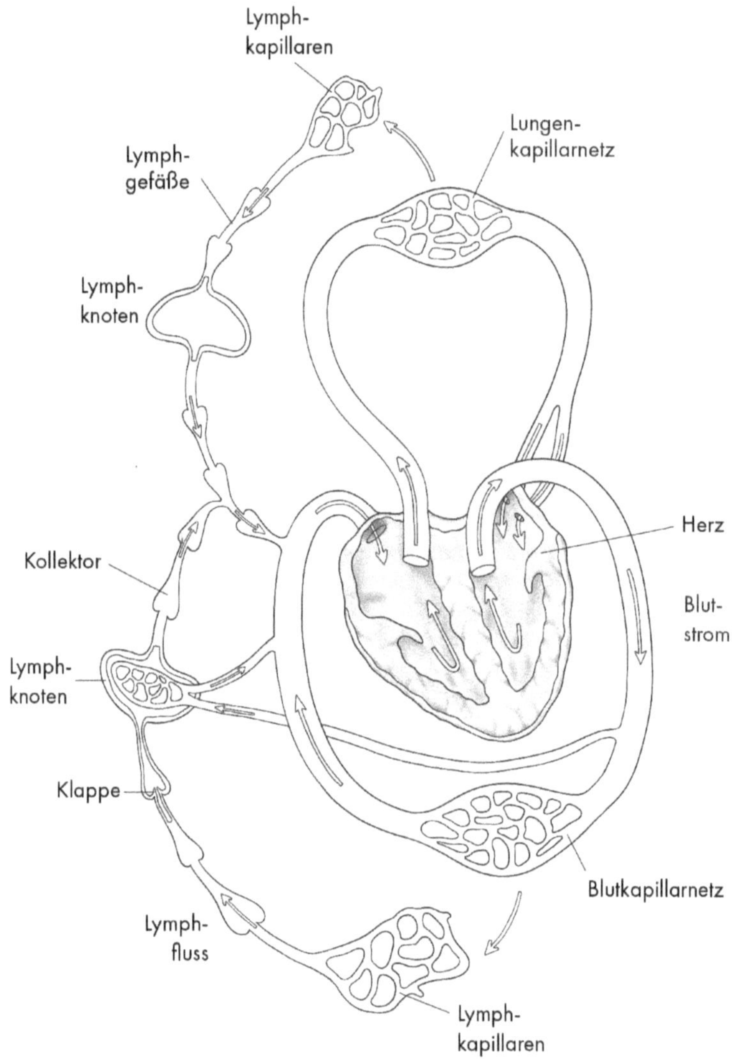
Lymph-
kapillaren
Lungen-
kapillarnetz
Lymph-
gefäße
Lymph-
knoten
Herz
Kollektor
Blut-
strom
Lymph-
knoten
Klappe
Blutkapillarnetz
Lymph-
fluss
Lymph-
kapillaren

Die Lymphknoten

Ihre Lymphknoten bilden die Grundlage der Lymphmassage. In Teil II erfahren Sie, wie Sie die Knoten massieren. Sie kommen gehäuft an Kopf und Hals, im Bereich der Achseln, im Bauch- und Brustraum, in den Leisten, am Ellbogen und in den Kniekehlen vor.

Verteilt auf den ganzen Körper, gibt es zwischen 500 und 800 Lymphknoten, die in Gruppen oder Knotenketten entlang der Blutgefäße im Fettgewebe liegen. In den Lymphknoten treffen körperfremde Bakterien und Viren auf Ihre Abwehrzellen und lösen eine Immunreaktion (Immunantwort) aus. Lymphknoten sind nicht größer als eine Erbse oder eine Kidneybohne, aber sie überwachen stän-

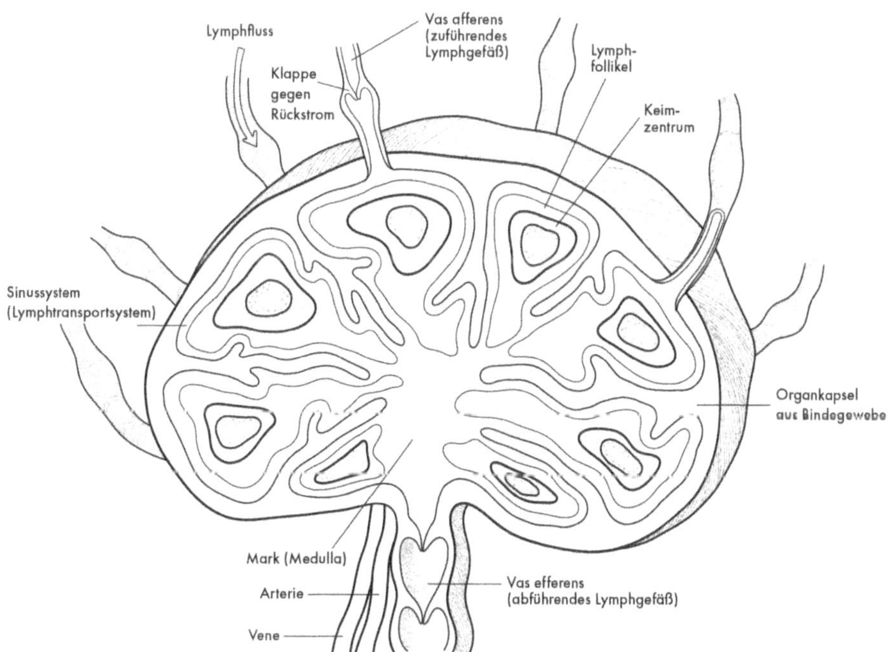

dig Ihren Körper auf schädliche Eindringlinge. In gesundem Zustand variiert ihre Größe im Durchmesser zwischen zwei Millimetern und 2,5 Zentimetern.

Lymphknoten wachsen nicht nach. Nach einer operativen Entfernung (meist im Rahmen einer Krebstherapie) kann der Lymphfluss ins Stocken kommen. Das führt erst zu einer Schwellung und in der Folge zu einem Lymphödem und anderen Störungen des Lymphsystems (auf diese Beschwerden gehe ich in Teil II ausführlich ein).

Durch die **zuführenden (afferenten) Lymphgefäße** gelangt Lymphe in die Lymphknoten. Dort machen sich Makrophagen an die Arbeit und filtern die Bakterien heraus. Lymphozyten vernichten weitere Fremdkörper. Die Lymphflüssigkeit kann mehrere Lymphknoten durchlaufen, bevor sie vollständig gereinigt ist. Bestimmte Stoffe, die nicht abtransportiert werden können (zum Beispiel Ruß, Staub, Teer und Tattoo-Farben), lagern sich in den Lymphknoten ab und beeinträchtigen mit der Zeit deren Funktion.

Sobald die Lymphe diesen Prozess durchlaufen hat, erreicht sie die **abführenden (efferenten) Lymphgefäße,** durch die sie in ein Netz aus Gefäßen in Richtung ihres Herzens strömt. Dort wird sie gereinigt wieder in den Blutkreislauf zurückgeführt. Aus diesem Grund wird das Lymphsystem auch als »Recyclingsystem« bezeichnet: Es tut für Ihren Körper das, was Sie für die Umwelt tun durch die Mülltrennung und das Recyceln von Wertstoffen.

Viele Menschen hören zum ersten Mal von ihren Lymphknoten, wenn diese als Reaktion auf eine Infektionskrankheit anschwellen. Das ist ein Zeichen für eine intensive Immunantwort der weißen Blutkörperchen auf Krankheitserreger im Körper. Vielleicht haben Sie das bei einer Erkältung selbst schon einmal erlebt. Meist vergrößern sich die Halslymphknoten und sind druckempfindlich. Auch wenn Sie sich bei einer Infektion nicht selbst massieren möchten, ist es gut, den **Atlas der Lymphe** und die richtigen Griffe zu kennen, denn das beschleunigt den Heilungsprozess und lindert die Schmerzen.

Die Sprache der Lymphe

Das Erforschen der Lymphe und der Selbstmassage kann wie der Besuch einer unbekannten Stadt sein: Es ist aufregend, möglicherweise aber auch ganz schön anstrengend. Bevor Sie mit der Selbstbehandlung starten, sollten Sie eine Karte zur Hand nehmen, um sich besser in der neuen Umgebung zu orientieren.
Immer wenn ich etwas über die Lymphe erkläre, verwende ich möglichst viele wissenschaftliche Begriffe. Da es mir persönlich schwerfällt, Fremdsprachen zu lernen, habe ich ein ausführliches Glossar verfasst. Meiner Meinung nach ist es wichtig, die korrekten wissenschaftlichen Bezeichnungen zu kennen, dann dadurch sind Sie in der Lage, auf Augenhöhe mit dem medizinischen Fachpersonal darüber zu sprechen, was in Ihrem Körper geschieht.
Außerdem bin ich überzeugt von der Macht der Bilder, wie Sie in diesem Buch sehen werden. Worte und Intentionen können uns heilen. Wenn Sie Yoga praktizieren, erinnern Sie sich bestimmt daran, wie schwer es war, die Sanskrit-Bezeichnungen der verschiedenen Positionen zu lernen. Aber ich wette, dass Ihnen diese Asanas schon nach ein paar Stunden vertraut waren, als ob sie zu Ihrem täglichen Wortschatz gehörten. Ich verspreche Ihnen, dass Sie auch die lymphatischen Begriffe bald beherrschen werden.

Die Schichten des Lymphsystems

Vergleichbar mit den Schichten einer Zwiebel, gliedert sich Ihr Lymphsystem in eine oberflächliche und in eine tiefe Schicht. Damit Sie den größtmöglichen Nutzen aus Ihrer Eigenbehandlung ziehen, ist es wichtig, diese grundlegende Information zu verstehen.

Das **oberflächliche Lymphsystem** befindet sich in der Lederhaut (Dermis), direkt unter der Oberhaut (Epidermis). Ihre Haut bildet eine Barriere gegen Fremdstoffe, und durch den Schweiß scheiden Sie Schlacken und Giftstoffe aus. Die meisten Ihrer oberflächlichen Lymphgefäße, einschließlich der Kapillaren und anderer Lymphkollektoren, liegen im Unterhautfettgewebe und entwässern (drainieren) die Haut. Das ausgedehnte Netz der Lymphgefäße verläuft parallel zu den Blutkapillaren. Inhaltsstoffe, die aus den Blutkapillaren austreten, gelangen in die interstitielle Flüssigkeit und werden dann von den Lymphkapillaren aufgesammelt. *In diesem Bereich können Sie mithilfe der Selbstmassage den größten Teil der Lymphe verschieben.*

Das **tiefe Lymphsystem** drainiert die Lymphe der Muskeln, Knochen, Gelenke, Bänder sowie der inneren Organe. Aus den Kollektoren fließt die Lymphe in einzelne **Lymphstämme** der unteren und der oberen Körperhälfte, nachdem sie in den Lymphknoten gefiltert wurde. Lymphstämme sind tiefere Regionen des Lymphnetzes, die die Lymphflüssigkeit aufnehmen, die bereits in den Lymphknoten gereinigt wurde. Jeder Stamm ist nach dem Gebiet benannt, das er entwässert, und wird durch eine Bündelung der ableitenden Gefäße gebildet, welche die Lymphe entweder in den Ductus thoracicus oder den rechten Lymphkanal entleert. Von dort gelangt sie in den Blutkreislauf. Die Lymphstämme vereinigen sich zu den folgenden Endstämmen: Der Ductus lymphaticus dexter drainiert das rechte obere Körperviertel. Das größte Lymphgefäß des Körpers ist der Ductus thoracicus. Er drainiert das linke obere Körperviertel und die untere Körperhälfte.

Der **Ductus thoracicus** verläuft vom Bauch zur linken Vena subclavia. Die rechte und die linke Vena subclavia vereinigen sich hinter dem Schlüsselbein mit der Vena jugularis interna. An der Vereinigungsstelle der Venen münden der Ductus lymphaticus dexter und der Ductus thoracicus. Sie führen die gereinigte Lymphe zurück in den venösen Blutkreislauf.

Das oberflächliche Lymphsystem verläuft überwiegend parallel zu den Venen. Das tiefe Lymphsystem folgt den tiefen Arterien und Venen. In der unteren Körperhälfte nimmt es Fette aus dem Darm und

Lymphe aus der unteren Körperhälfte einschließlich der Beine auf. Beide Systeme sind durch Lymphgefäße miteinander verbunden.

Die tiefe Zwerchfellatmung stimuliert das tiefe Lymphsystem. Das ist einer der Gründe, warum die Atemarbeit bei Ihrer Lymph-Selbstmassage so wichtig ist: Durch das Atmen bewegen sich die inneren Organe, und das bringt den Lymphfluss in Gang. Die Lymphe reguliert den Flüssigkeitshaushalt Ihres Körpers. Nach einer Lymphbehandlung fühlen Sie sich leichter und wohler, Ihr Gesicht schwillt ab, und der Bauch ist nicht mehr so aufgebläht.

Gut funktionierende Lymphbahnen sind die lebenswichtigen Transportwege Ihres Immunsystems. Zur lymphpflichtigen Last, die sie abtransportieren, gehören auch Substanzen, die zu groß sind, um über den Blutkreislauf entsorgt zu werden, zum Beispiel Eiweißmoleküle (Proteine). Diese sind die Transportmittel für lebensnotwendige Stoffe. Normalerweise gelangen nur wenige der großen Proteine durch die Wände der Blutkapillaren in die interstitielle Flüssigkeit. Sind die Lymphbahnen in einer der beiden Schichten verstopft oder überlastet (aufgrund erblicher Vorbelastung, der operativen Entfernung von Lymphknoten oder anderer Faktoren), können sich auf Dauer viele Proteine in der interstitiellen Flüssigkeit ansammeln. Das Gewebe schwillt an, und ein Ödem bildet sich.

Durch Streichungen in Abflussrichtung der Lymphe stimulieren Sie Proteine im ödembefallenen Gewebe, sich aus der interstitiellen Flüssigkeit in das **oberflächliche Lymphsystem** hineinzubewegen. Mithilfe Ihrer Atmung und der Bauchmassage behandeln Sie gleichzeitig das **tiefe Lymphsystem.** Das aktiviert auch Ihre Immunzellen. Selbstmassage ist äußerst wirkungsvoll, weil Sie den Lymphfluss und die Filtration der Lymphe anregen.

Wie bereits erwähnt, hat das Lymphsystem im Gegensatz zum Blutkreislauf, das vom Herz angetrieben wird, keine zentrale Pumpe. Aber das Lymphsystem verfügt über einen Mechanismus, um die Lymphe durch Ihren Körper zu transportieren: Lymphkollektoren haben Klappen, die sich nur in Richtung des Lymphstroms öffnen und einen Rückstrom verhindern.

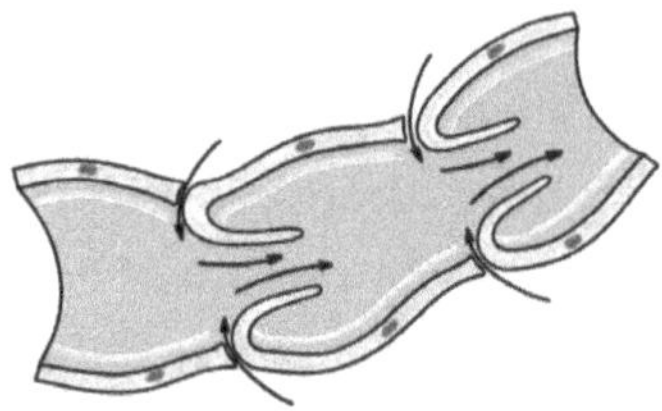

Bei der Kontraktion des Lymphangioms arbeiten Klappen und die Gefäßwandmuskulatur zusammen, um die Lymphe anzutreiben.

Die Kammern zwischen den Klappen werden als »**Lymphangione**« bezeichnet. Wie winzige »Herzchen« oder Pumpen treiben sie die Flüssigkeit an. Kontraktionen der glatten Muskulatur erzeugen sechs bis zwölf elektrische Impulse pro Minute, die das unaufhörliche Öffnen und Schließen der Klappen und die Dehnung und Kontraktion der Lymphangione bewirken. Die sogenannte **Lymphangiomotorik** ist eine *intrinsische* (innerlich arbeitende) Pumpe, die durch die eigenständige Kontraktion der Muskelzellen in den Wänden des Lymphangioms bewegt wird. Durch die Kontraktion öffnen sich die Klappen, und die Flüssigkeit wird in das nächste Lymphangion befördert.

Wenn Sie bei der Selbstmassage zu stark oder zu tief drücken, können die Klappen verkrampfen und den Lymphfluss unterbrechen. Ähnlich ist es bei extremen Temperaturen: Bei großer Hitze, in der Sauna oder im Dampfbad, oder bei Kälte, zum Beispiel in einem Eisbad, schwellen Körperteile an. Die Ursache ist der extreme Temperaturwechsel an der Hautoberfläche. Er beeinträchtigt vorübergehend die Lymphströmung. Kreisförmige Handbewegungen auf der Haut verhindern die Stauung der Lymphe.

Die zweite treibende Kraft der Lymphzirkulation ist *extrinsisch* (von außen einwirkend). Dazu gehören Pulsationen der Arterien, Muskelkontraktionen im Magen-Darm-Trakt und Atembewegungen. In Teil II lernen Sie spezifische Griffe und Atemtechniken kennen, um den Lymphfluss zu aktivieren.

Lymphterritorien und lymphatische Wasserscheiden

Nach der Anatomie des Lymphsystems und der Zirkulation der Lymphe im Körper möchte ich Ihnen die **Lymphterritorien (Lymphotome)** des oberflächlichen Lymphsystems vorstellen. Der Begriff steht für die Einteilung der Hauptlymphstämme in vier Bereiche. Aus den einzelnen Quadranten des Körpers wird die Lymphflüssigkeit zu den jeweiligen regionalen Lymphknoten geleitet. Das sind die Lymphknoten, die für die Lymphe eines bestimmten Körperbereichs zuständig sind. Mithilfe dieser Illustration verstehen Sie, wo Sie sich selbst massieren können.

Die Lymphterritorien der Körpervorderseite (links), des Rückens (rechts) und der Extremitäten

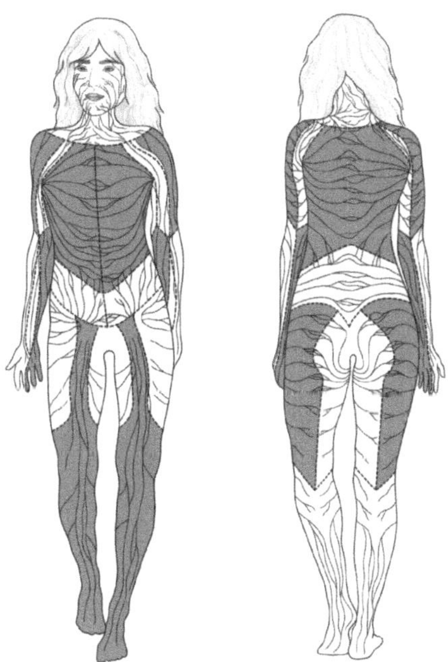

Lymphterritorien (grau) bestehen aus mehreren einzelnen Lymphzonen. Diese großen Hautareale werden von jeweils einem Lymphgefäßbündel drainiert. Zwischen den einzelnen Territorien des Rumpfs und der Extremitäten gibt es keine Verbindungen der Lymphgefäße.

Die Lymphgefäße zwischen zwei benachbarten Lymphterritorien sind durch die sogenannten **lymphatischen Wasserscheiden** voneinander getrennt. Man spricht auch von »Territoriengrenzen«. Bei Ihrer Selbstmassage arbeiten Sie innerhalb eines Gebiets in Richtung der Knoten hin, die diesen Bereich des Körpers drainieren. Stellen Sie sich das wie das Ausmalen von Bildern vor. Für Ihre Eigenbehandlung ist es wichtig, die Richtungen der Lymphterritorien zu kennen.

Wir stellen uns vor, dass aufgrund der Schwerkraft bei einer Drainage Flüssigkeit nach unten fließt. Das ist bei der Lymphdrainage anders. Sie sollten also wissen, wohin Ihre Lymphe strömt. Bei Ihrer Selbstmassage arbeiten Sie in sechs unterschiedlichen Lymphterritorien. Die Griffreihenfolgen aus diesem Buch können Sie dafür intuitiv, sicher und mit dem allergrößten Nutzen anwenden.

Die Lymphe fließt im Körper nicht nur nach oben zum Herzen hin, sondern auch von der Körperrückseite nach vorn. Weil ich immer zuerst die Lymphknoten an der Vorderseite des Körpers behandeln möchte, liegen die zu Behandelnden anfangs auf dem Rücken.

Nachdem die Lymphflüssigkeit in den Lymphterritorien drainiert wurde, strömt ein Viertel der Lymphe aus dem rechten oberen Quadranten in die drei rechten Lymphstämme. Sie münden in

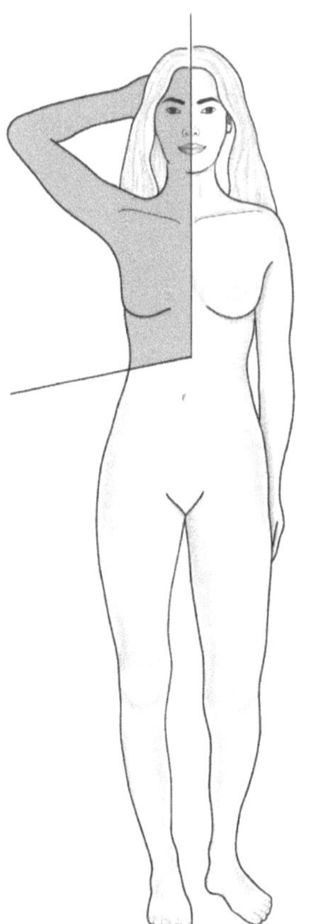

Ein Viertel der Lymphflüssigkeit aus dem rechten oberen Quadranten des Oberkörpers fließt in den Hauptstamm Ductus lymphaticus dexter.

den Hauptstamm Ductus lymphaticus dexter. Drainiert werden die Lymphknoten des rechten Arms, des rechten Brustraums (Vorder- und Rückseite) und die rechte Seite von Kopf, Hals und Gesicht.

Drei Viertel der Lymphe fließen aus den drei Lymphstämmen der linken Körperseite in den Hauptstamm Ductus thoracicus. Drainiert werden die untere Körperhälfte (vom Nabel abwärts), der linke Arm, der linke Brustraum (Vorder- und Rückseite) und die linke Seite von Kopf, Hals und Gesicht. Die Hauptstämme führen die gereinigte Lymphe an den Vereinigungsstellen der Vena jugularis interna und der Vena subclavia ins venöse System zurück.

Wie die Erde besteht auch unser Körper zu etwa 70 Prozent aus Wasser: Das schließt unser Blut, die Zwischenzellflüssigkeit und die Lymphe mit ein. Wasser und Blut transportieren Nährstoffe und Sauerstoff zu den Organen beziehungsweise deren Zellen. Funktioniert der Flüssigkeitsaustausch zwischen den Blutgefäßen und dem Gewebe nicht, hat das schwerwiegende Folgen für die Gesundheit der Zellen, des Gewebes und der Organe.

Die maximale Lymphmenge, die das Lymphsystem innerhalb einer bestimmten Zeit transportieren kann, wird als »**Transportkapazität**« bezeichnet. Ich vergleiche die Transportkapazität gern mit einem überfüllten Bus während der Hauptverkehrszeit. Damit er zügig und effizient fahren kann, ist es wichtig, dass an jeder Haltestelle gleich viele Menschen ein- und aussteigen. Ist Ihr Lymphsystem überlastet, spüren Sie das an den geschwollenen Halslymphknoten. Sie sind ein Hinweis darauf, dass Lymphe sich staut und Ihr Körper gegen zunehmende Toxine ankämpfen muss. Das ist so, als ob zu viele Menschen in den Bus einstiegen und ihn niemand mehr verließe.

Sie können sich den Lymphtransport auch wie den Straßenverkehr vorstellen: Wird eine Autobahnabfahrt gesperrt, stauen sich die Autos. Sind die Lymphknoten und -bahnen verstopft oder wurden Lymphknoten entfernt, bildet sich irgendwo auf dem Transportweg ein Stau. Ist der Körper nicht in der Lage, die Verstopfung zu beseitigen, wirkt sich das auf andere Körperfunktionen aus. Mithilfe der Lymph-Selbstmassage und anderer Methoden der Eigenbehandlung werden Sie die angesammelten Giftstoffe wieder los. Im Kapitel über Lymphödeme erfahren Sie, wie Sie die Lymphflüssigkeit umleiten können, falls Sie operiert und Lymphknoten entfernt wurden.

Wie gut das Lymphsystem arbeitet, hängt von der lymphpflichtigen Last und der Leistung der Lymphpumpe ab. Muss Ihr Lymphsystem eine erhöhte Belastung bewältigen, zum Beispiel bei einer Infektion, reagiert es darauf mit der **funktionellen Reserve,** um die Lymphe weiterzutransportieren. Bei einem gesunden Menschen ist die Transportkapazität normalerweise höher als die Lymphmenge, und dadurch wird eine Überlastung vom Körper selbst reguliert.

Bleiben wir noch etwas beim Vergleich mit den Fahrzeugen: Wird ein Bus über die gesetzlichen Vorgaben hinaus beladen oder halten Sie nicht rechtzeitig an, um Ihr Auto aufzutanken oder um Öl nachzufüllen, führt das zu technischen Problemen. So ähnlich ist es mit Ihrem Lymphsystem: Bei Überlastung übersteigt die Menge der Flüssigkeit die maximale Transportkapazität. Die Funktion des Systems wird geschwächt, was dazu führt, dass Gewebsflüssigkeit im Interstitium zurückbleibt und eine sicht- und tastbare Schwellung verursacht. Man spricht dann von einer **dynamischen Insuffizienz** des Lymphsystems. Hält die Überlastung über Monate an, können die Gefäßwände der Kapillaren und die Klappen geschädigt werden, was eine **mechanische Insuffizienz** zur Folge hat.

Dann ist es höchste Zeit, die Menge der Lymphflüssigkeit zu reduzieren, am besten mithilfe regelmäßiger ganzheitlicher Methoden für die Lymphreinigung in Kapitel 5. Aktiveren Sie Ihr Lymphsystem durch körperliche Bewegung, was die Kontraktionsrate der Lymphangiome etwa verzehnfacht.

Aber noch effizienter sind kreisförmige Handbewegungen bei der Selbstmassage. Dadurch wirken Sie von außen auf die Wände der Lymphgefäße ein. Und das ist einer der Gründe, warum sich die Lymphmassage von anderen Massagetechniken abhebt: Sie ist auf Ihr Immunsystem ausgerichtet und nicht auf Muskeln und Gewebe. Im nächsten Kapitel erkläre ich Ihnen, wie sich eine dynamische und eine mechanische Insuffizienz auf Ihre Gesundheit auswirken.

Woher die Lymphe ihren Namen hat

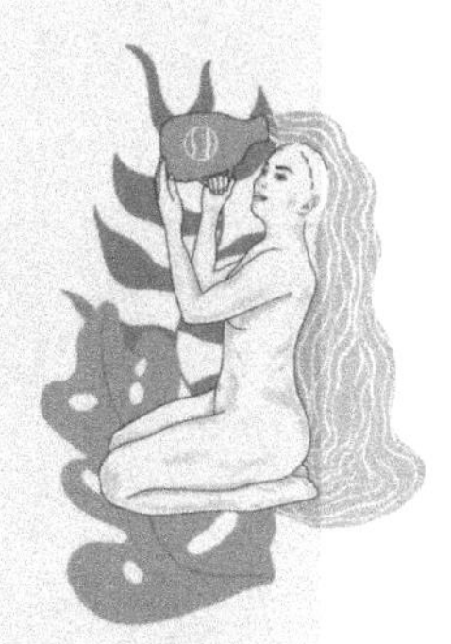

Ich finde, das Wort »Lymphe« ist genau die richtige Bezeichnung für den Flüssigkeitsstrom in unserem Körper. Die Lymphe ist eine wässrig-klare Flüssigkeit, die jede Körperzelle umspült und dem Körper die natürliche Fähigkeit zur Selbstheilung verleiht. *Lympha* bedeutet im Lateinischen »Quell-, Flusswasser«. Lympha war eine römische Gottheit des Frischwassers, die Pflanzen mit Feuchtigkeit versorgte. Der Name geht vermutlich zurück auf die Nymphen aus der griechischen Mythologie (dissimiliert aus gr. *nýmphē* [eigtl. »Braut, Jungfrau«]): Diese weiblichen Naturgottheiten lebten in Grotten an Quellen, Bächen oder Brunnen.

Das Lymphgefäßsystem: ein Blick ins Innere der Gefäße, die Sie gesund erhalten

Lymphkapillaren sind etwas größer als Blutkapillaren, aber immer noch winzig. Die sogenannten **initialen Lymphgefäße** befinden sich direkt unter der Epidermis. Netzartig ziehen sie sich durch das Bindegewebe, um Abfallstoffe und Proteine aus der Gewebsflüssigkeit (interstitiellen Flüssigkeit) aufzunehmen. Die Wände der Kapillaren sind durchlässig und bestehen aus sich überlappenden Endothelzellen. Diese sind zuständig für die Freisetzung von Enzymen, die die Kontraktion und Dehnung der Gefäße, die Blutgerinnung, die Immunfunktion und die Bindung von Blutplättchen steuern.

Wenn sich der Druck der interstitiellen Flüssigkeit ändert, dehnen sich die Lymphgefäße aus und füllen sich durch die Einlassöffnungen mit Flüssigkeit. Lässt der Gewebsdruck nach, schließen sich die Einlassventile, und die Lymphgefäße entleeren sich. Die Lymphe strömt

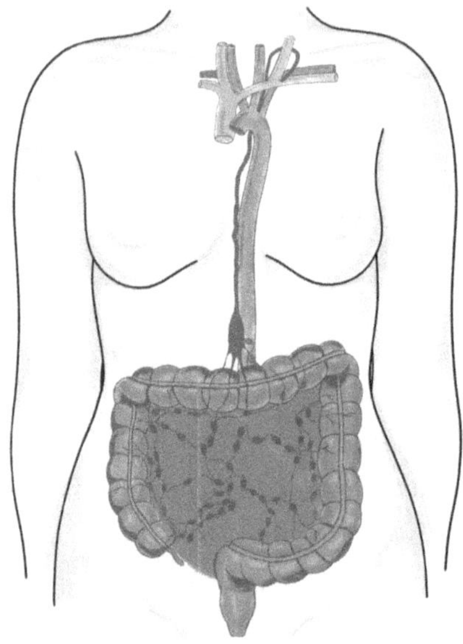

weiter in die **Präkollektoren,** die sie in größere Transportgefäße transportieren: die Kollektoren.

Die **Kollektoren** sind vertikal ausgerichtet und leiten die Lymphe in die Lymphknoten. Die Gefäßwände der Kollektoren enthalten glatte Muskelzellen und paarig angeordnete Klappen, die den Lymphfluss in nur eine Richtung regulieren. Sie verhindern den Rückfluss der Flüssigkeit und transportieren die Lymphe von distal nach proximal. Mit anderen Worten: Hier wird die Lymphe aus den Gliedmaßen und den entferntesten Regionen Ihres Körpers in Richtung Herz befördert.

Um durch Lymph-Selbstmassage die Lymphangiomotorik zu steigern, setzen Sie überwiegend Ihre Handflächen statt Ihrer Fingerkuppen ein. Im oberflächlichen Lymphgefäßsystem bewegen Sie die Lymphflüssigkeit sanft in Richtung Ihrer Lymphknoten. Durch Ihre Anwendung und mithilfe tiefer Atmung dehnen Sie die Lymphgefäßwände von außen und erhöhen die Pulsation der Lymphangione. Das beschleunigt den Transport der Lymphe.

Der Ductus thoracicus ist das Hauptlymphgefäß des Körpers, denn er entwässert drei Viertel Ihrer Lymphe in Ihren Blutkreislauf. Er hat einen Durchmesser von etwa zwei bis fünf Millimetern und ist zwischen 36 bis 45 Zentimeter lang. Der Ductus thoracicus beginnt an der Cisterna chyli, einer sackartigen Erweiterung unterhalb des Zwerchfells. Sie befindet sich zwischen dem zehnten Brustwirbelkörper und dem zweiten Lendenwirbelkörper. Durch eine Öffnung im Zwerchfell zieht sich der Ductus thoracicus hoch in die Brusthöhle. Er transportiert die Lymphe aus der unteren Körperhälfte in Richtung Herz.

In den Zotten des Dünndarms liegen Millionen Lymphgefäße (Chylusgefäße), die dafür sorgen, dass Ihr Körper Nährstoffe aufnehmen kann: Sie absorbieren aus dem Darm Fette, fettlösliche Vitamine, Elektrolyte und Proteine. Die fetthaltige Darmlymphe ist milchig-trüb, weshalb sie als »Chylus« (gr. *chylós* [Saft, Brühe]) bezeichnet wird. Sie fließt über den Truncus intestinalis in die Cisterna chyli und gelangt über den Ductus thoracicus ins Blut und dann zur Leber.

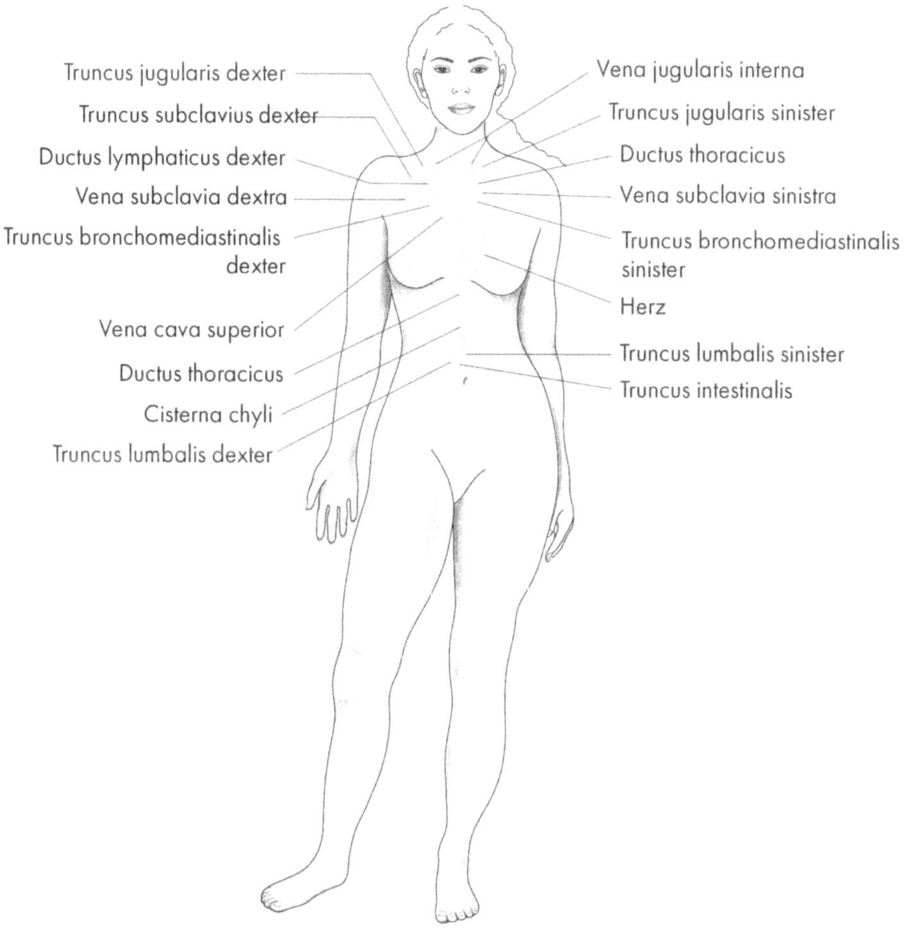

Hauptlymphstämme des Körpers

Aufbau und Funktion des Ductus thoracicus sind sehr vielschichtig, aber er ist so wichtig, dass ich ihn häufig bei den Anleitungen für die Selbstmassage erwähnen werde. *Eine tiefe Zwerchfellatmung unterstützt seine Funktion, denn dadurch wird der Lymphfluss in den Blutkreislauf angeregt.*

Die Lymphe – Ihr unsichtbarer Schutz

Das Lymphsystem ist ein wichtiger Bestandteil Ihres Immunsystems, ohne das Ihr Herz-Kreislauf-System stillstehen würde, und dann wären Sie nach ein bis zwei Tagen tot. Schon bei der Entwicklung des Embryos bilden sich im Knochenmark Stammzellen, die zu weißen Blutkörperchen und Lymphozyten werden und zu den lymphatischen Organen wandern. Wahrscheinlich wussten Sie gar nicht, dass sie zum Lymphsystem gehören und wesentlich dazu beitragen, dass Sie gesund bleiben.

Die lymphatischen Organe sind die »Wächter« Ihres Immunsystems und haben eine zentrale Funktion bei der Immunabwehr, denn sie produzieren B- und T-Lymphozyten. Diese Zellen gehören in die Gruppe der weißen Blutkörperchen, die Krankheitserreger abwehren.

Zu den lymphatischen Organen zählen Knochenmark, Thymus, Gaumen-, Zungen- und Rachenmandeln, das **schleimhautassoziierte Lymphgewebe** (MALT, von engl. *mucosa associated lymphoid tissue*), darunter auch das **darmassoziierte Lymphgewebe** (GALT, von engl. *gut associated lymphoid tissue*), Wurmfortsatz, Peyer-Plaques, Milz und Harnsystem.

Unter dem Oberbegriff »schleimhautassoziiertes Lymphgewebe« werden 50 Prozent des lymphatischen Gewebes einschließlich des Atmungstrakts sowie des Verdauungs- und Harnsystems zusammengefasst. Es filtert Krankheitserreger, die durch Verletzungen der Haut oder durch die Schleimhäute der Augen, Nase und des Mundes sowie des Verdauungstrakts in den Körper eindringen. Es verhindert, dass

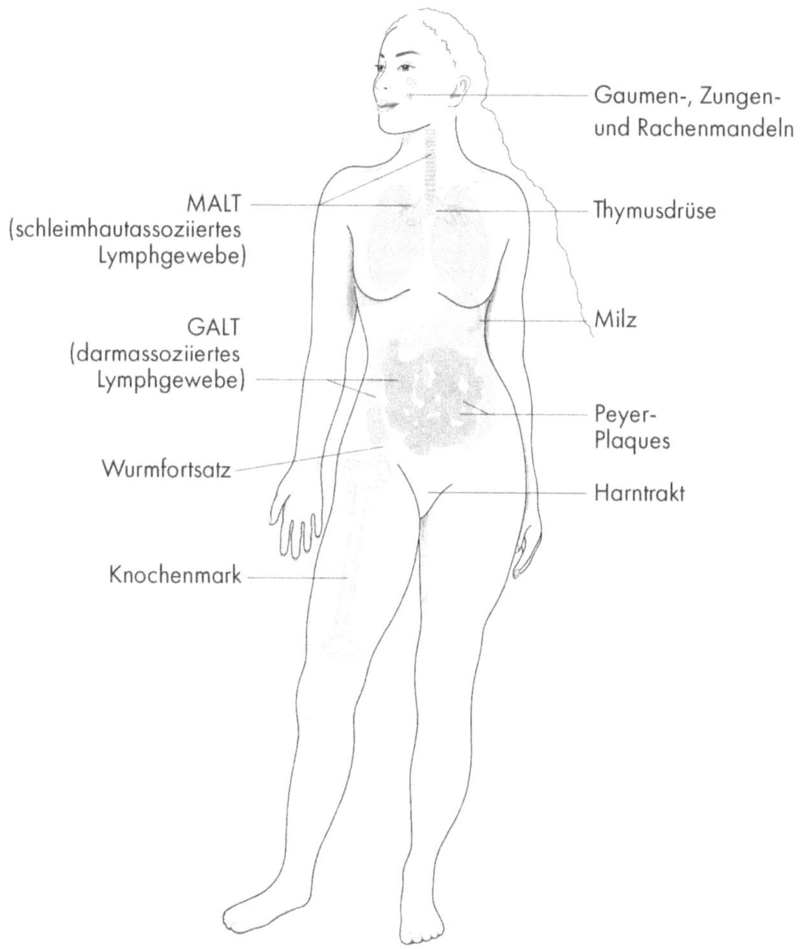

diese in alle auskleidenden Schleimhäute und in die Körperflüssigkeiten gelangen. Die Mandeln im Rachen fangen Erreger aus der Atemluft und der Nahrung ab. Die Milz filtert das Blut und baut alte oder verformte Blutkörperchen ab. Sie bildet Abwehrzellen (Lymphozyten) und speichert Blutplättchen und Immunzellen. Im Thymus vermehren sich krebsbekämpfende T-Zellen und reifen heran.

Zum darmassoziierten Lymphgewebe gehören der Wurmfortsatz (Appendix), isolierte Lymphfollikel (ILF) im Dünndarm und die Peyer-Plaques. Das sind Ansammlungen von Lymphfollikeln zur

Immunabwehr im Dünndarm, vor allem im Krummdarm und in der Schleimhaut des Wurmfortsatzes. Früher hielt man den Wurmfortsatz für nutzlos, doch heute weiß man, dass diese Einschätzung falsch war. Als lymphatisches Organ unterstützt der Wurmfortsatz das Immunsystem des Darms durch die Bildung von Immunglobulinen (Antikörper). Die Lymphbahnen im Darm, in denen sich die Lymphozyten bewegen, machen etwa 70 Prozent Ihres Immunsystems aus. Durch die aufgenommene Nahrung kommt der Verdauungstrakt besonders häufig mit Erregern in Kontakt.

Das Lymphsystem ist Teil des angeborenen (natürlichen) und des adaptiven (erworbenen) Immunsystems. Die »angeborene Immunität« ist bereits bei der Geburt vollständig vorhanden und eliminiert sofort jede Form von Fremdkörpern. Die lymphatischen Organe, Makrophagen, Leukozyten, dendritischen Zellen und andere Zellen sind Teil dieses Systems. Die Lymphe ist wie eine »Pipeline« für Lymphozyten und Immunzellen, in der sie sich vermengen und entschlüsseln, was schädlich ist und was nicht.

Die »adaptive Immunität« wird dagegen im Laufe des Lebens erworben. Immunzellen wie die T- und B-Lymphozyten erkennen einen Erreger als körperfremd. Sie vermehren sich und eliminieren den Fremdkörper. Gedächtniszellen merken sich diesen Fremdkörper, damit sie ihn bei Wiedereintritt sofort erkennen. Nach der Genesung von einer Erkrankung, wie zum Beispiel Masern, ist Ihr Körper in der Lage, sich gegen diese Krankheit zu wehren. Sie sind nun immun dagegen. Leider gilt das nicht für alle Infektionskrankheiten. Der problematische Teil der adaptiven Reaktion tritt ein, wenn das Immunsystem nicht einen Fremdkörper, sondern sich selbst angreift. Das kann zu einer Autoimmunerkrankung wie Lupus oder rheumatischer Arthritis führen.

Für die Erhaltung Ihrer Gesundheit und die Ihrer Lymphe ist es lebensnotwendig, dass Ihr Körper Krankheitserreger erkennt und sich dagegen zur Wehr setzt. Weil die Lymphe Ihnen die Immunkraft zur Verfügung stellt, um Krankheiten zu bekämpfen und Giftstoffe auszuscheiden, ist sie sozusagen der »Superheld« Ihres Immunsystems. Sie können selbst feststellen, welche Position Sie auf dem sogenannten Gesundheits-Krankheits-Kontinuum Ihres Lymphsystems einnehmen. Reagiert Ihr Körper mit einer ausgeglichenen Immunantwort, sind Sie auf dem Kontinuum »im Fluss«. Aber es kann Phasen in Ihrem Leben geben, in denen Sie häufiger an Erkältungen oder chronischen Entzündungen erkranken, die zu einer Insuffizienz des Lymphtransports führen. Das wirkt sich wiederum negativ auf Ihr Immunsystem aus.

Viele Faktoren beeinflussen, in welche Richtung das Pendel der Gesundheit ausschlägt. Sie wissen jetzt, welche Bedeutung die Lymphe für Ihre Gesundheit hat, und können mit ihrer Hilfe das Blatt wenden. Mit jeder Selbstmassage stärken Sie Ihr Immunsystem. Die physiologischen Fakten sind das beste Argument, um die Eigenbehandlung in Ihren Alltag einzubauen. Ich halte es schlichtweg für gesunden Menschenverstand!

Im nächsten Kapitel erfahren Sie, wie die Lymphe durch alle Systeme Ihres Körpers strömt und sie gesund erhält. Gerät eines der Systeme aus der Balance, können Sie das an zahlreichen Symptomen feststellen, die auf Ihre Lymphgesundheit zurückzuführen sind. Das Wissen über die Zusammenhänge zwischen Ihrer Lymphe und den Organfunktionen ermöglicht es Ihnen, sich selbst zu helfen.

Entdeckung und Erforschung der Lymphe

Bei der Erklärung des Lymphsystems beginne ich gerne am Ausgangspunkt. Denn die Menschheit war schon immer sehr an der Lymphe interessiert.
Seit Jahrtausenden wird das Lymphsystem in den Schriften vieler Zivilisationen erwähnt, einschließlich der indischen, griechischen, römischen, ägyptischen und chinesischen Kulturen. Lymphknoten und Lymphgefäße heißen in antiken Texten **»Meridiane«**, **»Rajas«** und **»Dathus«**.

Hippokrates, der »Vater der Medizin« (ca. 460–370 v. Chr.), bezeichnete die Lymphflüssigkeit als »weißes Blut« und wies ihr in seiner Temperamentenlehre das »phlegmatische Temperament« zu. (Die drei anderen Temperamente sind sanguinisch, cholerisch und melancholisch.) Der griechische Arzt Herophilos, der »Vater der Anatomie« (ca. 325–255 v. Chr.), beschrieb als Erster Lymphknoten, die vom Körperinneren ausgehen, und »milchige Gefäße«, die er »Milchgänge« nannte. Damals fehlten die Werkzeuge, um zu erkennen, dass das Lymphsystem ein eigenes, einzigartiges und ausgedehntes Gefäßnetz ist, da es mikroskopisch klein ist. Die medizinische und anatomische Forschung stagnierte im Mittelalter. Erst in der Renaissance schritt die Untersuchung des menschlichen Körpers weiter voran. Das 17. Jahrhundert war das Goldene Zeitalter für die Erforschung des Lymphsystems. Um 1622 gelang dem italienischen Anatomen und Chirurgen Gaspare Aselli (1581–1626) die Unterscheidung zwischen Lymphgefäßen, Venen und Darmlaktaten (Lymphgefäße im Dünndarm, die Nahrungsfett aufnehmen). Der Entdecker des Lymphsystems als eigenständiges Körpersystem ist der dänische Arzt Thomas Bartholin (1616–1680). Um 1637 beschrieb er es als »einen Prozess, der den Körper reinigt und Bewässerung, Schwellungen und Ödeme reguliert«. Er nannte die Gefäße »Vasa lymphatica« und die Lymphflüssigkeit »Lympha«.

Der schwedische Wissenschaftler Olof Rudbeck (1630–1702) war der erste Anatom, der das Lymphsystem als einen geschlossenen Kreislauf im menschlichen Körper erkannte. Der Franzose Jean Pecquet (1622–1674) entdeckte 1647, dass die Bauchlymphknoten die Lymphflüssigkeit aus der Bauchzisterne (Cisterna chyli) nach oben in den Brustkorb und in die Lymphknoten der Vena subclavia am Hals leiten, bevor sie in den Blutkreislauf zurückgeführt wird. Durch das Einspritzen von Quecksilber wurden die Lymphgefäße sichtbar gemacht und dann abgezeichnet.

Mithilfe dieser Methode verfasste der französische Anatom Marie Philibert Constant Sappey (1810–1896) seine einzigartige anatomische Darstellung des Lymphsystems. Sein Werk ist bis heute Grundlage der

Diagnose und Therapie lymphatischer Erkrankungen. Gegen Ende des 19. Jahrhunderts wurde erstmals Elefantiasis, das schwere Lymphödem, mit Massagen, Hautpflege und Bewegungsübungen behandelt. Der österreichisch-belgische Chirurg Alexander von Winiwarter (1848–1917) war einer der ersten Ärzte, die manuelle Drainagetechniken in Kombination mit Bewegung, Kompression, Hautpflege und Hygiene einsetzten, und legte damit den Grundstein für die spätere Behandlung von Lymphödemen.

Im Jahr 1922 entwickelte der 1878 geborene amerikanische Arzt für Osteopathie Frederick Payne Millard in seinem Grundlagenwerk den Begriff »Lymphdrainage« für seine Behandlungsmethode. 1937 konnte der australische Pathologe Howard Florey (1898–1968), der für die Entdeckung des Antibiotikums Penicillin mit dem Nobelpreis für Medizin ausgezeichnet wurde, nachweisen, dass sich Lymphknoten bei Entzündungen vergrößern.

In den Dreißigerjahren entwickelten der dänische Physiotherapeut, Biologe und Philologe Dr. Emil Vodder (1896–1986) und seine Frau Estrid (1898–1996) die Methode der »manuellen Lymphdrainage nach Vodder« und prägten den Begriff »Lymphologie«. Sie waren als Physiotherapeuten in Frankreich tätig. Um Lymphödeme und Entzündungen der Nasennebenhöhlen, ausgelöst durch Grippeerkrankungen und häufige Erkältungen im Winter, zu behandeln, entwickelten sie aufgrund ihrer langjährigen klinischen Erfahrungen leichte, kreisende Bewegungen, um die Lymphbahnen sanft zu drainieren.

In Zusammenarbeit mit dem deutschen Arzt Johannes Asdonk (1910–2003) wurde diese Methode medizinisch anerkannt und wird seither bei Lymphödemen und zur Gewebeentschlackung angewendet. Die manuelle Lymphdrainage war die Grundlage meiner Ausbildung. 1993 veröffentlichten Prof. Dr. Michael (geb. 1920) und Prof. Dr. Etelka Földi (geb. 1939) ihr Standardwerk der Komplexen Physikalischen Entstauungstherapie (KPE) zur Behandlung von Lymphödemen. Sie begründeten 1986 eine der weltweit führenden Fachkliniken für Lymphologie.

Die Lymphe im Laufe der Jahrhunderte

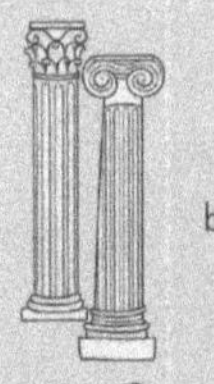

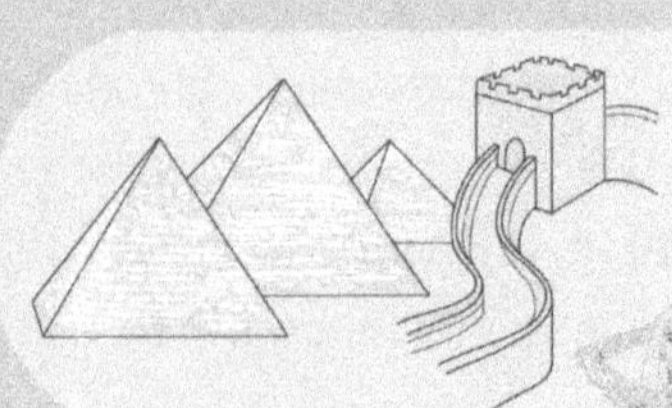

460–280 v. Chr.

Alte Kulturen und Ärzte wie Hippokrates und Herophilos beziehen sich auf das Lymphsystem als Knoten, Gefäße, Milchvenen, Meridiane, Rajas und Dathus, weißes Blut und lymphatisches Temperament.

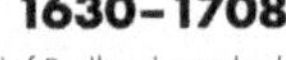

1622

Gaspare Aselli macht die erste Unterscheidung zwischen Lymphgefäßen, Venen und Darmlactaten.

1630–1708

Olof Rudbeck entdeckt den geschlossenen Kreislauf des Lymphsystems.

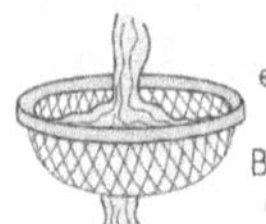

1637

Der Däne Thomas Bartholin entdeckt, dass das Lymphsystem den Körper reinigt und Bewässerung, Schwellungen und Ödeme reguliert. Er nannte die Lymphflüssigkeit »Lympha«.

1647

Jean Pecquet erkennt, dass die Lymphe durch die Cisterna chyli und den Ductus thoracicus zirkuliert.

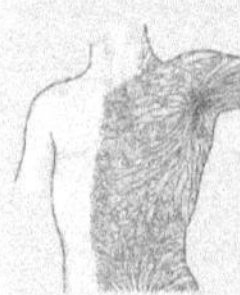

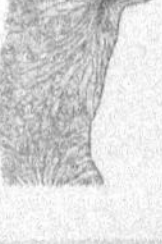

1885

Marie Philibert Constant Sappey erstellt seinen einzigartigen Atlas des Lymphsystems, der noch heute verwendet wird.

1848–1910

Alexander Winiwarter entdeckt manuelle Lymphdrainagetechniken bei Lymphödemen wie die Kompression.

1920er- und 1930er-Jahre

Frederic Millard prägt den Begriff »Lymphdrainage«; Howard Florey weist nach, dass sich Lymphknoten während einer Entzündung vergrößern; Emil und Esther Vodder entwickeln die als »Lymphologie« bezeichnete Methode der manuellen Lymphdrainage.

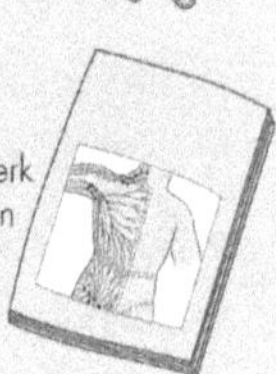

1993

Michael und Etelka Földi veröffentlichen ihr Standardwerk der Komplexen Physikalischen Entstauungstherapie (KPE).

Kapitel 2

Das Bindeglied Ihrer Gesundheit

Die Leistung Ihres Lymphsystems ist äußerst beeindruckend. Hier entfaltet Ihr Körper seine Fähigkeit, viele bekannte Krankheiten zu identifizieren und abzuwehren. Die Forschung erkennt im Lymphsystem aber auch das Potenzial, jene Krankheiten zu verhindern, die die Medizin lange Zeit vor Rätsel gestellt haben.

Wie einer der Direktoren der National Institutes of Health (NIH) 2019 bei der Organisation »LE&RN« referierte, könnte die weitere Erforschung des Lymphsystems dazu beitragen, neue Medikamente für die Behandlung der Alzheimer-Krankheit, von Infektions-, Magen-Darm- und anderen Erkrankungen zu entwickeln. Neue Erkenntnisse über die Funktion des Lymphsystems werden wohl bald zu bahnbrechenden Entdeckungen führen. Es hat zwar lange gedauert, bis die Medizin das gesamte Spektrum und die Bedeutung des Lymphsystems vollständig verstanden hat, doch inzwischen ist es ein schnell wachsendes Forschungsgebiet. Eine wirklich aufregende Zeit, um jetzt im Bereich der Lymphgesundheit tätig zu sein!

Der Einfluss unseres Lymphsystems ist möglicherweise tief greifender, als wir vermuten. Ihr Körper sendet Ihnen jeden Tag Millionen von Botschaften – von Ihren Sinnesorganen über Ihre Emotionen bis hin zu körperlichen Symptomen wie Schmerzen und Unwohlsein. All diese Signale sind wertvoll, denn sie liefern wichtige Informationen darüber, was tief in Ihren Zellen vor sich geht.

Mit ein wenig Achtsamkeit können manche dieser Informationen auf einfache Weise bewältigt werden: Sie könnten sich einen grünen Smoothie mixen, falls Sie mehr Energie brauchen, einen Termin mit Ihrer Therapeutin vereinbaren, wenn Sie depressiv verstimmt sind, oder sich am Ende eines anstrengenden Arbeitstages ein Entspannungsbad gönnen. Andere Signale – auch solche, die relativ unbedeutend erscheinen mögen, etwa chronische Kopfschmerzen, permanente Rückenschmerzen oder unerklärlicher Gewichtsverlust – sind ernst zu nehmende Warnhinweise, auf einen bestimmten Aspekt Ihrer Gesundheit besonders zu achten.

In diesem Kapitel sehen wir uns die bereits bekannten Verbindungen des Lymphsystems mit anderen Körpersystemen genauer an. Denn wie gesagt: Die Lymphe ist ein lebenswichtiger Fluss, der das Gleichgewicht in Ihrem gesamten Körper reguliert.

Lymphstauung

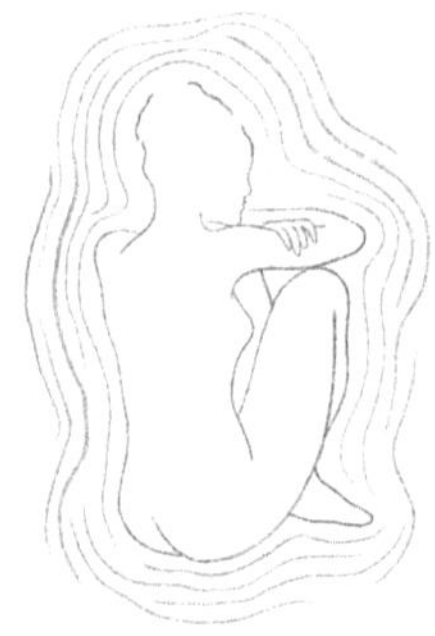

Ihr Lymphsystem transportiert etwa sechs- bis zwölfmal pro Minute Flüssigkeit durch alle Gefäße. Es arbeitet langsam, und Gewebeablagerungen können es drosseln. Wenn die lymphatische Last und die Transportkapazität an ihre Grenzen stoßen – was ich als »Lymphstauung« bezeichne –, kann es zu gesundheitlichen Problemen kommen. Das mag physiologische Gründe haben, aber auch belastende emotionale Ereignisse können Auslöser dafür sein.

Das Ergebnis sind schnell erkennbare Beschwerden wie zum Beispiel Blähungen, Schmerzen, zeitweilige Verdauungsprobleme und ständige Erschöpfung. Andere Symptome wie Ekzeme, chronische Verstopfung und Gewichtszunahme können sich im Laufe der Zeit schleichend zu Problemen entwickeln. Sie bemerken vielleicht gar nicht, dass diese mit Ihrem Lymphsystem zusammenhängen. Hormone wie Cortisol und Adrenalin, die bei Angstzuständen und Stresssituationen ausgeschüttet werden, können bereits vorhandene Symptome verstärken. Denn Ihre körperliche Gesundheit und Ihre mentale Kraft beeinflussen sich gegenseitig.

Wie ich in Kapitel 5 erläutere, ist körperliche Bewegung eine effektive Methode, um Ihre Lymphgesundheit sowie Ihre Stimmung zu verbessern. Die erhöhte Zirkulation der Lymphe und die freigesetzten Endorphine verringern die Auswirkungen der Stresshormone. Durch die Kontraktion der Gelenk- und Skelettmuskeln wird die Lymphe angeregt. Regelmäßiges Training versetzt Ihren Körper in die Lage, schneller Giftstoffe aus dem Gewebe abzutransportieren.

Anzeichen und Ursachen für eine Lymphstauung

- Akne und Hautausschlag
- Allergien
- Blähungen und Wassereinlagerungen
- Blutgerinnsel
- Brain Fog (»Gehirnnebel«)
- Bronchitis
- Chronische Ohrenschmerzen/verstopfte Ohren
- Dehydrierung
- Entzündete Mandeln
- Erschöpfung
- Fettleibigkeit
- Geschwollene Gelenke/Beine bei Flugreisen
- Halsentzündung
- Hormonschwankungen, einschließlich Cortisol, PMS, Perimenopause, Menopause
- Juckreiz/Ekzem/Ausschlag
- Kopfschmerzen
- Langsam heilende Wunden
- Lymphödem
- Muskelverspannungen/Gelenkschmerzen/Arthritis
- Myom/Zysten
- Nierenprobleme
- Ödeme
- Probleme der oberen Atemwege
- Schmerzen beim Sport
- Schwellungen in Gesicht und Hals
- Schwierigkeiten bei der Gewichtsabnahme
- Stress
- Umweltgifte
- Verdauungsprobleme
- Vergrößerte Lymphknoten
- Narben
- Verstopfung
- Nasennebenhöhlenentzündung und bakterielle Naseninfektionen

Lymphprobleme können sich in einer Vielzahl von Symptomen äußern, und bestimmt haben Sie schon einige davon kennengelernt. Natürlich gibt es dafür auch andere Gründe, doch kaum jemand vermutet, dass ein Problem mit der Lymphe dafür verantwortlich sein könnte. Es ist jedoch eine Tatsache, dass eine Transportstörung der Lymphgefäße Ihre Position auf dem Gesundheits-Krankheits-Kontinuum verändert.

Risikofaktoren für Ihre Lymphgesundheit

Bei manchen Menschen kommt es zu Krankheitssymptomen aufgrund von Risikofaktoren, die außerhalb ihrer Kontrolle liegen. Diese Auslöser können genetisch bedingt oder erworben sein. Nach einer Operation sind Sie anfälliger für eine Lymphstauung. Bei einem Kaiserschnitt etwa können oberflächliche Gefäße durchtrennt worden sein, was den Lymphfluss behindert und zu einer Schwellung führt. Auch wenn Sie Umweltgiften ausgesetzt sind, kann das Lymphsystem durch die toxische Belastung überfordert sein.

Genetische Risikofaktoren können ein unter- oder fehlentwickeltes Lymphsystem zur Folge haben. Bei Ihnen könnte ein genetisch bedingtes primäres Lymphödem vorliegen, wenn Familienmitglieder ständig geschwollene Gelenke hatten, wenn Sie in der Pubertät, im Erwachsenenalter oder während einer Schwangerschaft geschwollene Beine bekommen oder wenn Sie unter chronischen Entzündungen leiden, die nicht durch eine Ernährungsumstellung abklingen. Chronische Schmerzen, erhöhte Thromboseneigung und permanente Erschöpfung weisen auf die vererbbare Gen-Variation MTHFR hin, die Stoffwechselprozesse zur Entgiftung des Körpers erschwert.

Sollten Sie einen dieser Risikofaktoren bei sich feststellen, empfehle ich eine regelmäßige Selbstmassage und die Überprüfung Ihrer Ernährung. Kompressionsstrümpfe, -handschuhe, -ärmel und -bandagen entstauen Ihre Extremitäten, da sie den Gewebedruck erhöhen und den Lymphfluss beschleunigen. Führen Sie außerdem die Anwendungen aus Kapitel 4 durch, um Ihren Zustand zu verbessern.

Operationen jeglicher Art, insbesondere Krebsoperationen, Lymphknotenentfernungen und Bestrahlungen, verschiebbare (elektive) Operationen wie Gesichtsstraffungen und Nasenkorrekturen, Hüft- und Kniegelenkersatzoperationen können den Lymphfluss erheblich beeinträchtigen. Obwohl eine Lymphstauung bei vielen Menschen auftritt, sind 30 bis 40 Prozent der Krebskranken stärker davon betroffen.

Wurde Ihr Lymphsystem durch eine Operation, Lymphknotenentfernung, Lumpektomie oder durch Bestrahlungen gestört, haben Sie ein erhöhtes Risiko, ein Lymphödem zu entwickeln. Im Laufe der Zeit kann das Lymphsystem so stark geschädigt sein, dass die Extremitäten durch die vermehrte Anreicherung von eiweißreicher Flüssigkeit im Gewebe anschwellen. Dies führt zur Beeinträchtigung des Immunsystems, wodurch Sie anfälliger sind gegenüber einer Vielzahl von Infektionen, einschließlich der Haut und des darunterliegenden Gewebes (Cellulitis).

Falls Sie eine (Krebs-)Operation hinter sich haben, empfehle ich Ihnen, in Kapitel 4 den Abschnitt »Erholung von Sportverletzungen, Vorbereitung und Nachbehandlung von Operationen, Narben und chronische Erkrankungen« und die Informationen über Lymphödeme an den Gliedmaßen zu lesen. Es ist sinnvoll, bereits vor einer Operation mit der Selbstmassage zu beginnen, um Lymphödeme zu vermeiden. Wenn das Risiko besteht, ein solches zu entwickeln, oder wenn bereits eines vorliegt, sollten Sie sich therapeutisch behandeln lassen.

Die Aufnahme von Schadstoffen kann das lymphatische Transportsystem überlasten. Der Forschungsbereich Umwelttoxikologie untersucht und bewertet die Wirkungen verschiedener Umweltsubstanzen auf unsere Zellen. Die Veränderung oder Behinderung der normalen Zellaktivität kann zu Entzündungen, Autoimmunerkrankungen und sogar Krebs führen. Einige der gefährlichsten Übeltäter sind Asbest, Aerosole, Umweltschadstoffe, Quecksilber, Schimmel, Pestizide und Herbizide sowie Inhaltsstoffe in Haushaltsreinigungs- und Hautpflegeprodukten.

Um die Belastung durch Giftstoffe zu minimieren, empfehle ich, auf alle Wasch- und Reinigungsmittel mit gesundheitlich bedenklichen Inhaltsstoffen zu verzichten, darunter Bleichmittel, Biozide, Alkalien, Lösemittel, Weichmacher, Phosphate, anorganische und organische Säuren. Vermeiden Sie ebenfalls kosmetische Produkte, die zum Beispiel Formaldehyd und Weichmacher enthalten. Greifen Sie zu umweltgerechten Produkten und zu Lebensmitteln in Bioqualität.

Einige Substanzen, wie zum Beispiel eingeatmeter Staub und Farbpartikel von Tätowiermitteln, werden in den Lymphknoten abgelagert. Doch Sie können selbst Schwermetalle aus der Umwelt und aus Nahrungsmitteln (etwa durch quecksilberbelasteten Meeresfisch) ausleiten und dadurch Symptome lindern, die durch die Speicherung von Toxinen in den Organen und im Gewebe bedingt sind.

Die Sequenzen in Kapitel 4 helfen bei häufig vorkommenden Störungen durch Schwermetallkonzentration im Körper, zum Beispiel bei Kopf- und Ohrenschmerzen. Und die Übersicht über ganzheitliche Anwendungen in Kapitel 5 enthält Anregungen für Ihre regelmäßige Entgiftung.

Bestimmte Medikamente können Lymphödeme verursachen. Liegt bei Ihnen bereits ein chronisches Lymphödem vor, kann sich das Problem durch Medikamente verschlimmern. Achten Sie deshalb bei Ihren Medikamenten darauf, ob Lymphödeme als unerwünschte Nebenwirkung angegeben sind. So können Diuretika zu erhöhter Wasser- und Proteineinlagerung im Gewebe führen. Diabetes-Medikamente können Natriumeinlagerungen und kongestive Herzinsuffizienz auslösen. Der Wirkstoff Amantadin, der unter anderem bei der Behandlung der Parkinson-Krankheit eingesetzt wird, verursacht Wassereinlagerungen an Unterschenkeln und Fußknöcheln.

Falls Sie Medikamente einnehmen, die Schwellungen zur Folge haben, sollten Sie mit Ihrem Arzt sprechen. Ich rate nicht von der Einnahme dieser Medikamente ab, aber Sie sollten wissen, dass die Ursache für die Entzündung an Stellen liegen kann, die Sie vielleicht nicht vermuten. Da neuere Forschungen die entscheidende Bedeutung der Lymphe bei der Behandlung verschiedener Krankheiten belegen, wird deutlich, dass das Lymphsystem ein wichtiges Bindeglied ist. Denn ein guter Lymphfluss bedeutet eine bessere Gesundheit.

Geschwollene Beine bei Flugreisen

Anna, eine gesunde, lebhafte Italienerin in den Vierzigern, die regelmäßig geschäftlich nach Kalifornien flog, besuchte einen meiner Workshops auf der Suche nach Linderung für ihre ständig geschwollenen Beine. Sie hatte seit ihrer Pubertät Probleme damit. Während der häufigen langen Flüge schwollen ihre Beine so stark an, dass sie Schwierigkeiten hatte, ihre Schuhe anzuziehen.

Ich erklärte ihr, dass die Spannungs- und Schweregefühle klassische Symptome einer Lymphstauung seien. Da der Kabinendruck in der Luft niedriger ist als am Boden, kann sich der Gewebedruck in den Beinen verändern, was den Lymphfluss fördert. Wenn Ihr Körper weniger Flüssigkeit in das Lymphsystem aufnimmt, verbleibt überschüssige Lymphflüssigkeit im Gewebe, und das führt zu Schwellungen. Ein niedriger Kabinendruck kann auch dazu führen, dass Ihr Blut langsamer fließt als sonst. Und da man auf Flügen normalerweise stundenlang regungslos sitzt, können Lymphe und Blut aufgrund der fehlenden Muskelkontraktion nicht richtig zirkulieren.

Tragen Sie deshalb bei langen Flügen Kompressionsstrümpfe, die Druck von außen erzeugen, und tragen Sie Sneakers, die die Füße komprimieren. Führen Sie vor und nach dem Flug die »Beinbehandlung bei Lymphödem« aus Kapitel 4 durch, um eine schnelle Linderung zu erzielen. Ich empfehle außerdem, während des Fluges so oft wie möglich aufzustehen und sich zu bewegen, ausreichend zu trinken und Alkohol, Koffein und salzige Speisen zu meiden, da diese zu Wassereinlagerungen führen. Wenn bei Ihnen das Risiko einer Venenthrombose (Blutgerinnsel) besteht, sollten Sie unbedingt eine ärztliche Praxis aufsuchen, wenn die Schwellung auch mehrere Tage nach dem Flug noch vorhanden ist.

Lymphstauung und Entzündungen

Entzündungen verursachen zahlreiche körperliche Probleme. Eine Entzündung zeigt an, dass die Immunabwehr Ihres Körpers als Reaktion auf einen toxischen Angreifer oder eine Verletzung ausgelöst wurde. Verschiedene Abwehrzellen des Immunsystems sind daran beteiligt. Ihrem Lymphsystem kommt nun eine äußerst wichtige Aufgabe zu, denn es transportiert Entzündungszellen ab. Über die Lymphbahnen gelangen sie in die Lymphknoten, wo die weißen Blutkörperchen eine Immunantwort einleiten. Arbeiten Ihre Lymphgefäße jedoch nicht richtig, ist ihre Funktion bei der Regulierung dieser Reaktion eingeschränkt. Arbeiten Ihre Lymphgefäße nicht im üblichen Tempo, kann die lymphpflichtige Last die Transportkapazität des Lymphsystems überschreiten. Auf diese Weise kommt es zu einer vermehrten Flüssigkeitsansammlung.

Ihr Lymphsystem stellt die Flüssigkeitshomöostase her, indem es für ein Gleichgewicht zwischen dem Flüssigkeitszufluss und -abfluss sorgt. Überschüssige Flüssigkeit aus undichten Blutkapillaren kann zu chronischen Entzündungen in Ihrem Gewebe führen, wenn dies nicht kontrolliert wird. Mithilfe der Lymph-Selbstmassage fließt überschüssige Flüssigkeit ab, und Entzündungen können abheilen.

Wie unterscheiden sich Ödem und Lymphödem?

Für sicht- und tastbare Ödeme gibt es folgende Ursachen: Als Folge einer erhöhten Durchlässigkeit der Kapillarwände strömt mehr Flüssigkeit zum interstitiellen Gewebe; die Proteinkonzentration des Blutes ist zu niedrig; der Kapillarblutdruck ist erhöht; der Weitertransport der Flüssigkeit ins venöse System ist gestört. Dadurch staut sich proteinarme Flüssigkeit im Gewebe. Dabei übersteigt die lymphpflichtige Last die normale Transportkapazität des Lymphsystems. Trotz gesunder Lymphgefäße ist nur eine begrenzte Leistung des Lymphsystems

möglich. Dies wird als »dynamische Insuffizienz« bezeichnet. Ursachen sind zum Beispiel chronische Herzinsuffizienz, chronisch venöse Insuffizienz, akute tiefe Beinvenenthrombose, chronische Entzündungen und Weichteiltumoren, die den venösen Rückfluss behindern.
Ein Lymphödem entsteht, wenn die Transportkapazität des Lymphsystems aufgrund der krankhaften Entwicklung der Lymphgefäße eingeschränkt ist. Dies führt zur Ansammlung von proteinreicher Flüssigkeit im interstitiellen Gewebe. Die Transportkapazität liegt unter der normalen lymphpflichtigen Last. Die »mechanische Insuffizienz« des Lymphsystems kann genetisch oder durch Entwicklungsstörungen bedingt sein. Lymphödeme entstehen auch infolge von Operationen (Lymphknotenentfernung), Bestrahlungen, Verletzungen, Klappeninsuffizienz, Entzündungen, Thrombosen und Tumoren.
Die »Sicherheitsventil-Insuffizienz« ist eine Kombination daraus. Die Transportkapazität des Lymphsystems sinkt allmählich ab, während die lymphpflichtige Last erhöht ist. Ein Beispiel: Wenn jemand mit einem fehlentwickelten Lymphsystem geboren wurde (primäres Lymphödem) und eine chronisch venöse Insuffizienz entwickelt, liegt eine kombinierte Störung mit reduzierter Transportkapazität und hoher Lymphlast vor.

Akute Entzündungen und chronisch entzündliche Erkrankungen

Nicht alle Entzündungen sind schlecht. Eine akute Entzündung ist die natürliche Reaktion Ihres Körpers auf einen schädlichen Reiz, um verletztes Gewebe zu zerstören, zu entfernen oder abzukapseln. Es kommt zu einer lokal begrenzten Schwellung, Rötung, Überwärmung, Funktionsstörung und zu Schmerz. Kleinere Blutgefäße weiten sich, damit der betroffene Bereich stärker durchblutet wird. Immunzellen verhindern, dass Bakterien in den Blutkreislauf gelangen und weitere Probleme verursachen.

An dieser Stelle kommt nun Ihr Lymphsystem ins Spiel. In Wechselwirkung mit dem Blutkreislauf heilt es das verletzte Gewebe. Ihr Körper bildet neue Blutgefäße (Angiogenese) und Lymphgefäße (Lymphangiogenese). Während Ihre Blutzellen arbeiten, lässt Ihr Lymphsystem die Immunzellen zirkulieren, um die Verletzung von überschüssiger Zellflüssigkeit und von Bakterien im Gewebe zu reinigen. Dadurch wird der Anteil entzündungsfördernder Zellen reduziert, die weitere Schwellungen verursachen können.

Die lokale akute Entzündung klingt ab, während die Verletzung heilt. Dies kann recht schnell gehen, wenn Sie sich einfach nur das Schienbein gestoßen haben. Der Prozess dauert jedoch länger, wenn Sie sich einen Knochen gebrochen oder einen Schnitt zugezogen haben, der genäht werden musste. Leichte chronische Entzündungen spielen bei fast jeder westlichen Krankheit eine Rolle.

Eine chronisch entzündliche Erkrankung hingegen ist ein weitaus ernsteres und potenziell lebensveränderndes Problem. Es handelt sich dabei um eine systemische Entzündungsreaktion Ihres Körpers, die nicht lokal begrenzt ist. Nach Angaben der Weltgesundheitsorganisation (WHO) zählen chronische systemische Entzündungserkrankungen – zum Beispiel Allergien, Asthma und COPD (chronisch obstruktive Lungenerkrankung *[pulmonary disease]*), Alzheimer-Krankheit, rheumatische Erkrankungen, Multiple Sklerose, Herz-Kreislauf-Erkrankungen, Diabetes – zu den größten Gesundheitsrisiken des 21. Jahrhunderts.

Chronisch entzündliche Erkrankungen können durch so viele verschiedene Faktoren ausgelöst werden, dass die eigentliche Ursache im Dunkeln bleibt. Das erschwert die Behandlung. Hinzu kommt, dass sich eine Entzündung oft tief im Körper entwickelt und nicht mit Standardlabortests nachgewiesen werden kann. Eine Entzündung wird typischerweise nur mithilfe anspruchsvollerer Tests oder in Verbindung mit einer anderen Erkrankung diagnostiziert. Deshalb kann es einige Zeit dauern, bis sie spürbare Probleme verursacht.

Mögliche Auslöser einer chronischen Entzündung sind Giftstoffe (Allergene, Metalle, Chemikalien), Autoimmunerkrankungen, Zelldefekte und chronische Infektionen. Zu den Symptomen gehören unter anderem Übergewicht an bestimmten Körperstellen, chronische Schmerzen, Erschöpfung, Leistungsminderung und Magen-Darm-Probleme. Einige Risikofaktoren können Sie selbst beeinflussen (gesunde Ernährung, Rauchen und andere Giftstoffe vermeiden, ausreichender Schlaf, Stress reduzieren), andere nicht (Alter, Gene, Hormonspiegel).

Wenn sich bei einer akuten Entzündung die Blutgefäße erweitern (Vasodilatation), kommen verschiedene Formen weißer Blutkörperchen zum Einsatz: zuerst die kurzlebige Gruppe der Neutrophile, gefolgt von Makrophagen, Lymphozyten und Plasmazellen. Sie erkennen und vernichten Krankheitserreger. Läuft jedoch etwas im normalen Wundheilungsprozess schief – und die Medizin kann den genauen Grund dafür oft nicht ausmachen –, heilen die Zellen nicht richtig. Stattdessen werden sie von Wachstumsfaktoren (Proteinen), Enzymen und Zytokinen infiltriert, die normalerweise die Funktion der Immunzellen regulieren. Die Zytokine unterstützen den Angriff auf die Krankheitserreger in Ihrem Körper, aber sie können sich plötzlich unkontrolliert vermehren. In der Folge gerät das Immunsystem außer Kontrolle. Diese »Zytokinstürme« sind lebensbedrohlich, denn sie lösen massive Entzündungsreaktionen im eigenen Körpergewebe aus. Bei schweren Verläufen der Spanischen Grippe im Jahr 1918, bei SARS und COVID-19 führte dies zu akutem Lungenversagen und multiplem Organversagen.

Eine chronisch entzündliche Erkrankung ist auch deshalb gefährlich, weil sich im Gewebe entzündliche Flüssigkeitsansammlungen mit pathogenen Keimen bilden können. Unbehandelt entwickelt sich daraus eine systemische bakterielle Infektion wie Cellulitis. Die Immunantwort auf diesen neuen Entzündungsreiz belastet Ihr Immunsystem noch mehr.

Mit anderen Worten: Eine chronisch entzündliche Erkrankung kann am Anfang eines Teufelskreises stehen. Sie führt dazu, dass der Körper sein eigenes Gewebe angreift, was eine Abwehrreaktion des Immunsystems auslöst, wodurch weitere Entzündungen entstehen, die die Funktion der Lymphgefäße behindern. Der Körper ist nicht in der Lage, Giftstoffe abzutransportieren und den Flüssigkeitshaushalt zu regulieren. Das Lymphsystem kann nicht mehr richtig arbeiten.

Genau deshalb ist die Lymph-Selbstmassage so hilfreich, um Ihren Körper von gestauter, blockierter Lymphe zu befreien. Die Streichungen zur Aktivierung der Lymphgefäße erhöhen die Lymphzirkulation, um Krankheitserreger zu beseitigen und Entzündungen zu lindern. Es ist wissenschaftlich nachgewiesen, dass die Stimulation der Lymphgefäße die Immun- und Entgiftungsfunktion des Körpers verstärkt. Auf diese Weise können zum Beispiel Hautentzündungen, Arthritis, Reizdarmsyndrom, Morbus Crohn und Colitis gemildert werden. Außerdem wird Körpergewicht reduziert.

Vergleichen Sie Ihre Symptome mit denen in der Infobox »Anzeichen und Ursachen für eine Lymphstauung« (siehe oben). Sollten bei Ihnen mehrere Anzeichen vorliegen, besteht die Gefahr einer chronisch entzündlichen Erkrankung. Je intensiver Sie mit Ihrem Lymphsystem arbeiten, desto schneller können Sie störende Strukturen ändern und Ihre Gesundheit verbessern.

Wenn Ärzte Lymphtherapeuten zurate ziehen

Häufig arbeiten Lymphtherapeut*innen mit Ärzt*innen verschiedener Fachrichtungen zusammen. Eine meiner Patientinnen wurden von ihrem Onkologen zu mir überwiesen, da sich bei ihr ein Lymphödem gebildet hatte. Die Dame war Ende siebzig und hatte sechs Operationen hinter sich. Unter ihrer Achselhöhle waren fünfzehn Lymphknoten entfernt worden, und infolge der zahlreichen Behandlungen war ihr Arm stark angeschwollen.

Bei unserem ersten Termin klagte sie über Schmerzen, Taubheits- und Schweregefühle in ihrem Arm, der deutlich dicker war als der andere. Sie konnte den Ärmel ihrer Bluse nicht mehr über den Arm schieben. Ihr Bewegungsspielraum war beeinträchtigt, und sie war deprimiert wegen ihres Aussehens. Außerdem war sie oft krank; ihre häufigen Erkältungen waren die Folge ihres geschwächten Immunsystems und der aufgestauten Lymphflüssigkeit. Über einen Zeitraum von sechs Monaten führte ich manuelle Lymphdrainage durch, ließ ihr Kompressionskleidung anpassen und lehrte sie lymphatische Selbstmassage-Sequenzen für die Anwendung zu Hause.

Eines Tages erhielt ich einen Anruf von ihrem Onkologen. Er dankte mir für meine Arbeit: Nicht nur war ihr Arm weniger geschwollen, sondern auch ihr psychoemotionaler Zustand hatte sich verbessert.

Ein geschwollenes, entstelltes Körperglied kann sich ebenso negativ auf die emotionale Gesundheit eines Menschen auswirken wie eine Krebsdiagnose. Am Ende der Behandlung war meine Klientin glücklich und voller Zuversicht. »Sie haben das Leben dieser Frau enorm verändert. Ihr Arm sieht nicht nur besser aus, sie fühlt sich auch großartig! Sie haben mir die Arbeit sehr erleichtert«, sagte der Arzt. Als ich meine Patientin das nächste Mal sah, strahlte sie, als sie mir demonstrierte, dass sie wieder in ihr Lieblingsshirt mit langen Ärmeln passte. Sie umarmte mich und sagte: »Danke, dass ich mich jetzt wieder wie ich selbst fühle. Ich war nicht mehr so glücklich, seit mir gesagt wurde, dass ich krebsfrei bin.«

Die Wechselwirkung Ihrer Organsysteme

Ihr Lymphsystem ist Teil der Organsysteme. Dazu zählen die Haut, Stütz- und Bewegungs-, Verdauungs-, Nerven-, Hormon-, Atmungs-, Herz-Kreislauf-, Immun- und Urogenitalsystem. Alle gemeinsam tragen in Wechselwirkung dazu bei, Sie am Leben zu erhalten.

Die Lymphe ist ein wichtiger Bestandteil der Nährstoff- und Hormonaufnahme, der Flüssigkeitshomöostase und der Immunfunktion. Werfen wir also einen Blick darauf, wie Ihr Lymphsystem mit dem Verdauungssystem (Magen-Darm-Trakt und anderen Verdauungsorganen), Ihrem Nervensystem (kognitive, neuronale und emotionale Prozesse in Ihrem Gehirn) und Ihrem Atmungssystem (die Art und Weise, wie Sie atmen) zusammenwirkt. Ich nenne dies die »Darm-Gehirn-Lungen-Lymph-Verbindung«.

Gesundes Lymphsystem = gesundes Verdauungssystem

Der Darm wird auch »zweites Gehirn« genannt. Dank der jüngsten Erkenntnisse über das Mikrobiom – das sind die Mikroorganismen in Ihrem Darmtrakt (auch »Darmflora« genannt) – hat sich die Darmgesundheit von einem wissenschaftlichen Spezialgebiet zu einem Thema entwickelt, über das man inzwischen auch beim Abendessen spricht.

Im Darmtrakt leben über hundert Billionen Mikroorganismen. Sie sind wichtig für unsere Gesundheit. Die Lymphflüssigkeit der Darmschleimhaut wird von den mesenterialen Lymphknoten im Bauchraum drainiert. Diese erkennen, ob die Nährstoffe und mikrobiellen Substanzen in der Lymphflüssigkeit Krankheitserreger enthalten, die bekämpft werden müssen. Damit keine schädlichen Bakterien in den Körper gelangen, bildet die Darmflora zusammen mit dem Immunsystem eine Abwehrkette, die sogenannte »Darmbarriere«.

Wenn das Gleichgewicht zwischen nützlichen und schädlichen Mikroben gestört ist, leidet Ihr Immunsystem. Vielleicht hatten Sie schon einmal Magen-Darm-Beschwerden nach der Einnahme von Antibiotika, die sowohl nützliche als auch schädliche Bakterien in der Darmflora zerstören.

Ihr Lymphsystem ist ein wesentlicher Bestandteil des Verdauungssystems, denn es hat zwei wichtige Funktionen: Es unterstützt den Körper bei der Verarbeitung der Nahrung. Die Lymphgefäße absorbieren und leiten Nährstoffe, Hormone, Wirkstoffe von Medikamenten und andere Substanzen aus dem Verdauungstrakt über die Cisterna chyli und den Ductus thoracicus in den Blutkreislauf.

Eiweiß- und Fettmoleküle sind zu groß, um sie über den Blutkreislauf zu den Zellen zu bringen, wo sie verwertet werden. Deshalb transportieren Chylomikronen die im Darm aufgenommenen Nahrungsfette über das Lymphsystem vom Dünndarm zum Ductus thoracicus und zurück in die Blutbahn. Dort werden diese Moleküle in »Treibstoff« umgewandelt, was Ihnen Energie verleiht und Ihren Stoffwechsel ankurbelt.

Darüber hinaus entfernt die Lymphe des Dünndarms (als »Chylus« bezeichnet) überschüssige Gewebsreste und absorbiert verdautes Fett, Fettsäuren, Proteine, Hormone und Lipide. Wenn das Lymphsystem jedoch Schwierigkeiten hat, Fette zu absorbieren oder Chylus zu transportieren, kann es zu Blähungen kommen. Das kann aber auch zu ernsteren Problemen führen, etwa chronisch entzündlichen Erkrankungen, Gewichtszunahme und anderen oben beschriebenen Beschwerden.

Kommen wir zur zweiten wichtigen Funktion des Lymphsystems: ein gesundes Milieu im Verdauungstrakt aufrechtzuerhalten. Das ist entscheidend für die Abwehr von Lebensmittelinfektionen. Wie Sie ja bereits wissen, machen Ihre Darmlymphgefäße gut 70 Prozent Ihres Immunsystems aus. Sie produzieren weiße Blutkörperchen, um den Körper gegen Angreifer zu verteidigen. Das macht die Darm-Lymphknoten-Achse unerlässlich für eine ausgeglichene Beziehung zwischen Ihrem Darmmikrobiom und Ihrem Immunsystem.

Obwohl Sie wahrscheinlich darüber informiert sind, wie wichtig eine ausgewogene Ernährung für Ihre Darmgesundheit ist, wissen Sie vielleicht weniger über die Darmbewegungen (Peristaltik oder Darmmotilität), bei der die Lymphe mit Blick auf die Darmgesundheit ebenfalls von großer Bedeutung ist.

Die Peristaltik des Darms ist eine rhythmische, unwillkürliche und wellenartige Muskelkontraktion, durch die der Darminhalt vorwärtsbewegt wird. Auf diesem Weg werden Nährstoffe absorbiert und Abfallstoffe ausgeschieden. Ist die Peristaltik gestört – aufgrund von Stress, neurogener oder hormoneller Dysregulation –, führt das zu Verdauungsproblemen.

Der Verdauungstrakt

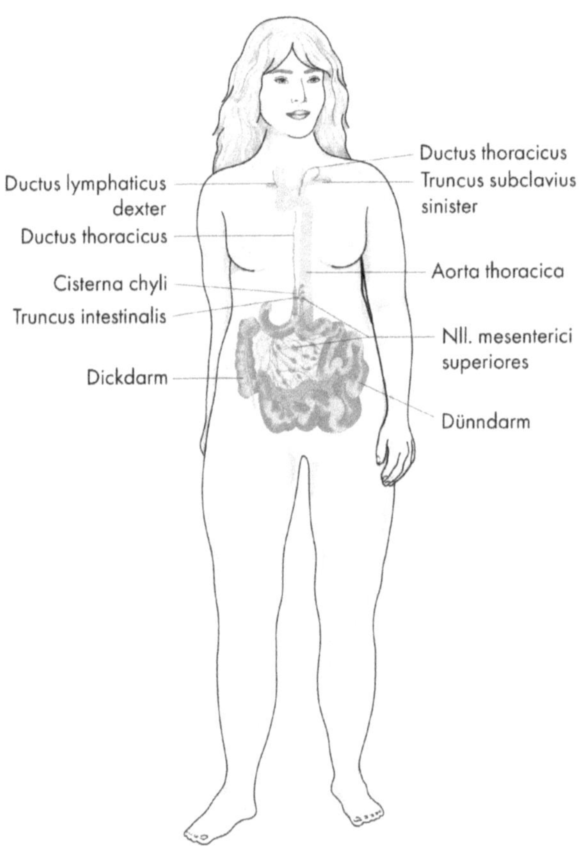

Über Verstopfung, Blähungen, Entzündungen und/oder Durchfall klagen viele. Die Lymph-Selbstmassage des Bauchs lindert diese unangenehmen Zustände, denn sie regt die Peristaltik an und hilft, eventuell austretendes Kapillarblut aus dem Dünndarm zu absorbieren. (Sie haben vielleicht vom Leaky-Gut-Syndrom gehört. Durch »Löcher« in der Darmwand gelangen Toxine und Mikroben in den Blutkreislauf. Dies kann weitere Entzündungen und eine unerwünschte Immunantwort auslösen.)

Falls Sie unter Verdauungsproblemen leiden, lindert die Bauchmassage (siehe Kapitel 4) Ihre Symptome. Bei regelmäßiger Anwendung kann es sogar sein, dass Ihre Beschwerden zurückgehen, weil Sie durch die Behandlung die gestaute Lymphe im Verdauungstrakt wieder in Fluss bringen. Auch die tiefe Zwerchfellatmung (siehe Kapitel 4) hat therapeutische Wirkung. Sie steigert die Pumpbewegungen des Lymphsystems um bis zu 15 Prozent und stimuliert den Lymphfluss in Richtung des Herzens, damit er ins venöse System zurückfließen kann. Ich nenne das »Sogeffekt«. Ich leite meine Patient*innen nicht nur an, wie sie ihren Bauch massieren, sondern animiere sie auch, tief zu atmen. Das ist einer der Gründe, warum sie sich nach der Lymphdrainage leichter und schlanker fühlen.

Die Verdauungsorgane

Ihre **Leber,** die im rechten Oberbauch unter dem Zwerchfell liegt, ist eines der wichtigsten lymphatischen Organe. Sie produziert etwa 25 bis 50 Prozent der Lymphe, die in den Ductus thoracicus fließt. Das größte der inneren Organe ist beteiligt am Stoffwechsel von Fetten und reinigt das Blut aus den Bauchorganen, bevor es an den Körper weitergeleitet wird. Giftige Abbauprodukte und Schadstoffe wandelt die Leber um oder scheidet sie aus.

Die Leber produziert Gallensaft, der in der **Gallenblase** zu Galle eindickt und über den Gallengang in den Darm gelangt. Sie stellt außerdem Eiweißstoffe her, die für die Blutgerinnung notwendig sind. Bei einer Erkrankung der Leber kann es zu erheblichen strukturellen Veränderungen der Lymphgefäße kommen. Dies hat Auswirkungen auf die Lymphflüssigkeit und kann Ihr Lymphzeitvolumen erhöhen, was zu einer Überlastung der Transportkapazität führt. Bei Leberzirrhose kann es zu Aszites kommen, einer übermäßigen Ansammlung von Wasser in der Bauchhöhle. Sind in diesem Bereich die Lymphgefäße blockiert, wird weniger Flüssigkeit aufgenommen und abtransportiert.

Die Lymphe aus der Gallenblase fließt in die Lymphknoten am Gallenblasenhals und weiter in die des Bauchraums. Sie drainieren in die zöliakalen Lymphknoten, die am Truncus coeliacus im Bauchraum liegen. Kann die Galle nicht abfließen, staut sie sich in die Gallenblase zurück. Ist die Entleerung der Gallenblase dauerhaft gestört, bilden sich Gallensteine aus Cholesterin.

Ihre Milz gilt als Filteranlage des Blutsystems und hat eine wichtige Funktion bei der Immunabwehr. Sie liegt im linken Oberbauch hinter dem Magen unterhalb des Zwerchfells. Überalterte oder veränderte rote Blutkörperchen, Blutplättchen, Zellen mit Antikörpern und Fremdstoffe werden durch Makrophagen unschädlich gemacht. In der Milz werden rote Blutkörperchen gespeichert, die bei erhöhtem Verbrauch, zum Beispiel bei einer Verletzung, ausgeschüttet werden. Für die Immunabwehr bildet die Milz weiße Blutkörperchen und Antikörper. In der Milz entwickeln und vermehren sich die Antikörper produzierenden B-Zellen, die im Knochenmark heranreifen.

Gesundes Lymphsystem = gesundes Hirn

Hirngesundheit

Bis vor Kurzem war wenig über die Bedeutung des Lymphsystems für die Gesundheit des Nervensystems bekannt. Erst 2012 entdeckte die dänische Neurowissenschaftlerin Maiken Nedergaard an der University of Rochester Medical Center im Gehirn ein Netzwerk an Lymphgefäßen, die Giftstoffe mithilfe des Liquors (Gehirn-Rückenmark-Flüssigkeit) beseitigen. Nedergaard nannte dieses System **»glymphatisches System«** (eine Wortschöpfung aus den Begriffen »Gliazellen« und »lymphatisches System«). Eines der wichtigsten Ergebnisse ihrer Forschung war die Entdeckung, dass das glymphatische System am effektivsten im Schlaf arbeitet (was einmal mehr die Wichtigkeit eines guten Schlafs unterstreicht).

Vereinfacht ausgedrückt, funktioniert das glymphatische System wie ein nächtliches Reinigungsbad Ihres Gehirns. Es nutzt die Energie

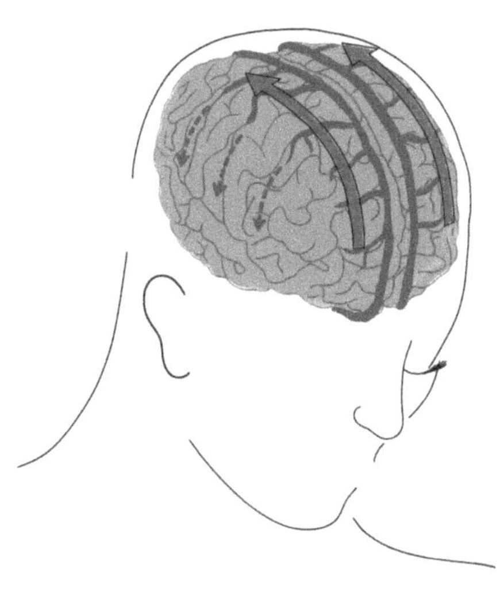

des konstanten Pulsierens in Ihren Arterien zum Ausspülen von Abfallstoffen und Proteinen. Über das Lymphsystem Ihres Hirns werden sie in den Körper transportiert und ausgeleitet. Der Abtransport erfolgt im Schlaf doppelt so schnell wie im Wachzustand, was der Grund dafür sein könnte, warum wir ohne regelmäßigen Schlaf nicht überleben können. Diese Ergebnisse unterstützen eine neue Theorie, die die uralte Frage beantwortet, warum Schlaf für uns lebensnotwendig ist.

Ist das glymphatische System beeinträchtigt, fällt es ihm schwerer, Verletzungen zu heilen und angesammelte Giftstoffe im Gehirn abzubauen. Dazu zählen zum Beispiel Ablagerungen amyloider Plaques (Proteine), die eines der Hauptmerkmale der Alzheimer-Krankheit sind. Wissenschaftler am Kipnis Lab am University of Virginia Center for Brain Immunology and Glia untersuchen, wie sich der Alterungsprozess auf die Funktion der Lymphgefäße auswirkt. Wenn wir älter werden, verengen sich die winzigen Lymphgefäße im Gehirn, sodass die Drainage von Abfallstoffen verlangsamt wird.

Man fand heraus, dass eine unzureichende Lymphdrainage der Hirnhäute im zentralen Nervensystem Denkprozesse und Wahrnehmung beeinträchtigt. Experimentiert wurde mit einem spezifischen Protein, das das Volumen schlecht funktionierender Lymphgefäße im Gehirn erweiterte und zu einem besseren Lymphabfluss führte. In der Folge waren eine verbesserte Gedächtnisleistung und ein erhöhtes Wiedereinströmen der Lymphe festzustellen.

Es besteht also ein Zusammenhang zwischen einem gesunden Lymphsystem und der Hirngesundheit. Dies belegt der Einfluss der Lymphe bei einer Vielzahl neurologischer Erkrankungen. Neue wissenschaftliche Erkenntnisse deuten darauf hin, dass die Einbeziehung des glymphatischen Systems vorteilhaft ist für die Behandlung der Alzheimer- und der Parkinson-Krankheit, entzündlicher Prozesse und Infektionen im Gehirn und der Multiplen Sklerose (MS).

Dazu sagte der Wissenschaftler Antoine Louveau vom Center for Brain Immunology and Glia (BIG) am neurowissenschaftlichen Institut der University of Virginia, die Daten legten nahe, dass es ein Signal vom Gehirn zu den Lymphknoten gibt, welches den Immunzellen befiehlt, ins Gehirn zurückzukehren und die (Multiple-Sklerose-)Pathologie zu verursachen.

Neurologische Erkrankungen wie Schlaganfall, Post-Polio-Syndrom und Lähmungen zeigen ebenfalls einen erhöhten Kapillardruck und eine erhöhte Flüssigkeitsfiltration, was zu Schwellungen oder Lymphödemen führen kann.

Hoffentlich wird die weitere Forschung über die Flüssigkeitsdynamik im Gehirn zu neuartigen Therapien und Behandlungen führen, die den mit dem Altern verbundenen neurologischen und kognitiven Verfall verhindern, hinauszögern oder lindern. In der Zwischenzeit empfehle ich die Lymph-Selbstmassage bei Kopfschmerzen und so viel Schlaf wie möglich!

Eine Kopfschmerz-Geschichte

Mein Patient Sergio litt seit vielen Jahren unter häufig auftretenden heftigen Kopfschmerzen. Er glaubte, dass dies in seinem Fall mit dem veränderten MTHFR-Gen zusammenhing. Die Abkürzung steht für Methylentetrahydrofolat-Reduktase, welches das Enzym Methylfolat produziert und dadurch Stoffwechselprozesse reguliert. Dabei wandelt der Körper Folsäure in Methylfolat um und bindet Vitamin B_{12}, regelt die Entgiftung von Giftstoffen und Schwermetallen und reduziert Entzündungen, sodass Herz-Kreislauf-, Nervensystem und die Gehirnchemie richtig funktionieren.

Liegt bei Ihnen eine schlechte Methylierung vor, hat es Ihr Körper schwerer, das wichtigste und stärkste körpereigene Antioxidans namens Glutathion herzustellen. Ein Mangel an Glutathion schwächt unsere natürlichen Abwehrkräfte und erhöht das Risiko für Autoimmunkrankheiten, Nahrungsmittelempfindlichkeiten und Entzündungsreaktionen. Menschen mit dem MTHFR-Gen haben oft Kopfschmerzen, Verdauungsprobleme und Schwierigkeiten beim Abnehmen.

Sergio hatte nicht nur häufige Kopfschmerzen, sondern auch eine unglückliche Beziehung und Schlafprobleme – was, wie Sie jetzt wissen, das glymphatische System daran hindert, Abfallstoffe aus dem Hirn auszuscheiden. Mit dem Beginn der Therapie änderte er seine Ernährung und nahm Nahrungsergänzungsmittel, um die Methylierungsprozesse zu unterstützen und seine Belastung durch Giftstoffe zu minimieren.

Ich behandelte Sergio jede Woche, und er erzählte mir, dass seine Kopfschmerzen immer seltener auftraten. Er kaufte eine Heilwärmematte, um ruhiger zu werden und besser schlafen zu können. Nachdem sich sein Schlaf verbessert hatte, besaß er genug Selbstvertrauen, um in seiner Beziehung für sich selbst einzutreten, und die Situation zu Hause wurde besser.

Als Sergio feststellte, dass die Lymphdrainage die Entgiftung seines Körpers steigerte, zeigte ich ihm, wie er seinen Kopf und Nacken und die entsprechenden Lymphknoten massieren sollte. Die gesamte Behandlung dauerte nicht länger als fünf Minuten. Ich empfahl ihm, es anfangs zwei- oder dreimal pro Woche zu versuchen und zu prüfen, wie er sich danach fühlte.

Ein paar Monate später berichtete er mir , dass seine Kopfschmerzen komplett verschwunden seien und er erheblich mehr Energie und weniger Brain Fog habe. Er hatte sein Stresslevel deutlich gesenkt und einen guten Ernährungsplan in Verbindung mit der Lymphdrainage entwickelt.

Wenn Menschen erst einmal damit beginnen, mit ihrem Lymphsystem zu arbeiten, erkennen sie, dass sie am besten auch in anderen Bereichen ihres Lebens »aufräumen« sollten, um die positive Wirkung zu erhalten.

Feng-Shui für den Körper

Die Lymphe hat Einfluss darauf, wie wir uns täglich geistig und körperlich fühlen. Werden Abfallstoffe nicht aus dem Hirn beseitigt, leiden wir unter Brain Fog, Verwirrung und verminderter Aufmerksamkeit.

Ich möchte Sie ermutigen, einen Blick auf Ihre innere und äußere Landschaft zu werfen. Bei Ihrem physischen Körper geht es darum, was Sie ihm zuführen (Ernährungsweise, Nahrungsmittel) und wie viel Sie sich bewegen, sowie um Ihre frühere und aktuelle Gesundheitssituation.

Bei Ihrem emotionalen Körper geht es um Ihre Beziehungen, Familie, Arbeit, vergangene Traumen und Belastungen. Sowohl der physische als auch der emotionale Körper werden von der Umwelt und sogar vom Wechsel der Jahreszeiten beeinflusst. All diese Faktoren gemeinsam prägen das Gesamtbild beziehungsweise »die Soziologie Ihrer Gesundheit«, wie ich es nenne. Sie haben Einfluss darauf, auf welcher Position Sie auf dem Gesundheits-Krankheits-Kontinuum Ihres Lymphsystems stehen. Jedes Element, jeder Einfluss wirkt sich auf die anderen aus.

Einer meiner Qigong-Lehrer sagte mir einmal, dass sich ein ganzes Universum in unserem Bauch befinde. Dieser enthielte die Sonne, den Wind, das Wasser und alle Elemente, die für eine optimale Gesundheit notwendig seien. Mit der Selbstmassage wollen wir erreichen, das Darmäquivalent eines perfekten Tages zu schaffen: Die Sonne scheint, eine leichte Brise weht, die Luftfeuchtigkeit ist angenehm niedrig, und die Luft ist ruhig, sauber und erfrischend. Dies stellt die Bewegungsfähigkeit und Funktion des Lymphflusses in Ihren inneren Organen und in Ihrem gesamten Körper wieder her, sodass Ihr Körper Nährstoffe aufnehmen und Abfallstoffe effizient ausscheiden kann.

Das Schöne an der Lymphmassage ist, dass Sie nicht nur Ihre Lymphgesundheit fördern, sondern auch die Bereiche Ihres Lebens reinigen, die Stress verursachen. Sie ist so etwas wie Feng-Shui für Ihren Körper. Bringen Sie Ihren Darm in Schwung, indem Sie häufig Ihren Bauch massieren, und Sie werden sich wahrscheinlich klarer fühlen und die Herausforderungen des Lebens leichter bewältigen. Auch Ihre Verdauung profitiert davon.

Mit der Selbstmassage-Sequenz »Bauchmassage« in Kapitel 4 stimulieren Sie Ihre Bauchorgane, um Ihren Stoffwechsel zu verbessern. Dadurch erlangen Sie ein harmonisches inneres Milieu, das Ihnen einen besseren Zugang zu Ihrer Energie ermöglicht.

Traditionelle Chinesische Medizin (TCM) und Ayurveda

Einer der Gründe, warum ich mich der Heilkunst zuwandte, war das Studium der chinesischen Fünf-Elemente-Lehre auf dem College. Dort lernte ich zum ersten Mal die traditionelle medizinische Philosophie kennen, den Körper wie einen Garten zu pflegen. Bis heute beziehe ich in meine Behandlungen die Philosophie des *Qi* ein. Die natürliche Lebensenergie, Quelle für Vitalität und Gesundheit, fließt durch uns und verbindet Körper, Geist und Seele. Wenn das Qi frei fließt, erfreuen wir uns einer guten Gesundheit. Ist es blockiert oder stagniert es, können Probleme entstehen.

TCM und Chi Nei Tsang

In der Traditionellen Chinesischen Medizin entspricht jedem Organ eine Emotion. Zum Beispiel wird die Leber mit Ärger assoziiert; eine ihrer Aufgaben ist »Entstauung und Entleerung«. Die Gallenblase, auch als »General« bezeichnet, ist der Entscheidungsträger des Körpers.

Sollten Sie Wut, Reizbarkeit, Ungeduld, Starrheit, Unentschlossenheit oder Nervosität verspüren, wenden Sie sich Ihrer Leber und Gallenblase zu. Die Emotion, die der Milz zugeschrieben wird, ist Sorge und Grübeln.

Empfinden Sie eine Situation als zu schwierig, um sie zu verdauen oder zu akzeptieren, kann das eine Einladung für Sie sein, Ihren Bauch auf der linken Seite unterhalb des Brustkorbs zu massieren und anzuerkennen, dass Sie Ihre Milz stärken sollten.

Wenn Sie beginnen, Ihren Bauch zu massieren, nehmen Sie im Bereich des Nabels vielleicht blockierte Gefühle wahr. Mein erster Lymphdrainage-Lehrer legte großen Wert auf die Arbeit im Bauchraum und integrierte dafür Berührungstechniken aus dem Chi Nei Tsang (»Transformation der Energie der inneren Organe«). Die Mas-

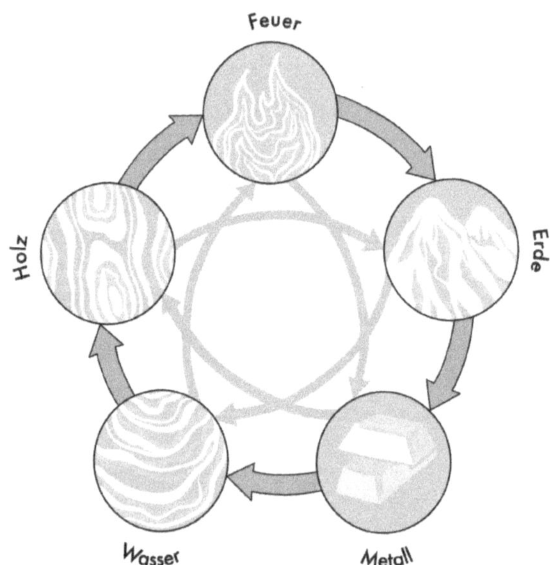

sagetechnik ist eine Form des angewandten Qigong, um Stauungen in den lebenswichtigen inneren Organen aufzulösen. Dies verbessert die Verdauung, indem es den Lymphabfluss anregt und emotionale Knoten beseitigt, die die Bauchorgane blockieren.

Die Therapieform ist so wirkungsvoll, dass ich einige Techniken in das Kapitel »Bauchmassage« aufgenommen habe. Viele Menschen entdecken in ihren Bauchorganen Traurigkeit oder versteckten Stress am Arbeitsplatz.

Durch die Wahrnehmung dieser Themen begegnen Sie Ihrem Körper und sich selbst innerlich neu. Das ist ein wichtiger Aspekt des Selbstheilungsprozesses.

Ayurveda

Als ich in den Achtzigerjahren die Highschool besuchte, begann ich mit Yoga, das damals noch nicht sehr bekannt war. Ich fand, dass es mir nicht nur emotional half, sondern ich wurde auch körperlich stärker und selbstbewusster. Während meiner Ausbildung zur Yogalehrerin begegnete mir die fünftausend Jahre alte traditionelle indische Gesundheitslehre des Ayurveda (»Wissen vom Leben«).

Einer der Kernpunkte der ayurvedischen Heilkunde ist die Bestimmung der individuellen Konstitution anhand der Qualität der drei *Doshas*. Ähnlich wie in der chinesischen Fünf-Elemente-Lehre werden anhand der Elemente Disharmonien im Körper erkannt. Ayurveda verwendet Kräuter, Gewürze, frische Lebensmittel, ganzheitliche Ölanwendungen und Massagen, um den Körper wieder ins Gleichgewicht mit der eignen Konstitution zu bringen.

Noch faszinierender ist, dass Ayurveda seit Jahrhunderten das Lymphsystem und seine lebenswichtige Bedeutung für die Gesundheit kennt. Durch Entgiftung wird verhindert, dass sich Toxine und Stoffwechselabfälle im Körper festsetzen und Krankheiten verursachen. Bei vielen Symptomen achtet Ayurveda darauf, ob die Lymphe frei fließt; wenn nicht, kann dies ein Indikator dafür sein, dass der Körper nicht gut arbeitet.

Ayurvedische Doshas
VATA
Äther und Luft
PITTA
Feuer und Wasser
KAPHA
Wasser und Erde

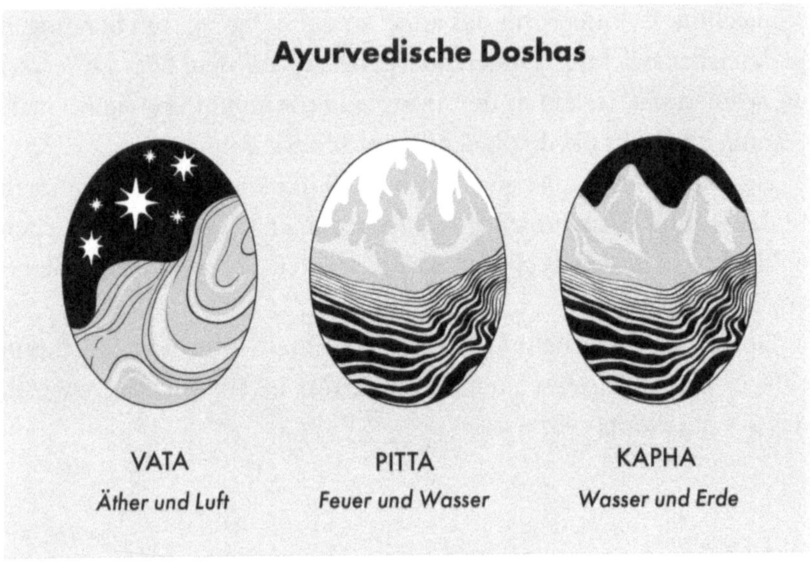

Im Ayurveda werden sieben Körpergewebe (Grundsubstanzen des Körpers) unterschieden. Das Plasmagewebe Rasa Dhatu bezieht sich auf das primäre Wasser im Körper und umfasst die interstitielle Flüssigkeit, Lymphe und Blutplasma. Wenn die Flüssigkeiten im Körper nicht frei fließen können, trocknet der Körper aus und wird anfälliger für Krankheiten, etwa Verdauungs- und Hautprobleme sowie Brain Fog. Hört sich das nicht vertraut an?

Da Ayurveda spezifische Kräuter verwendet, um die Heilung zu fördern und die lymphatische Mikrozirkulation im Körper zu unterstützen, habe ich einige in die Liste der entzündungshemmenden Kräuter in Kapitel 5 aufgenommen, zusammen mit traditionellen Kräutern der westlichen Welt.

Chakren

Ich schaue mir oft an, wie andere Kulturen Energie und Emotionen in die Behandlung des physischen Körpers einbeziehen. Energie kann auf viele Arten erklärt werden. Die sieben Chakren sind die

Haupt-Energiezentren des Körpers; aus dem Sanskrit übersetzt, bedeutet Chakra »Rad« oder »Scheibe«.

Die Chakren, die auch in alten Hindu-Texten erwähnt werden, die bis mindestens 1500 v. Chr. zurückreichen, liegen an einem Energiekanal entlang der Wirbelsäule vom Damm bis zum Scheitel des Kopfes. Jedes Chakra ist einem Organ zugeordnet und resoniert mit Emotionen oder psychischen Zuständen. Durch jedes Chakra fließt Prana, was »Lebensenergie« oder »Atem« bedeutet und dem Qi der Traditionellen Chinesischen Medizin entspricht.

Richten Sie sich in Gedanken auf Ihre Chakren aus, und lassen Sie Energie durch sie hindurchströmen, vergleichbar mit den fließenden Flüssen der Lymphe, die den Körper reinigen. Ich beziehe mich in den Selbstmassage-Sequenzen auf die Chakren, weil sie in den Bereichen des Körpers liegen, die Sie massieren. Visualisieren Sie diese uralten Symbole oder nutzen Sie sie, um Ihren emotionalen Körper mit Ihrem physischen zu verbinden.

Auch wenn die westliche Medizin die mentale Gesundheit meist losgelöst von der physischen ansieht, werden in vielen anderen medizinischen Systemen Geist und Körper gleichzeitig behandelt, um das Wohlbefinden zu verbessern. Dies wird als »ganzheitlicher Ansatz für die Gesundheit« bezeichnet.

Vielleicht haben Sie schon einmal erlebt, wie mentaler Stress bei Ihnen die Kampf-oder-Flucht-Reaktion Ihres Nervensystems auslöst und Ihr Körper mit Stresshormonen überschwemmt wird. Diese Hormone (Cortisol, Adrenalin, Noradrenalin) helfen Ihnen vielleicht, eine direkte Bedrohung zu bewältigen, aber wenn sie über einen längeren Zeitraum kontinuierlich ausgeschüttet werden, schwächen sie Ihr Immunsystem. Und ein geschwächtes Immunsystem produziert weniger Lymphozyten, um potenzielle Infektionen abzuwehren. Dies ist einer der Gründe, warum Sie sich körperlich so erschöpft und emotional ausgelaugt fühlen, wenn Sie gestresst sind.

Meditation, Visualisierung und erholsames Yoga sind wirkungsvolle Methoden, um Stress abzubauen. Darüber hinaus verschaffen die Selbstmassage-Sequenzen für das Gehirn (Kapitel 4) einen Zustand der Gelassenheit. Ich konnte feststellen, dass man durch diese Anwendungen an Energie gewinnt, sich wacher und konzentrierter fühlt. Ebenso verbessern sich die kognitiven Funktionen.

Sobald Sie die Blockade in und um Ihren Kopf herum aufgelöst haben, fühlt es sich an, als ob sich ein unsichtbarer Schleier gelüftet habe. Diese Klarheit erhöht die Konzentrationsfähigkeit. Manche beschreiben das Gefühl so, als würden sie Scheibenwischer einschalten: Sie fühlen sich gereinigt und klar im Kopf. All diese positiven Gefühle und Symptome sind der Beweis dafür, dass durch die Selbstmassage tief im Körper positive Veränderungen bewirkt werden und man sich sowohl von außen als auch von innen heilt.

Die sieben Chakren

Jedem Chakra entsprechen eine Emotion und eine Farbe. Sie können sich bei der Selbstmassage mit den Chakren verbinden, indem Sie ihre Farben visualisieren oder über die mit ihnen verbundenen Emotionen meditieren.

1. Chakra: Muladhara, Wurzelchakra

Befindet sich zwischen Anus und Genitalien

- Emotionen: Sicherheit, Überleben, sich sicher fühlen, Fundament, finanzielle Sicherheit
- Farbe: Rot

2. Chakra: Swadhishthana, Sakralchakra

Befindet sich unter dem Bauchnabel

- Emotionen: Kreativität, Sensibilität, Intimität, sexuelle Energie, Selbstausdruck
- Farbe: Orange

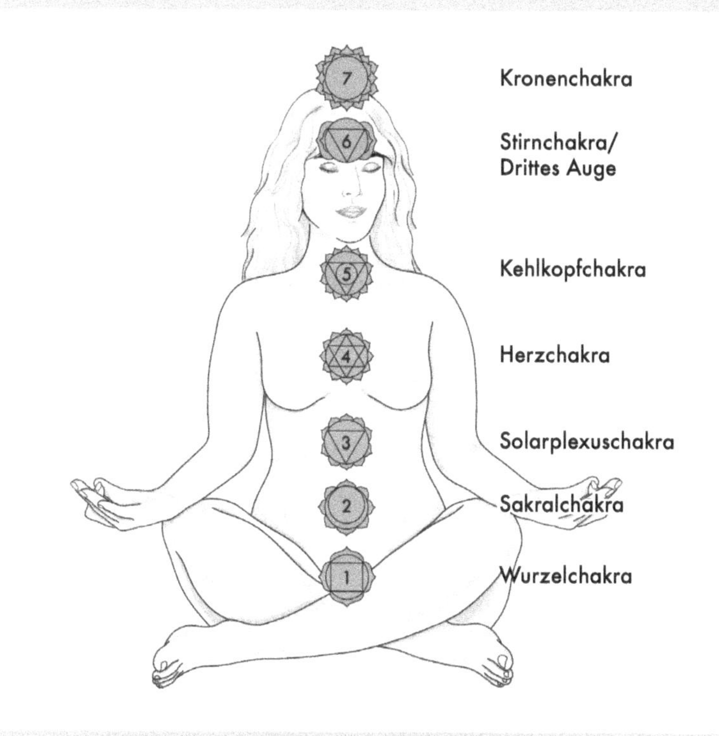

3. Chakra: Manipura, Solarplexuschakra

Befindet sich zwischen Nabel und Brustbein

- Emotionen: Selbstwert, Selbstwertgefühl, Ermächtigung, Selbstvertrauen
- Farbe: Gelb

4. Chakra: Anahata, Herzchakra

Befindet sich in der Mitte der Brust

- Emotionen: Fähigkeit, Liebe zu geben und zu empfangen, Mitgefühl, Empathie, Selbstliebe, Heilung
- Farbe: Grün

5. Chakra: Vishuddha, Kehlkopfchakra

Befindet sich auf dem Kehlkopf

- Emotionen: Selbstausdruck, Kommunikation, Wahrheit
- Farbe: Blau

6. Chakra: Anja, Stirnchakra/Drittes Auge

Befindet sich auf Höhe der Stirn zwischen den Augenbrauen

- Emotionen: Weisheit, Intuition, höheres Bewusstsein, Imagination
- Farbe: Indigo

7. Chakra: Sahasrara, Kronenchakra

Befindet sich oberhalb des Scheitels wie eine Krone

- Emotionen: Verbindet Sie mit Ihrem höheren Selbst und Ihrem höchsten Ziel, Reinheit, Erleuchtung, spirituelle Verbindung
- Farbe: Weiß mit Violettanteil

Gesundes Lymphsystem = gesunde Atemwege

Erwachsene machen ungefähr 15 – 20 Atemzüge pro Minute. Säuglinge atmen doppelt so viel ein und aus. Obwohl die Atmung automatisch abläuft – gesteuert durch das Atemzentrum im Gehirn –, ist sie ein komplexer Prozess, bei dem die Lymphe eine wichtige Aufgabe erfüllt.

Ihr Zwerchfell, ein dünner Muskel unterhalb der Lunge, ist der wichtigste Atemmuskel. Es kontrahiert sich beim Einatmen, genau wie Ihr Herz sich ständig zusammenzieht, wenn es Blut pumpt. Durch die Einatmung nimmt Ihre Lunge Sauerstoff aus der Luft auf. Beim Ausatmen entspannt sich das Zwerchfell, und die Lunge zieht

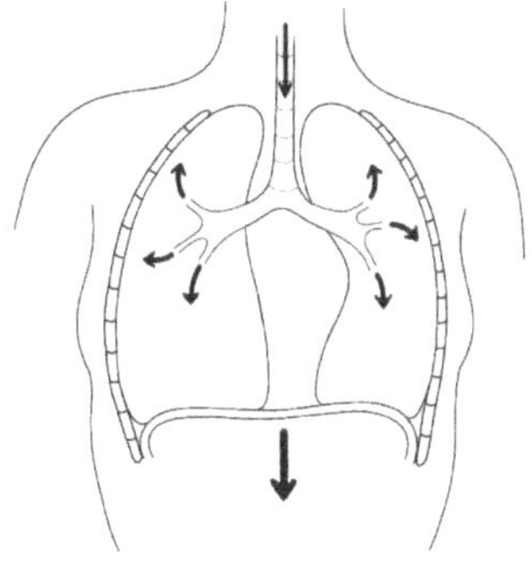

Einatmung:
Das Zwerchfell zieht sich zusammen.

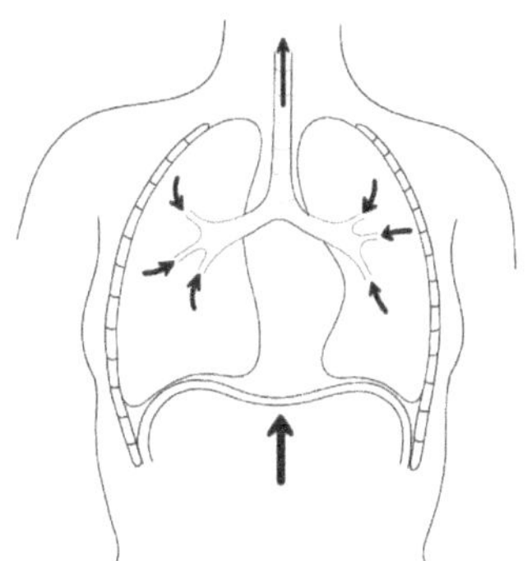

Ausatmung:
Das Zwerchfell entspannt sich.

sich zusammen. Dabei wird Kohlendioxid aus dem Körper entfernt. Dieser Vorgang wird »Gasaustausch« genannt. Wenn die Atmung zu flach ist, sammelt sich Kohlendioxid im Körper an. Dies kann zu Atemversagen führen.

Belüften Sie Ihre Lungen, indem Sie häufig am Tag bewusst ein paar tiefe Atemzüge machen. Das bringt Sauerstoff in Ihre Lungen und verbessert Atmung und Verdauung. Wenn Sie tief atmen, verändern die Kontraktionen in Ihrem Zwerchfell den Druck in Ihrem Bauch- und Brustraum. Dies fördert den Lymphfluss aus der unteren Körperhälfte durch den Ductus thoracicus zurück zum Herzen. Konzentration auf den Atem ist eine Form der Meditation, die nachweislich die Ruhe- und Verdauungsreaktion des Körpers erhöht. In diesem Zustand wirken die Selbstheilungskräfte des Körpers.

Ihre Lunge schützt sich mithilfe der Schleimhaut vor eindringenden Giftstoffen. An der dünnen, klebrigen Schleimschicht bleiben Staubteilchen und Bakterien haften. Die Flimmerhärchen auf der Schleimhaut, die wie feine Haare aussehen, bewegen sich hin und her und transportieren den Schleim mit dem Fremdkörper aus den Bronchien zum Rachen, wo er geschluckt wird.

Das Lymphsystem in der Lunge leitet Flüssigkeit in die mediastinalen Lymphknoten hinter dem Brustbein ab. Durch tiefe Atemübun-

Lymphgefäße und Lymphknoten der Lunge

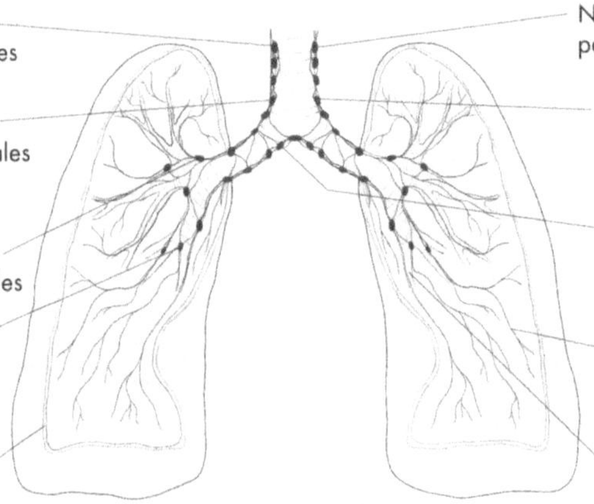

Nll. paratracheales

Nll. tracheobronchiales superiores

Nll. bronchopulmonales

Nll. intrapulmonales

Subpleurale Lymphgefäße

Nll. paratracheales

Nll. tracheobronchiales superiores

Nll. tracheobronchiales inferiores

Interlobäre Lymphgefäße

Drainage folgt Bronchien, Arterien und Venen

gen und Selbstmassage fördern Sie den Lymphabfluss aus der Lunge und helfen Ihrem Körper, überschüssige Giftstoffe zu entfernen und die angesammelte Flüssigkeit in das venöse System abzuleiten.

Das komplexe Lymphsystem der Lunge besteht aus zwei miteinander verbundenen Systemen. Sie bilden den rechten und linken bronchomediastinalen Stamm, durch die die gefilterte Lymphe ins Blut zurückgeführt wird. Die Lymphknoten in der Lunge und im Mediastinum (Mittelfellraum; bindegewebiger Raum in der Brusthöhle) verrichten ihre Filterarbeit, und dann wird die Lymphe durch diese Gefäße ins Blut zurückgeführt.

Die lebenswichtige Funktion der Lymphe in der Lunge ist ein interessantes Forschungsgebiet für die Wissenschaft. Neuere Studien haben gezeigt, dass bei fast allen Lungenerkrankungen Veränderungen des Lymphsystems festzustellen sind. Wie ein Fachartikel mit der Überschrift »Lymphatics in Lung Disease«, der 2008 von den National Institutes of Health veröffentlicht wurde, besagt, »scheint der Lymphkreislauf eine wichtige Komponente der Lungenbiologie zu sein, sowohl im gesunden Organismus als auch im erkrankten. (…) Das Wissen um die Bedeutung der Lymphgefäße bei Lungenerkrankungen beim Menschen dürfte zu einem besseren Verständnis der Pathogenese von Krankheiten und zur Entwicklung neuer therapeutischer Ansatzpunkte beitragen.«

Seit sich Anfang 2020 COVID-19 zu einer globalen Pandemie entwickelt hat, achten die Menschen viel stärker auf ihre Lungengesundheit. Infektionen in der Lunge werden durch Viren (die man schwer behandeln kann, da antivirale Medikamente oft wirkungslos sind), Bakterien (die auf Antibiotika ansprechen), Pilzorganismen oder Toxine, wie zum Beispiel Asbest, verursacht. Eine schwere Infektion, etwa Grippe oder COVID-19, kann zu einer Lungenentzündung führen. Durch die Infektion entzünden sich das Gewebe und die Lungenbläschen (Alveolen), die mit eitrigem Schleim verdichtet werden. Das führt zu Atemnot.

Menschen mit chronischen Vorerkrankungen, wie zum Beispiel Diabetes mit Komplikationen, Krebs, Autoimmunerkrankungen und Lungenerkrankungen wie COPD oder Mukoviszidose, haben ein erhöhtes Risiko für einen schweren COVID-19-Verlauf. Raucher und in Remission befindliche Krebskranke gelten ebenfalls als gefährdet. Auch wer eine COVID-19-Infektion überstanden hat, kann unter vielfältigen Nachwirkungen leiden, darunter Atemprobleme, Muskelschwäche und schnelle Erschöpfung.

Weltweit untersuchen Wissenschaftler die Lymphozyten bei COVID-19-Patienten und wie das Virus die Zusammensetzung der Lymphozyten für die Immunabwehr beeinflusst. Studien haben gezeigt, dass bei schwerem COVID-19-Verlauf weniger Lymphozyten im Blut vorhanden sind (Lymphopenie). Bei einem Mangel an Lymphozyten steigen das Infektionsrisiko und das Risiko, an Krebs, Aids und häufig wiederkehrenden Infektionen zu erkranken.

Die Entschlüsselung der Bedeutung der Lymphe für die Behandlung dieses Virus könnte neue Erkenntnisse erbringen. Zurzeit wird erforscht, wie das Lymphsystem durch die Bildung von Antikörpern auf natürlichem Wege Krankheitserreger neutralisiert. Dr. Ziv Shulman, Immunologe am Weizmann Institute of Science in Rehovot, Israel, ist Experte auf dem Gebiet, wie der Körper Antikörper als Teil der Immunantwort auf Infektionen produziert. (Sobald Sie Antikörper gebildet haben, sind Sie davor geschützt, die gleiche Krankheit erneut zu bekommen. Dieses Prinzip der körpereigenen Abwehr wird für Impfungen genutzt.)

In einem Artikel des Magazins *BioSpectrum* von April 2020 heißt es: »Er und sein Labor haben als Erste überhaupt alle Antikörper bildenden Zellen in intakten Lymphknoten sichtbar gemacht. (…) Diese Entdeckung, die ein neues Licht auf das ›Wie, Was, Wann und Wo‹ der Produktion von schützenden Antikörpern wirft, enthüllte die Lymphknotennischen – Bereiche, in denen Antikörper eine strenge Selektion durchlaufen, sodass nur die am besten Geeigneten losgeschickt werden, um eindringende Krankheitserreger anzuvisieren und zu binden.« Man hofft, dass synthetische Antikörper geschaffen werden können, die körpereigene Lymphozyten nachahmen, um tödliche Erreger, einschließlich COVID-19, besser bekämpfen zu können.

Bis dies geschieht oder wirksame antivirale Medikamente entwickelt werden, sollten Sie sich täglich daran erinnern, wie unschätzbar wichtig Ihre Lunge für Ihre Gesundheit ist. Ich rate Ihnen, sich um die Gesundheit Ihres Immunsystems zu kümmern. Optimieren Sie die Vitalität Ihrer Lunge und Ihres Immunsystems, damit sie widerstandsfähig bleiben. Mit einfachen Maßnahmen gelingt es Ihnen, die Gesundheit Ihrer Zellen und die Sauerstoffkonzentration zu erhalten.

Eine auf entzündungshemmende Lebensmittel ausgerichtete Ernährung (Kapitel 5) ist eine kostengünstige Möglichkeit, um den Zustand Ihrer Lunge zu verbessern. Viele Kräuter enthalten Antioxidanzien und haben antibakterielle und -virale Eigenschaften. Informieren Sie sich in Kapitel 5 über die positiven Eigenschaften von Eukalyptus, der schleimlösend wirkt und Ihre Atemwege befreit.

Die Selbstmassage-Sequenz »Herz- und Lungenöffner« fördert die Beweglichkeit Ihres Brustkorbs. Sie beruht auf dem aktuellen Wissen über die Lungenlymphgefäße. Das Kapitel »Tiefe Zwerchfellatmung«

enthält ausführliche Informationen über die Atmung. Die Anwendung der Selbstmassage-Sequenz erhöht den Sauerstoffgehalt Ihres Körpers.

Lymph-Selbstmassage nach überstandener COVID-19-Infektion

Sunny, eine meiner Onlinepatientinnen, ist in ihren Fünfzigern und kam zu mir, drei Monate nachdem sie COVID-19 überstanden hatte. Ihr Allgemeinzustand hatte sich stabilisiert, doch sie litt immer noch unter verschiedenen Symptomen. Dazu gehörten Erschöpfung und übermäßige Schleimbildung in der Brust. Ihr Arzt konnte Lungenprobleme ausschließen, aber sie suchte nach Wegen, um die Gesundheit ihres Lymphsystems zu stärken.

Ich erklärte ihr, wie das Lymphsystem Stauungen in den Schleimhäuten beseitigt und welche Rolle es für die Gesundheit der Atemwege spielt. Ebenso erläuterte ich, dass die Lymphmassage ursprünglich entwickelt worden war, um Erkältungen und Infektionen zu lindern. Für die Selbstmassage empfahl ich ihr die Sequenzen »Herz- und Lungenöffner«, »Verstopfte Nasennebenhöhlen und Allergien« sowie »Bauchmassage« (alle in Kapitel 4). Ich schlug auch die Inhalation mit Eukalyptus, regelmäßige Epsom-Salzbäder und die Verwendung entzündungshemmender Kräuter vor.

Zwei Monate später schrieb mir Sunny, dass sie die Selbstmassage-Sequenzen drei- bis viermal pro Woche durchführe und dass meine Tipps entscheidend für die Befreiung von festsitzenden Virusresten gewesen seien. Alle Methoden, die ich empfohlen hatte, seien nun ein fester Bestandteil ihrer Selbstfürsorge.

So ist das Lymphsystem mit allen Systemen und Organen Ihres Körpers verbunden. Es ist von zentraler Bedeutung für die Immunabwehr und die Bekämpfung von Entzündungen. Nun können Sie sich den Grundprinzipien der Selbstmassage zuwenden. Bitte denken Sie daran, dass diese Anwendungen wissenschaftlich fundiert sind. Bei der Behandlung Ihres Lymphsystems arbeiten Sie gleichzeitig auch mit Ihrem Immunsystem.

Ich verbinde in dieser Ausbildung eine Vielzahl unterschiedlicher kultureller Sichtweisen auf die Heilung des ganzen Körpers. Deshalb lade ich Sie ein, spezielle therapeutische Bilder und Symbole in Ihre Selbstmassage einzubauen. Mit diesem ganzheitlichen Ansatz fördern Sie Ihr körperliches, geistiges und seelisches Wohlbefinden von innen heraus.

Teil II

Selbstmassage für inneres Fließen und äußeres Strahlen

Kapitel 3

Die Grundprinzipien der Lymph-Selbstmassage

Bei der Lymph-Selbstmassage werden dieselben Massagetechniken angewendet wie bei der Lymphtherapie, aber nun können Sie mit Ihren eigenen Händen den Heilungsprozess einleiten. In dieser Zeit sorgen Sie für sich selbst und verbinden sich innerlich mit der Intention, heilende Energie in Ihren Körper zu lenken.

Die Sequenzen haben zwar einen wissenschaftlichen Hintergrund, aber unzählige Untersuchungen zeigen, dass auch Laien Berührungen für die Selbstheilung nutzen können. Es ist wissenschaftlich belegt, dass der Lymphfluss durch die Massage stärker wird. Dank der modernen ICG-Lymphografie kann mithilfe des Fluoreszenzfarbstoffs Indocyaningrün (ICG) der Anstieg des Lymphflusses während der manuellen Drainage in Echtzeit verfolgt werden.

In fast allen Kulturen werden Menschen durch Berührungen behandelt. Wir denken nur normalerweise nicht daran, sie auch bei uns selbst anzuwenden. Wenn Sie jemals Ihr Kind in den Schlaf gewiegt haben, die Hand von jemandem hielten, der Angst hatte, oder einen Freund umarmten, der trauerte, kennen Sie die Kraft der Berührung.

Bei der Lymph-Selbstmassage verbindet sich Ihre Intuition mit Ihrer natürlichen *Selbstheilung*. Sie wissen ja, dass Berührung hilft,

Angst und Stress zu bewältigen. Ebenso positive Wirkung hat Berührung auf die Funktion des Immunsystems, auf die Qualität des Schlafs, auf Schmerzen, Übelkeit, Müdigkeit und die Nebenwirkungen der Chemotherapie. Berührung kann dazu beitragen, dass Wunden schneller heilen, und die Symptome von chronischen Erkrankungen, darunter Fibromyalgie und Lupus, lindern.

Machen Sie sich dies bewusst, bevor Sie beginnen. Erlauben Sie sich, sich selbst zu verwöhnen. Ihre Selbstbehandlungen sind meditative Momente der Selbstliebe und Selbstfürsorge. Je öfter Sie sich selbst massieren, desto mehr werden sich wie nie zuvor Vertrauen, Intuition und Sensibilität für die Bedürfnisse Ihres Körpers einstellen.

Die Selbstmassage-Sequenzen folgen bestimmten Mustern und werden in Richtung der Lymphknoten ausgeführt, um Entzündungen zu vermindern. Die Anwendungen erzeugen ein wellenförmiges Gefühl in Ihrem Körper. Durch den Dehnreiz auf der Haut erhöht sich die Sogwirkung in Ihren Lymphgefäßen, wodurch vermehrt Lymphe abfließt. Giftstoffe werden ausgespült, und Ihr gesamtes System wird gereinigt.

Ihr lymphatisches Netzwerk ist so eng verwoben, dass die Behandlung einer Körperregion Einfluss hat auf die Lymphzirkulation in anderen Bereichen. Die von mir entwickelte Methode funktioniert so gut, weil Sie zuerst Ihre Lymphknoten – Ihre Lymphdrainagen – stimulieren, bevor Sie etwas anderes tun.

Ich vergleiche die Behandlung gern mit der Reinigung der Badewanne. Was machen Sie als Erstes, wenn Sie den Schmutzrand entfernen wollen? Die meisten Leute fangen an, die Wanne zu schrubben. Andere drehen das Wasser auf. Aber eigentlich sollten Sie zuallererst die Haare aus dem Abfluss entfernen. Denn was passiert, wenn Sie Wasser in die Wanne einlaufen lassen und putzen? Das schmutzige Wasser kann nicht abfließen und staut sich.

Das Gleiche gilt für Ihre Lymphknoten. Die Stimulation der Lymphknoten bereitet sie darauf vor, Flüssigkeit aus dem Gewebe auszuleiten, bevor Flüssigkeit mithilfe der Griffe bewegt wird. Aus diesem Grund rate ich, das Lymphsystem durch Trockenbürstenmassagen anzuregen. Denken Sie daran, dass die größten und wichtigsten Lymphknoten in den Gelenken liegen. Dies soll Sie zum einen schützen, und zum anderen sollen die Knoten so viel Bewegung wie möglich erhalten, um gut zu funktionieren.

Lassen Sie uns einen Blick auf die Basics werfen, wie Sie sich selbst behandeln.

Die elf Grundprinzipien

Diese Leitlinien ermöglichen Ihnen auf dem Weg zur Lymph-Selbstmassage einen vertieften und sicheren Einstieg in die sensorische Welt der Lymphe. Vergessen Sie nicht, dass sich Ihre Lymphflüssigkeit von den Lymphknoten in Richtung Herz bewegt. Beachten Sie bei der Anwendung der Massagegriffe den Verlauf der Gefäße. Dadurch bewegen Sie die Flüssigkeit in die richtige Richtung.

Tipps für die Behandlung

1. **Massieren Sie zuerst Ihre Lymphknoten.** Das ist wie ein Signal für Ihren Körper, dass Sie nun Giftstoffe ausleiten werden. Im Scherz sage ich zu meinen Patient*innen, das ist so etwas wie das »Om« vor Yoga-Übungen.
   Lymphe ist überall; sie ist systemisch. Wenn Sie zum ersten Mal Ihre Lymphknoten behandeln, zum Beispiel im Nacken oder in den Achselhöhlen, bereiten Sie diese Bereiche durch die sogenannte »Vorbehandlung« darauf vor, Lymphflüssigkeit aufzunehmen. Dabei werden die zentralen Abflusswege frei gemacht. Die meisten Sequenzen enden mit der Massage der Lymphknoten. Das erhält den Lymphfluss über einen längeren Zeitraum hinweg. In der Mitte der Behandlung sollte die Lymphe am stärksten fließen und die Abflussmuster verstärken. Deshalb wiederholen Sie bestimmte Schritte, während Sie sich zu

den Knoten zurückarbeiten, die Sie anfangs stimuliert haben. Vielleicht nehmen Sie die Wirkung der Behandlung in unterschiedlichen Körperregionen gleichzeitig wahr, etwa in den Armen und in den Beinen. Wenn Sie ein Glucksen im Magen hören, die Spannung in einem Körperteil nachlässt und sich tiefe Ruhe einstellt, wissen Sie, dass Sie den »Sweet Spot«, also die richtige Stelle, getroffen haben.

2. **Massieren Sie sanft!** Selbstmassagegriffe sollten Sie sehr sacht ausführen. Der Druck sollte etwas stärker sein als die Berührung einer Feder, aber nicht stärker als die einer Münze. Wenn Sie Ihre Muskeln spüren, arbeiten Sie zu tief.
   Stellen Sie sich die Lymphmassage wie Air-Hockey vor, bei dem der Puck über die Oberfläche gleitet. Streichungen übertragen sich auf das Unterhautgewebe. In dieser »magischen Ebene« liegen viele Ihrer Lymphgefäße. Anfangs mag es sich vielleicht so anfühlen, als ob Sie nicht viel tun, und genauso sollte es auch sein. (Doch am Bauch und in Bereichen mit hartem Gewebe beziehungsweise Cellulite können Sie etwas mehr Druck ausüben.)
   Vielleicht hatten Sie schon einmal eine Cranio-Sakral-Behandlung, dann wissen Sie, wie leicht Ihre Hände sein sollten. Bei dieser äußerst sanften Therapie werden mithilfe leichter Berührungen Spannungszustände aufgelöst. Es schadet Ihnen zwar nicht, tief im Gewebe zu arbeiten, aber leichtere Berührungen sind zuträglicher.
3. **Achten Sie auf weiche und pflegende Berührungen.** Dehnen Sie mit Ihren Handflächen die Haut horizontal. Das ist das Geheimnis einer beruhigenden, pflegenden Berührung. Sie sind es vielleicht gewohnt, bei einer etwas härteren Tiefenmassage mit den Fingerknöcheln oder den Ellbogen massiert zu werden. Das ist genau das Gegenteil der Lymph-Selbstmassage. Statt nach unten zu drücken wie bei den meisten Massagegriffen, arbeiten Sie parallel zu Ihrer Haut, um eine wellenförmige, systemische Bewegung zu erzeugen. Stellen Sie sich vor, Sie

bewegen den Schaum Ihres Cappuccinos mit der ganzen Hand, ohne ihn in den Kaffee zu drücken.

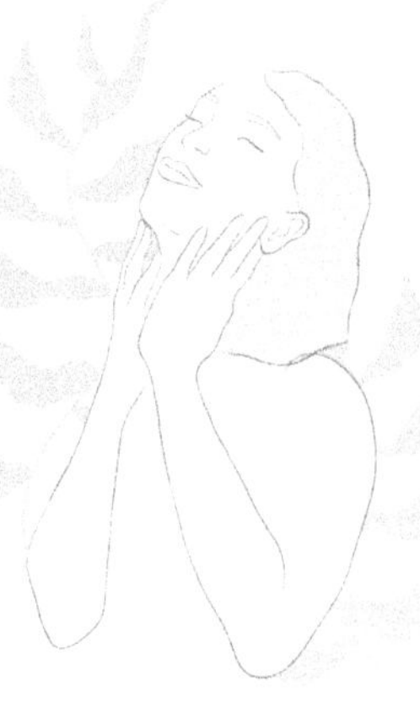

4. **Massieren Sie nicht in kreisförmigen Bewegungen.** Ihr Ziel ist es, in eine Richtung zu den Lymphknoten hin zu massieren. Haben Sie schon mal beobachtet, wie sich eine Raupe fortbewegt? Sie schiebt sich Abschnitt für Abschnitt vorwärts. Genau diese Technik wenden Sie an, um die Lymphe sorgfältig zu bewegen. Mit kreisförmigen Bewegungen führen Sie die Flüssigkeit nur dorthin zurück, wo Sie angefangen haben. Stattdessen sollte jede Streichung wie ein Halbkreis oder Halbmond sein oder ein C bilden. Dabei dehnen Sie die Haut nur ein paar Zentimeter. Am Ende des Griffs machen Sie eine leichte Drehung, als ob Sie den Buchstaben C zeichneten. So vermeiden Sie einen vollständigen Kreis.

Kontraindikationen der Selbstmassage

Bei bestimmten schweren Erkrankungen darf keine Lymphmassage jeglicher Form eingesetzt werden. Lassen Sie sich medizinisch beraten, bevor Sie die in diesem Buch beschriebenen Anwendungen durchführen, wenn Sie unter folgenden Erkrankungen leiden:

- akuten Blutungen,
- akuten Entzündungen,
- akutem Nierenversagen,
- Blutgerinnsel,
- dekompensierter Herzinsuffizienz,
- Embolien,
- nicht behandeltem Krebs,
- tiefer Venenthrombose (TVT),
- Cellulitis.

Vorsichtsmaßnahmen beziehungsweise ärztliche Zustimmung sind ebenfalls erforderlich bei:

- Alzheimer-Krankheit,
- Arteriosklerose,
- Asthma bronchiale,
- Autoimmunerkrankungen,
- Bauchaortenaneurysma,
- intermittierender
- pneumatischer Kompression zur Thromboseprophylaxe,
- intraabdominaler Narbenbildung nach Operationen,
- Diabetes,
- Divertikulitis,
- Herzödem und anderen Herzerkrankungen,
- Hypotonie,
- Karotis-Sinus-Syndrom,
- Multipler Sklerose,
- kurz zurückliegenden Operationen,
- Paralyse,
- Schilddrüsenfehlfunktionen (Morbus Basedow, Morbus Hashimoto),
- Schwangerschaft,
- Venenentzündung und/oder Venenschmerzen mit Schwellung.

5. **Arbeiten Sie langsam.** Ihr Lymphsystem bewegt sich im Schneckentempo durch Ihren Körper. Die Gefäßwände öffnen und schließen sich etwa sechs- bis zwölfmal in der Minute, um die Lymphe zu befördern. Ihre Massagebewegungen sollten daher langsam und leicht sein. In diesem Rhythmus erreichen Sie die Lymphflüssigkeit oberhalb der Muskulatur. Das macht die Lymphmassage extrem entspannend. Sie gelangen dabei in den Ruhe- und Verdauungsmodus. Ich wiege mich bei der Selbstmassage gern hin und her wie das Meer und fühle mich wie in den Wellen wogendes Seegras.

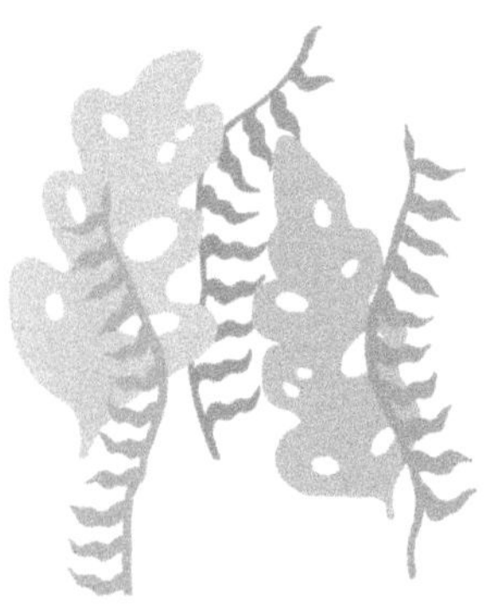

6. **Sie sollten den Lymphgefäßverlauf kennen.** Sehen Sie sich dazu den Atlas der Lymphe in Kapitel 1 an. Er zeigt, welche Lymphknoten den Bereich drainieren, den Sie massieren möchten. Vor einer Anwendung sollten Sie wissen, welche Körperregionen mit welchen Lymphknoten in Verbindung stehen.
7. **Hautkontakt ist wichtig!** Legen Sie Ihre Hände direkt auf die Haut. Sie können die Lymphknoten zwar auch unter der Kleidung stimulieren, aber wenn Sie Ihre nackte Haut berühren, lernen Sie Ihre innere Landschaft kennen, die Gipfel und Täler Ihres Körpers und seine verhärteten Stellen. Sie werden spüren, wie sich die Konsistenz der Lymphe verändert, während Sie arbeiten. In Ihrer Haut liegen Nervenenden, die Ihnen wertvolles Feedback geben. Massieren Sie sich ohne Öl, dadurch erreichen Sie eine bessere Dehnung Ihrer Haut. (Ausnahmen sind die Sequenzen »Cellulite reduzieren« und »Erholung von Sportverletzungen, Vorbereitung und Nachbehandlung von Operationen, Narben und chronische Erkrankungen«.)
8. **Machen Sie es sich bequem.** Egal, ob Sie bei der Massage sitzen, liegen, stehen: Sie sollten es gemütlich haben. Ich gebe eine spezielle Position nur dann an, wenn sie für die jeweilige Sequenz erforderlich ist. Ich empfehle Ihnen, direkt auf der Haut zu massieren, aber Sie können auch atmungsaktive, lockere Kleidung tragen. Verzichten Sie auf Bügel- oder Sport-BHs, wenn Sie an sich arbeiten.
9. **Atmen Sie tief.** Eine tiefe Atmung sorgt für eine intensivere Kontraktion des Zwerchfells. Dies wirkt wie Druck von außen auf das größte Lymphgefäß, den Ductus thoracicus, der die Lymphflüssigkeit aus der unteren Körperhälfte und den Gliedmaßen nach oben zum Herzen leitet. Beim Einatmen dehnen Sie den Bauch aus, beim Ausatmen entspannen Sie den Bauch wieder.
10. **Trinken Sie viel!** Unser Körper besteht zu etwa 70 Prozent aus Wasser, im Grunde sind wir so etwas wie ein wandelndes Aquarium! Je mehr Wasser Sie trinken, desto besser ist das für die Zirkulation der Immunzellen, für die Lymphgefäße und das

Ausleiten von Giftstoffen. Auch Ihre Haut strahlt bei entsprechender Flüssigkeitszufuhr. Achten Sie darauf, täglich mindestens etwa zehn Gläser Wasser à 0,2 Liter zu trinken, mehr, wenn es draußen heiß ist. Kräutertee ist dabei berücksichtigt. Wasser hilft, Giftstoffe aus Ihrem Gewebe zu entfernen. Um Ihren Flüssigkeitsbedarf zu berechnen, können Sie Ihr Körpergewicht mit 30 Millilitern (0,03 Liter) pro Kilogramm multiplizieren. Wenn Sie also etwa 65 Kilogramm wiegen, sollten Sie rund zwei Liter Wasser pro Tag trinken. Trinken Sie immer sauberes, gefiltertes Wasser. Ich empfehle, den Tag mit einem Glas warmen Wassers mit einem Spritzer Zitrone zu beginnen.

11. **Notieren Sie Ihre Fortschritte.** Probieren Sie immer neue Sequenzen aus, und führen Sie Tagebuch, wie Sie sich nach den Anwendungen fühlen. Vielleicht stellen Sie eine Veränderung Ihrer Gefühle und Ihrer Sichtweise fest. Vergessen Sie nicht, was ich bereits in der Einführung erwähnt habe: *Die Lymphe repräsentiert den Fluss des Lebens.* Die Reinigung Ihres inneren Motors kann zu einer neuen inneren Haltung führen. Wenn ich schlecht gelaunt oder niedergeschlagen bin, praktiziere ich oft eine Sequenz. Das ist der beste und schnellste Weg, den ich kenne, um sowohl mein körperliches als auch mein seelisches Wohlbefinden zu verbessern.

Als Abschluss der Selbstmassage sollten Sie sich eine Nachruhe gönnen. Manche Menschen fühlen sich nach der Massage leicht und munter, andere sind müde und ausgelaugt. Der Abtransport von Giftstoffen durch den Körper ist anfangs vielleicht nicht immer angenehm. Die Lymphe wird auch nach Beendigung der Massage noch eine Weile zirkulieren. Spüren Sie die Auswirkungen noch in den nächsten Tagen, dann wirken Ihre Selbstheilungskräfte, und Ihr Immunsystem reagiert darauf.

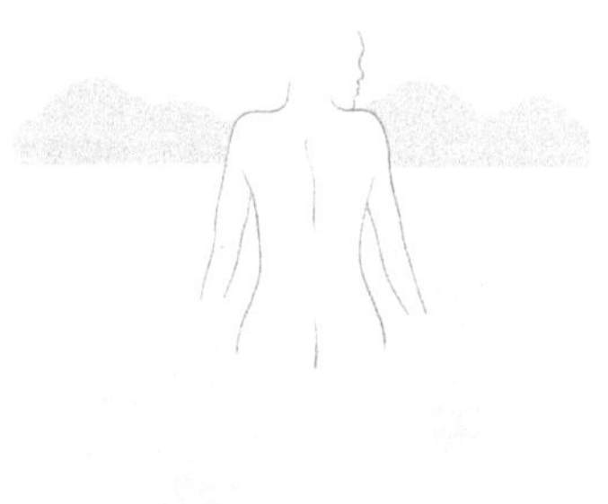

Schwellungen reduzieren durch Lymphmassage

Vor einigen Jahren wurde ich zu einer Frau in den Siebzigern gerufen, bei der amyotrophe Lateralsklerose diagnostiziert worden war. Ihre Krankheit war so weit fortgeschritten, dass sie an den Rollstuhl gefesselt war und rund um die Uhr betreut werden musste. Da sie nicht mehr gehen konnte, waren ihre Füße sehr geschwollen und hatten sich violett verfärbt. Ihre Frau, eine Ärztin, dachte, dass die Schwellungen durch Lymphdrainage reduziert werden könnten.

Bei unserem Treffen hielt ich es für das Beste, die alte Dame in ihrem Rollstuhl zu lassen und ihrer Frau und ihrem Pfleger beizubringen, lymphatische Massageanwendungen durchzuführen.

Zunächst erklärte ich ihnen den Lymphfluss. Danach massierte ich die Lymphregionen, was ich als »Reinigung der Abflüsse« bezeichne, um das gesamte Lymphsystem systemisch zu stimulieren. Zuerst massierte ich die rechten und linken Lymphknoten an ihrem Hals – die Hauptabflüsse. Als Nächstes massierte ich die **axillären Lymphknoten** (Achselhöhlen). Im Bauchraum arbeitete ich mit entstauender Atemgymnastik. Schließlich behandelte ich die **Leistenlymphknoten,** wohin die Flüssigkeit aus Füßen und Beinen abfließt. Raten Sie mal, was passierte! Die Verfärbung ihrer Füße verschwand vor unseren Augen!

Durch die Arbeit an den Lymphknoten wird eine Sogwirkung erzeugt, durch die die Lymphflüssigkeit leicht abfließt. Ich hatte noch nicht einmal die Unterschenkel oder die Füße der Frau berührt, aber nun nahm die Haut ihrer Füße den gleichen Ton an wie ihr übriger Körper. Wir waren alle höchst erstaunt. Zum Glück hatte die Ehefrau die Behandlung aufgezeichnet!

Durch Stimulation Ihrer Lymphknoten, bevor Sie in dem Lymphareal arbeiten, in dem Sie die Lymphe bewegen möchten, aktivieren Sie Ihr gesamtes System.

Grundgriffe der Lymph-Selbstmassage

Die spezifischen Griffe der Lymph-Selbstmassage sind so konzipiert, dass sie die Lymphangiomotorik, den physiologischen Puls der Lymphe, steigern. Dabei dehnen Sie Ihre Haut auf schonende Weise.

Bei allen Griffen sollten Sie Arbeits- und Ruhedruck berücksichtigen, um kreisförmiges Massieren zu vermeiden. **Arbeitsdruck** ist das aktive Verschieben der Lymphe mithilfe eines Griffs, bei dem die Haut gedehnt wird. Wenn Sie loslassen, zieht die Haut sich von selbst zurück. Das ist der **Ruhedruck.** Anders ist es nur bei der Bauchmassage.

C-Griff

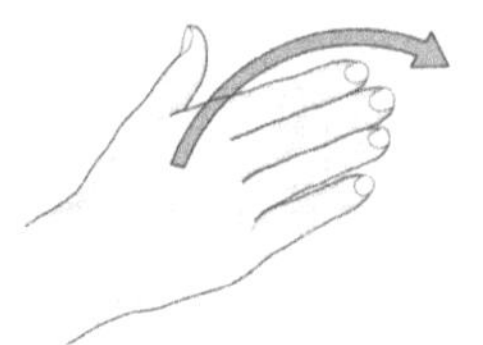

Bei diesem Massagegriff dehnen Sie mit der flachen Hand Ihre Haut leicht und nur wenige Zentimeter. Am Ende drehen Sie Ihre Hände ein wenig, sodass Sie ein C oder einen Halbmond auf Ihre Haut zeichnen. Auf diese Weise stellen Sie sicher, dass sich die Lymphflüssigkeit in Abflussrichtung bewegt, und vermeiden einen Rückfluss, der entstehen würde, wenn Sie Ihre Haut in Kreisen massieren. Sie können aber auch eine lange Bewegung in Form eines C ausführen. Denken Sie daran, den Griff zu beenden, indem Sie die Lymphe in Richtung der Lymphknoten lenken.

J-Griff

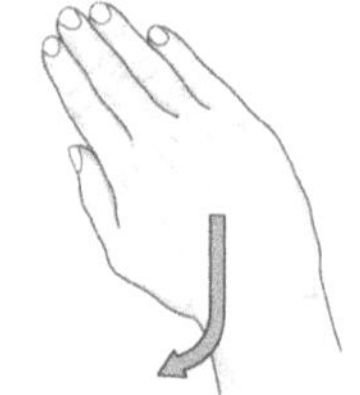

Wie der C-Griff ist auch der J-Griff eine lange Streichung mit einem kleinen Schweif, der am Ende abknickt. Stellen Sie sich den Buchstaben J vor. Dieser Griff leitet viele der Kopf- und Nackenbehandlungen ein, mit denen Sie die rechten und die linken supraklavikulären Lymphknoten oberhalb des Schlüsselbeins massieren.

Überlappende C-Griffe

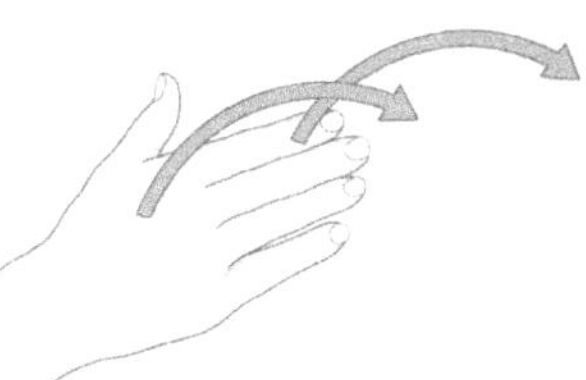

Diese sind vor allem für die Bauchmassage gedacht, wo Sie mit beiden Händen ganze Kreise über Dickdarm und Nabel ausführen können.

Regenbogen-Griff

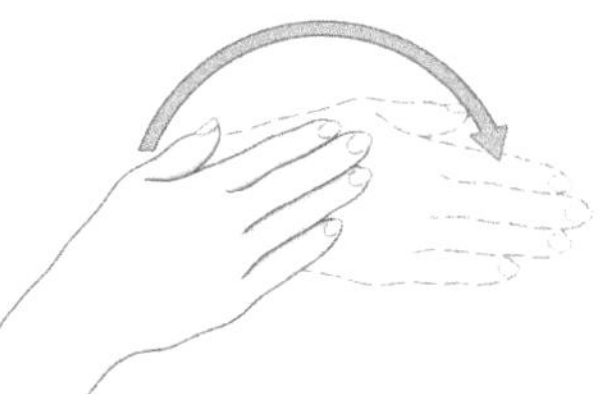

Dieser Griff ist ein umgekehrter C-Griff. Er eignet sich für die Massage der Brust, des Brustkorbs und der Arme und Beine. Er wird identisch ausgeführt wie der C-Griff. Stellen Sie sich dabei vor, dass Hoffnung und Zuversicht eines Regenbogens Sie erfüllen.

Pump-Griff

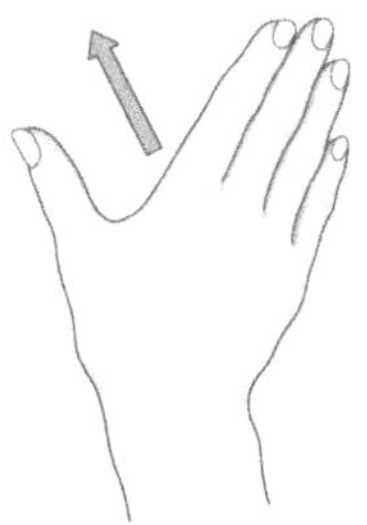

Beim Pump-Griff wird die Handfläche zwischen Zeigefinger und Daumen eingesetzt. Die meiste Kraft kommt aus Ihrer Handfläche und dem Handballen. Dieser Griff ist hilfreich für die Gliedmaßen, aber auch für größere Bereiche des Körpers, zum Beispiel Arme, Achselhöhlen, Beine und Oberschenkel. Der Griff eignet sich hervorragend, um eine große Menge an Flüssigkeit zu bewegen. Stellen Sie sich vor, wie Seegras im Meer hin und her wogt. Bei ruhigem Wellengang kann sich das Seegras mühelos ausbreiten und sich frei bewegen. Werden die Wellen unruhiger, verfängt sich das Gras ineinander, wird unbeweglich und stagniert. Führen Sie den Griff immer langsam und achtsam aus.

»Spock«-Griff

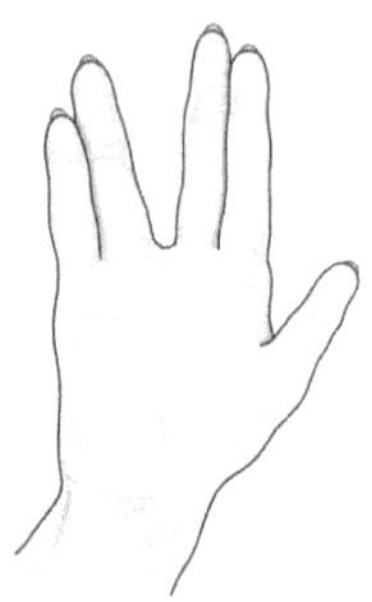

Dieser Griff ist so wirkungsvoll und wird bei so vielen Anwendungen eingesetzt, dass er besondere Aufmerksamkeit verdient. Wenn Sie jemals »Raumschiff Enterprise« gesehen haben, wissen Sie bestimmt, dass Mr. Spock beim Vulkanier-Gruß Mittel- und Ringfinger zu einem V spreizte. Dazu sprach er die berühmten Worte: »Lebe lang und in Frieden!« Das V ist die Grundlage dieses Griffs. Legen Sie Mittelfinger, Zeigefinger und Daumen hinter Ihr Ohr, Ring- und kleinen Finger vor das Ohr. (Wenn es bequemer für Sie ist, können Sie Zeige- und Mittelfinger etwas spreizen.) Massieren Sie gleichzeitig die Bereiche vor und hinter dem Ohr. Bewegen Sie die Lymphe in Richtung Hinterkopf und Nacken sowie zu den Lymphknoten an der Basis des Halses (Schlüsselbeingrube). Dies löst die Flüssigkeit, die sich um die Ohren herum staut. Dieser Griff ist sehr wirksam, etwa vor und nach einer Erkältung, bei Ohrstauung, bei Druck in den Nebenhöhlen und bei Kater.

Mehr Speichelfluss während der Behandlung

Speichel hat viele wichtige Funktionen: Unter anderem wehrt er Keime ab und leitet durch Enzyme den Verdauungsvorgang ein. Der Speichel befeuchtet die Nahrung, damit wir sie leichter kauen und schlucken können. Nahrung und Speichel gelangen in die Speiseröhre, wo sie durch Muskelkontraktionen (Peristaltik) in den Magen befördert werden.

Speichel wird gebildet von den drei großen Speicheldrüsen in der Wangen-, Gaumen- und Rachenschleimhaut (Ohr-, Unterkiefer-, Unterzungenspeicheldrüsen) und von vielen kleineren Drüsen in der Mundhöhle und im Rachen. Im oberen Rachenraum wurde im Jahr

2020 eine angeblich bisher unbekannte Speicheldrüse entdeckt (Tubarialdrüse). Sie liegt über dem Torus tubarius, der das Mittelohr mit dem Rachen verbindet. Der Speichelfluss wird verstärkt durch die Massage rund um Ihre Ohren, weil die Kontraktion der Muskulatur stimuliert und der Lymphfluss angeregt wird.

Nacken-Sequenz

Die Lymphdrainage verläuft von der Rückseite des Halses in Richtung Vorderseite, wo sie in die rechten und die linken supraklavikulären Lymphknoten über den Schlüsselbeingruben mündet. Um das sogenannte »Nackendreieck« zu stimulieren, legen Sie beide Hände oben auf die Schultern am Trapezmuskel. Die Ellbogen zeigen gerade nach vorn. Atmen Sie ein und aus. Lassen Sie beim Ausatmen die Ellbogen sinken, wobei die Fingerkuppen auf den Schultern bleiben.

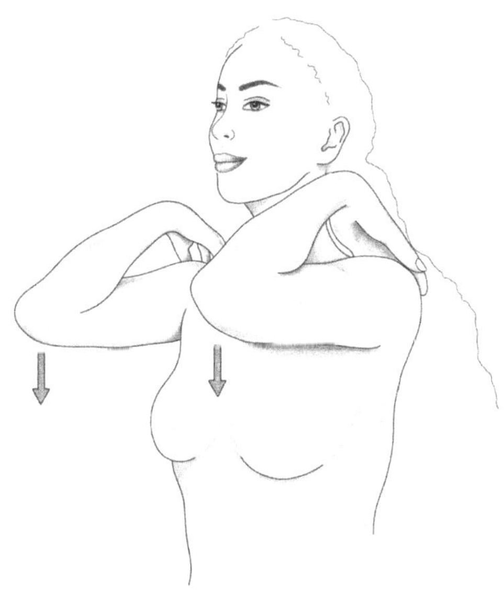

Kapitel 4

Sanfte Selbstmassage für Ihre Gesundheit

Nachdem Sie nun das Lymphsystem und seinen unglaublichen Einfluss auf Ihre Gesundheit und Ihr Wohlbefinden kennengelernt haben, erfahren Sie in diesem Kapitel, wie Sie die Lymphfunktion mit Ihren Händen und mithilfe einfacher Massagetechniken optimieren können. Diese sind darauf ausgerichtet, Dysbalancen wieder in Harmonie zu bringen. Die Sequenzen sind so konzipiert, dass Sie sich selbst behandeln und heilen können.

Am Anfang und Ende jeder Sequenz werden die Lymphknoten stimuliert. Damit die Sogwirkung für den Lymphfluss entsteht, wiederholen Sie einzelne Schritte. Stellen Sie sich das so vor, als ob Sie einen Abfluss reinigen würden. Bestimmte Griffe werden Ihnen mehrfach begegnen, weil die Drainage der Lymphe in allen Körperregionen ähnlich verläuft. Und hier ist das Geheimnis der Anwendungen: Arbeiten Sie zuerst *an* den Lymphknoten, dann bewegen Sie die Lymphe *in* sie hinein. So einfach ist das!

Vergessen Sie nicht, dass die meisten Ihrer Lymphknoten in den Gelenken liegen. Sie befinden sich in den Achselhöhlen, im Nacken, im Bauchraum und in den Leisten. Das dient nicht nur ihrem Schutz, sondern sie profitieren von Ihren Bewegungen, sei es beim Gehen, beim Drehen des Halses oder wenn Sie nach Gegenständen greifen.

Die Lymphknoten sind Ihre wichtigsten Abflüsse. In jeder Sequenz werden Sie mit mindestens einer Lymphknotengruppe arbeiten. Auch die kleinsten Bewegungen tragen dazu bei, die Lymphe zu bewegen. Sobald Sie mit dem Atlas der Lymphe vertraut sind, kann Ihre Intuition die Führung übernehmen.

Schon nach wenigen Übungen werden Ihnen die Abläufe so vertraut sein, als ob Sie sie schon Ihr ganzes Leben lang durchführten. Jeder einzelne Schritt dauert nur wenige Sekunden und jede Sequenz ein paar Minuten. Ich verwende gern Vergleiche aus der Natur – Regenbögen, Wasserfälle, Mondsichel, Ozeane aus Seegras und Sonnenstrahlen. Imaginieren Sie diese beruhigenden Bilder beim Geschenk Ihrer selbstfürsorglichen Behandlung.

Ihr Körper enthält etwa doppelt so viel Lymphe wie Blut. Erspüren Sie bei der Selbstmassage, wie die Lymphflüsse gütig Ihre Zellen und Ihr Gewebe durchspülen, um unwillkommene Bakterien zu bekämpfen. Stellen Sie sich vor, wie Sie sich in einen schützenden weißen Mantel für Ihre Gesundheit hüllen.

Unterstützen Sie die Wirkung der Selbstbehandlung durch viel Wasser, gesunde Ernährung und regelmäßigen Sport, der Ihnen Spaß macht. Dadurch fließt Ihre Lymphe noch besser, schwemmt Giftstoffe aus und stärkt Ihre Immunabwehr.

Am Ende jeder Sequenz finden Sie eine Reihe von Symbolen, die den ganzheitlichen Anwendungen und Methoden in Kapitel 5 entsprechen. Nehmen Sie diese unterstützenden Komponenten in Ihre Selbstpflege auf. Dadurch werden Sie Ihre Giftstoffe los, und Ihr Lymphsystem ist nicht überlastet. Die Kombination unterschiedlicher Behandlungsansätze ist der beste Weg, um die Gesundheit dieses wundervollen Systems zu verbessern und zu erhalten.

Hinweis: Sofern es nicht anders angegeben ist, sollten alle Sequenzen in der für Sie bequemsten Position durchgeführt werden: sitzend, stehend, liegend, auf einer Yogamatte oder im Bett.

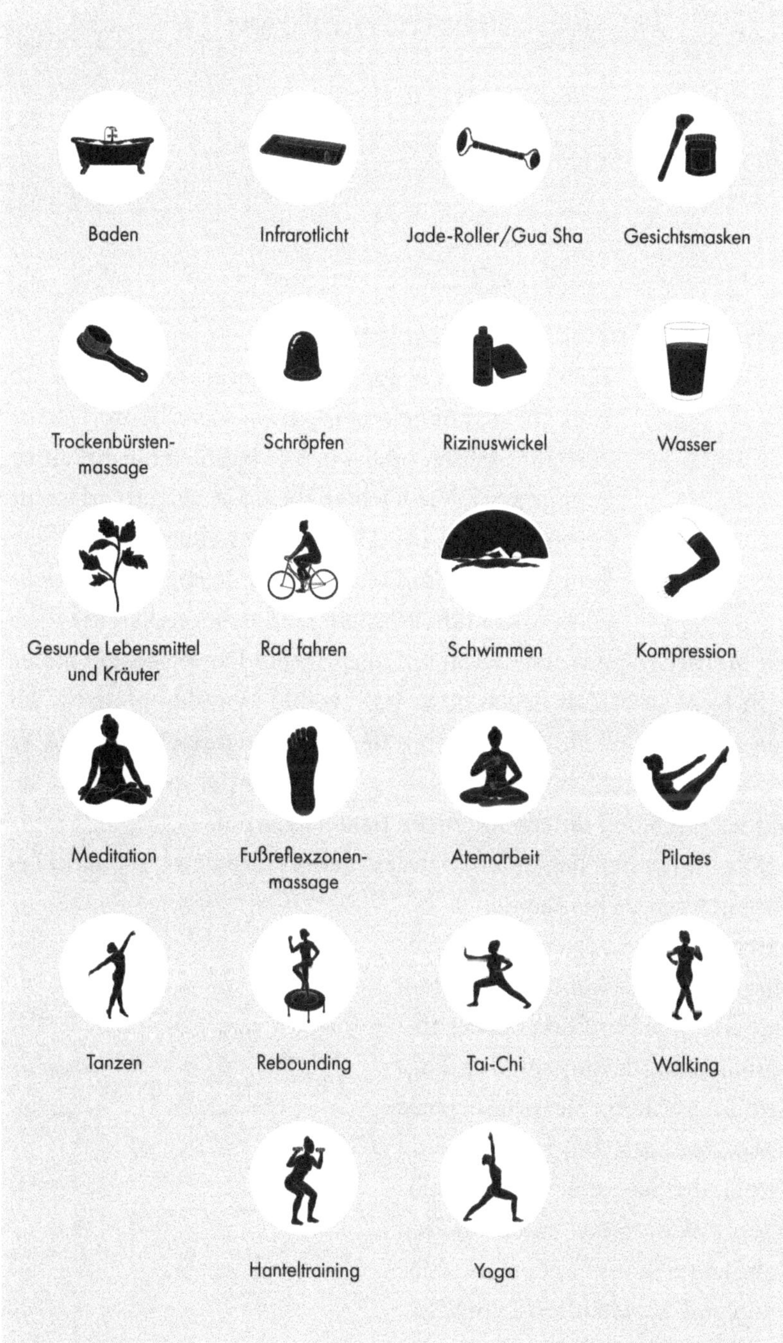
Baden
Infrarotlicht
Jade-Roller/Gua Sha
Gesichtsmasken
Trockenbürsten-
massage
Schröpfen
Rizinuswickel
Wasser
Gesunde Lebensmittel
und Kräuter
Rad fahren
Schwimmen
Kompression
Meditation
Fußreflexzonen-
massage
Atemarbeit
Pilates
Tanzen
Rebounding
Tai-Chi
Walking
Hanteltraining
Yoga

Erkältungssymptome

Lymphstauung und Halsschmerzen
Ohrenschmerzen
Kopfschmerzen
Verstopfte Nasennebenhöhlen und Allergien

Lymphstauung und Halsschmerzen

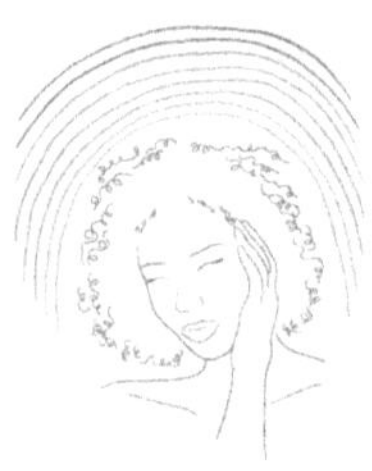

Haben Sie schon einmal bemerkt, wie anfällig Ihr Hals für Krankheiten ist, besonders beim Wechsel der Jahreszeiten oder kurz bevor Sie eine Erkältung bekommen? Vielleicht haben Sie gespürt, dass die Lymphknoten im Hals anschwellen. Vergrößerte Lymphknoten können Sie zum Beispiel bei einer Infektionskrankheit tasten. Und dabei stellen die meisten Menschen zum ersten Mal fest, dass sie ein Lymphsystem haben!

In Kopf und Hals liegen etwa 100 bis 200 Lymphknoten. Sie bilden einen lymphatischen Schutzwall und wehren Bakterien und Viren ab, die durch Mund und Nase in Ihren Körper gelangen. In der Mundflora leben unterschiedliche Bakterienarten.

Die im Rachen liegenden Mandeln gehören zu den lymphatischen Organen (wie in Kapitel 1 beschrieben). Sie bestehen aus lymphatischem Gewebe und haben eine wichtige Funktion bei der Immunabwehr für die Lunge und das Atmungssystem. Sie produzieren Antikörper zur Bekämpfung von Viren, die sie über das Lymphsystem verbreiten. Auch in den Zahnwurzeln und in den am Zungengrund angehäuften Lymphfollikeln befindet sich Lymphe.

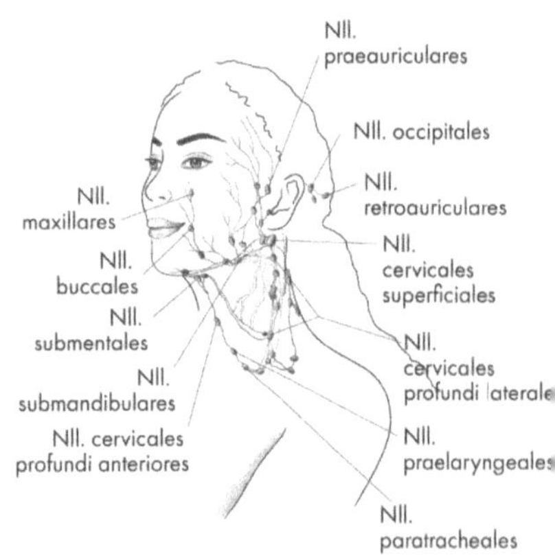

Ayurveda bei Lymphstauung und Halsschmerzen

Im Ayurveda gelten die sogenannten **Amas** als krankheitsverursachend. Dabei handelt es sich um nicht vollständig verdaute Nahrungsreste. Diese toxischen Stoffwechselgifte belasten und schwächen den Körper, wenn sie nicht regelmäßig ausgeleitet werden. Obwohl die Doshas solche Disharmonien mit verschiedenen Symptomen manifestieren, verursacht im Verdauungstrakt oder im Atemsystem befindliches Ama Erkältungen und fördert die Bildung von Schleim in der Lunge und in den Nasennebenhöhlen. Flüssigkeitsansammlungen können Ohren, Nase, Rachen, Lunge und die Verdauungsaktivität beeinträchtigen. Falls Sie eine Erkältung bekommen und sich müde fühlen, sollten Sie besonders auf Ihre Ernährung achten. In Kapitel 5 finden Sie eine Übersicht empfohlener Lebensmittel und entzündungshemmender Kräuter sowie eine Liste der Lebensmittel, die Sie meiden sollten (vor allem Milchprodukte, Fleisch und Gluten).

Ich wende diese Sequenz ständig bei mir selbst an und gebe sie seit Jahren weiter. Sie ist am wirkungsvollsten, wenn eine Erkältung im Anmarsch ist, wenn sich Lippen- oder Herpesbläschen bilden oder wenn Sie husten und niesen und Ihr Hals schmerzt. Ich habe diese Sequenz entwickelt, damit Sie gesund bleiben und um die natürlichen Reinigungs- und Schutzfunktionen Ihres Körpers zu unterstützen.

Eine meiner Patientinnen ist in ihren späten Achtzigern und führt ein aktiveres soziales Leben als ich. Durch den Kontakt mit anderen Menschen ist sie ständig dem Risiko ausgesetzt, sich eine Erkältung oder Grippe einzufangen. Aber sie wird selten krank und sagte, das liege daran, dass sie fleißig ihre Immunität mit lymphatischer Selbstfürsorge stärke.

Es ist erwiesen, dass Stress zu Krankheiten beiträgt. Wir alle werden von Zeit zu Zeit krank, und wenn das eintritt, sollten Sie erforschen, was Sie müde macht. Finden Sie heraus, welchen Belastungen Sie ausgesetzt sind und wie Sie den Druck minimieren könnten. Wenn wir zu viel zu tun haben, fühlen wir uns schnell überfordert und denken, keine Zeit für unsere Selbstfürsorge erübrigen zu können. Sorgen Sie dafür, dass Sie genug Schlaf bekommen! Das ist eine der einfachsten und kostengünstigsten Möglichkeiten, um Ihr Immunsystem zu stärken.

Sobald Sie dieses kleine Kitzeln im Hals spüren oder wenn Sie zu viel Zucker gegessen, zu viel Alkohol getrunken oder zu viele andere ungesunde Lebensmittel und Getränke zu sich genommen haben, wenden Sie diese Sequenz an, um Schlacken zu beseitigen und die antibakteriellen Enzyme in Ihrem Speichel zu stimulieren. Das hält die Mundflora im Gleichgewicht.

Ich praktiziere diese Sequenz zwei- oder dreimal am Tag, wenn ich mich ausgelaugt fühle. Dieses Gefühl zeigt mir an, dass mein Körper Unterstützung braucht. Je öfter Sie die Selbstmassage praktizieren, desto mehr werden Sie mit Ihrem Organismus im Einklang sein und spüren, wann er angekurbelt werden muss. Diese Sequenz ist äußerst effizient, und ich hoffe, Sie werden sie in Ihre Routine integrieren, wenn das Wetter umschlägt oder nach einer Grippe, um Schleim und Lymphstauung zu beseitigen.

Hinweis: Wenden Sie die Sequenz nicht an bei einer akuten Infektion oder bei geschwollenen Lymphknoten als Folge einer Infektion. Warten Sie, bis die Infektion abgeklungen ist, bevor Sie sich massieren, und fragen Sie vorher Ihren Arzt oder Ihre Ärztin. Wenn Sie geschwollene Lymphknoten im Nacken haben, die nicht abklingen, suchen Sie eine ärztliche Praxis auf. Manche Lymphknoten sind infolge vergangener Zahninfektionen, chronischer Erkrankungen (zum Beispiel Herpes) oder eines Schleudertraumas für längere Zeit geschwollen. Lassen Sie den Bereich röntgen, wenn es Ihr Arzt oder Ihre Ärztin für notwendig halten.

Schritt 1

Stimulieren Sie die rechten und die linken supraklavikulären Lymphknoten über den Schlüsselbeinen. Drücken Sie Ihre Fingerkuppen **nach unten** in die Vertiefungen am oberen Rand des Schlüsselbeins. Machen Sie eine J-Bewegung, während Sie **leicht nach unten** und **nach außen** in Richtung Ihrer Schultern drücken. Zehnmal wiederholen.

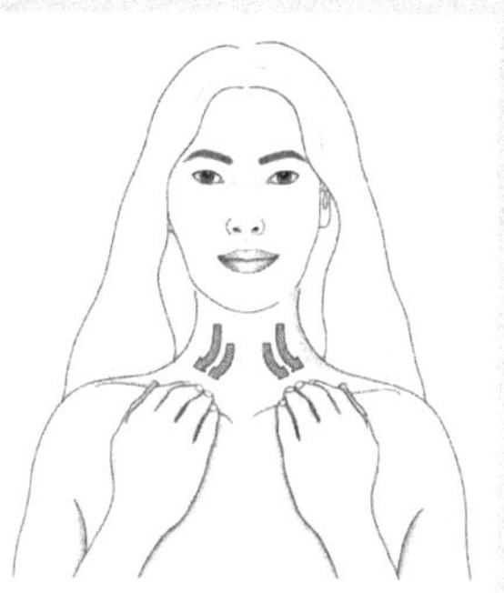

Schritt 2

Führen Sie die Hals-Sequenz durch. Sie besteht aus drei Schritten:

1. Legen Sie beide Handflächen auf den Halsansatz. Streichen Sie die Haut **sanft nach unten** in Richtung Schlüsselbein. Zehnmal wiederholen.
2. Legen Sie Ihre Hände höher, sodass Ihre kleinen Finger in den hinteren Ohrfurchen liegen. Ihre Fingerkuppen zeigen diagonal nach hinten. Dehnen Sie mit den Handflächen die Haut **nach unten** in Richtung Hals. Fünfmal wiederholen.
3. Streichen Sie sanft den ganzen Hals hinunter. Fünfmal wiederholen. Schlucken Sie einmal.

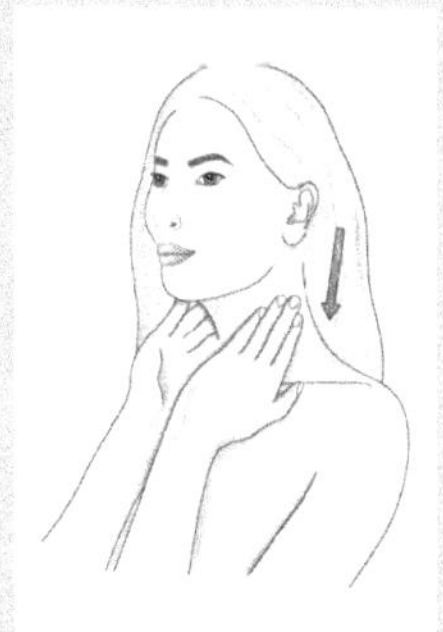
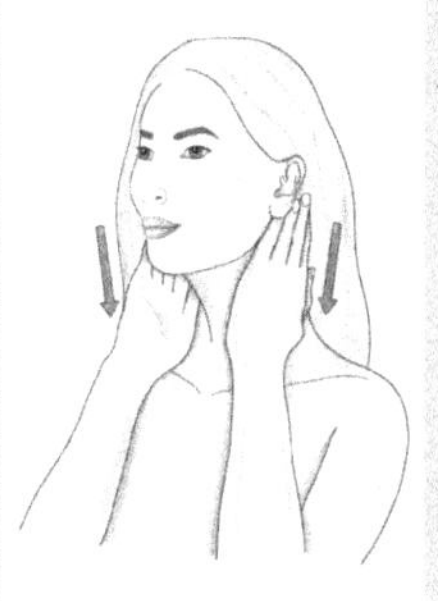
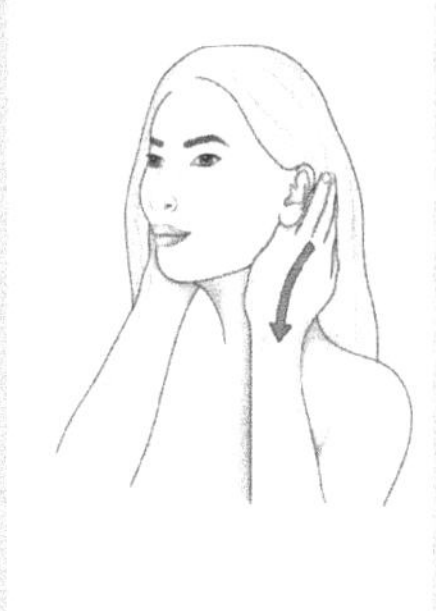

Schritt 3

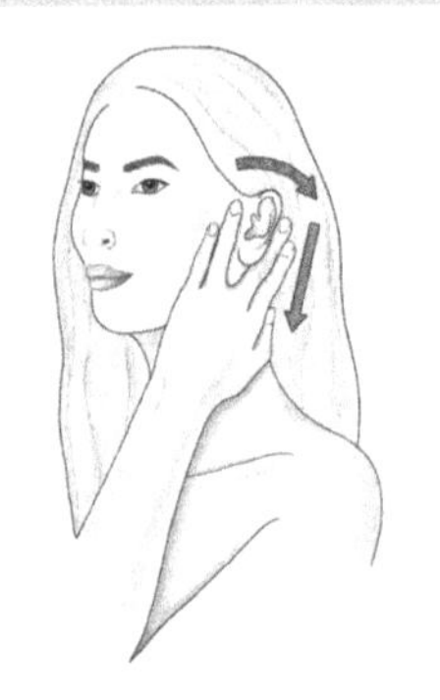

Spreizen Sie Mittel- und Ringfinger zu einem V wie im »Spock-Griff« beschrieben. Legen Sie Mittel- und Zeigefinger in die hintere Ohrfurche und Ring- und kleinen Finger vor die Ohren. Massieren Sie **sanft** in einem C-Griff **nach hinten und nach unten.** Zehnmal wiederholen. Dadurch werden die Lymphknoten vor und hinter den Ohren stimuliert. Die Bewegung sollte rhythmisch und wohltuend sein. Schlucken Sie einmal.

Schritt 4

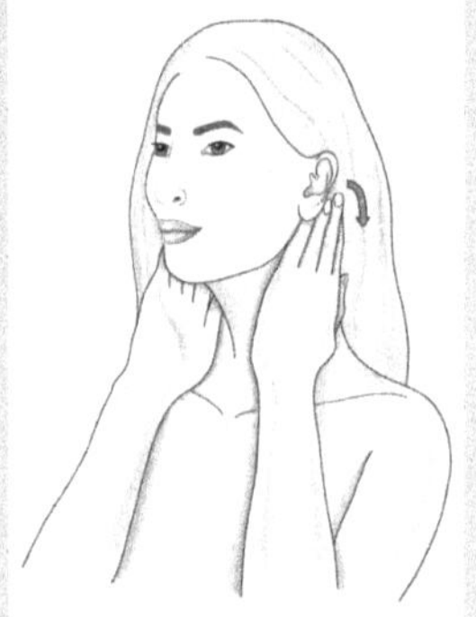

Legen Sie die Hände hinter die Ohren, wobei die kleinen Finger in den hinteren Ohrfurchen liegen. Führen Sie die Handballen in einer **sanften** C-Bewegung **nach unten.** Zehnmal wiederholen.

Schritt 5

Stimulieren Sie die Nacken-Lymphzone: Legen Sie die Hände auf die Schultern, die Ellbogen zeigen gerade nach vorn. Atmen Sie ein, und lassen Sie beim Ausatmen die Ellbogen sinken, wobei die Fingerkuppen auf den Schultern bleiben. Fünfmal wiederholen. Dadurch wird die Lymphflüssigkeit vom Hals zu den Knoten oberhalb des Schlüsselbeins transportiert.

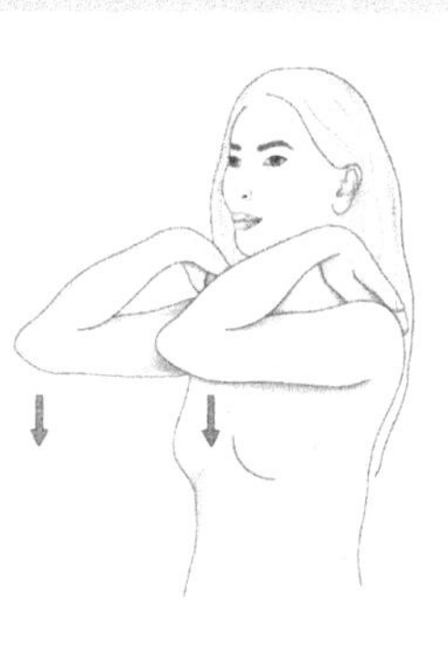

Schritt 6

Wiederholen Sie Schritt 3, den »Spock-Griff«. Schlucken Sie einmal.

Schritt 7

Legen Sie Ihre Fingerkuppen am Hinterhauptsbein des Kopfs an. Es bildet den Übergang zum Hals. Die Finger berühren sich, die Fingerkuppen wandern **sanft nach unten** und gleiten dann wie ein sanfter Wasserfall den Hals hinab. Zehnmal wiederholen.

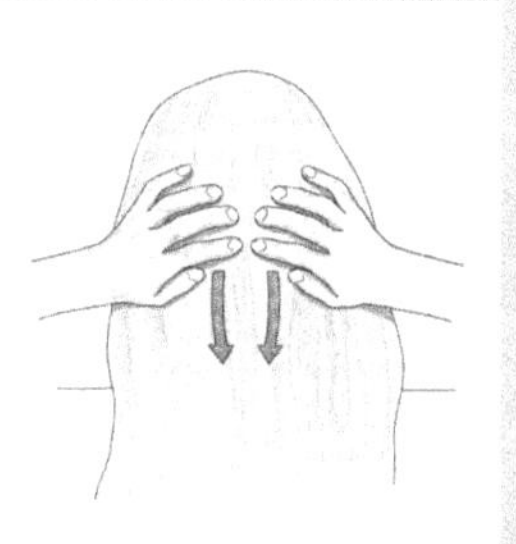

Schritt 8

Wiederholen Sie Schritt 5: Stimulieren Sie die Nacken-Lymphzone.

Schritt 9

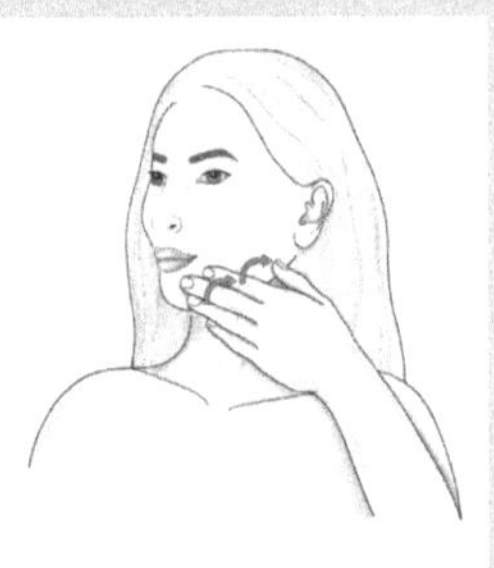

Massieren Sie mit den Fingerkuppen überlappende C-Griffe vom Kinn zu den Ohrläppchen. Dies ist das Lymph-Abflussmuster der Zähne (Submentalknoten), Speicheldrüsen, Lippen, Zunge und des Mundes (Submandibularknoten). In diesem Bereich liegen auch die Reflexbereiche des Dickdarms und des Magens, der bei Erkältungen oft gestaut ist. Dreimal wiederholen.

Schritt 10

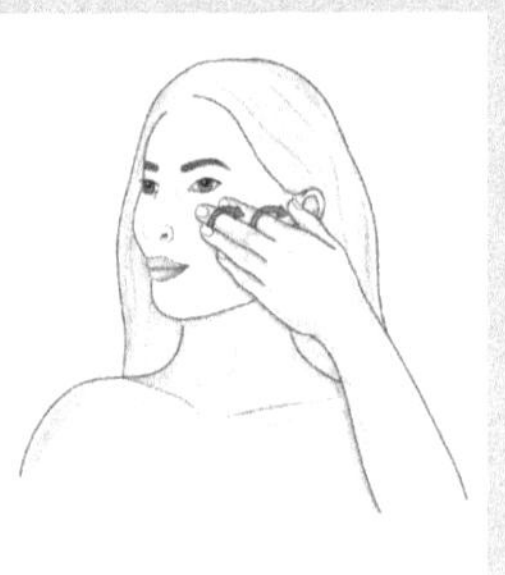

Führen Sie mit den Fingerkuppen waagerecht von der Oberseite der Wangen zu den Ohren C-Griffe aus. Dadurch werden die Ohrspeicheldrüsen (die die Nasenhöhle entwässern) und die Lymphknoten der Mandeln (die die Mandeln entwässern) stimuliert. Hier liegen auch die Reflexbereiche von Dickdarm und Herz, die ebenfalls von der Behandlung profitieren, falls sich hier Ama angesammelt hat. Fünfmal wiederholen.

Schritt 11

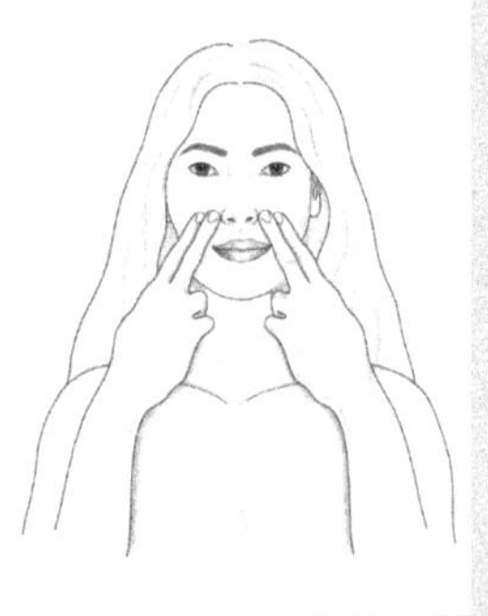

Legen Sie die Kuppen Ihrer Mittelfinger neben die Nasenflügel. Lassen Sie sie ein paar Sekunden lang **locker** liegen. Dann streichen Sie mit allen Fingern unterhalb des Wangenknochens bis zu den Ohren. Dies ist der Reflexbereich Ihrer Lunge. Fünfmal wiederholen.

Schritt 12

Machen Sie leichte Bürstenstriche mit den Fingerkuppen von den Wangen zu den Ohren und von der Nasenspitze zur Stirn und von dort zu den Ohren. Dreimal wiederholen.

Schritt 13

Massieren Sie fünfmal die Stirn vom Nasenrücken aus bis zum Haaransatz. Dies ist der Reflexbereich von Leber und Gallenblase.

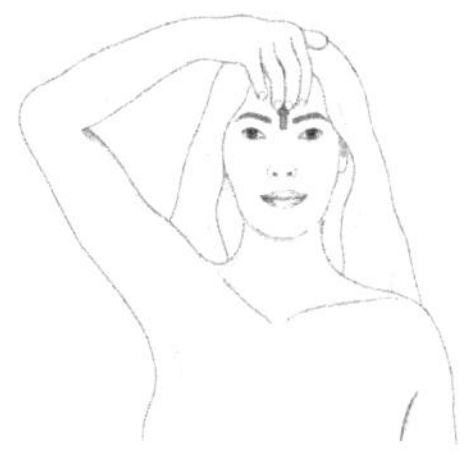

Schritt 14

Streichen Sie mit den Fingern fünfmal am Haaransatz entlang bis zu den Schläfen. Führen Sie an den Schläfen C-Griffe aus. Fünfmal wiederholen.

Schritt 15

Öffnen Sie den Mund weit. Atmen Sie tief ein. Atmen Sie mit einem kräftigen Wuuu-Laut aus. Dieser Ton entspricht Magen und Milz. Dreimal wiederholen.

Schritt 16

Wiederholen Sie Schritt 3, den »Spock-Griff«, um die Stauung in und um die Ohren herum zu lösen. Schlucken Sie einmal.

Schritt 17

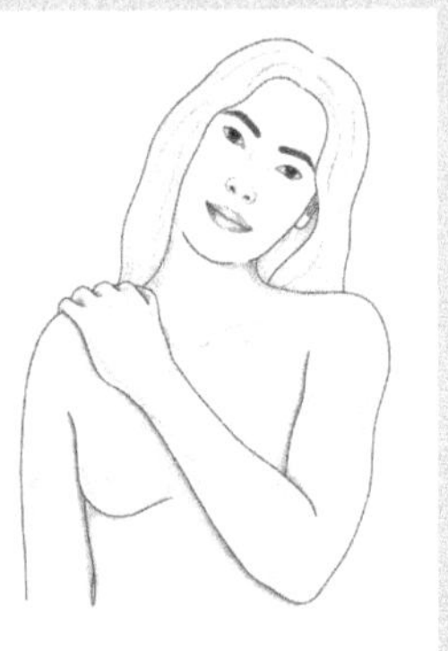

Den Hals dehnen: Senken Sie Ihren Kopf zur rechten Schulter. Halten Sie die Position für drei Sekunden, und atmen Sie dabei ein und aus. Senken Sie ihn dann zur linken Schulter. Halten Sie die Position für drei Sekunden, und atmen Sie dabei ein und aus. Jeweils zweimal wiederholen. Wenn Sie sich wohlfühlen, rollen Sie den Kopf vorsichtig und langsam von einer Seite zur anderen. Atmen Sie. Schlucken Sie zweimal. Durch die Dehnung werden Verspannungen und Blockaden gelöst, die den Lymphfluss behindern.

Schritt 18

Wiederholen Sie Schritt 2, die Hals-Sequenz.

Schritt 19

Wiederholen Sie Schritt 7: Massieren Sie das Hinterhauptsbein am Halsübergang.

Schritt 20

Wiederholen Sie Schritt 5: Stimulieren Sie die Nacken-Lymphzone.

Schritt 21

Wiederholen Sie Schritt 1: Stimulieren Sie die rechten und die linken supraklavikulären Lymphknoten über den Schlüsselbeinen.

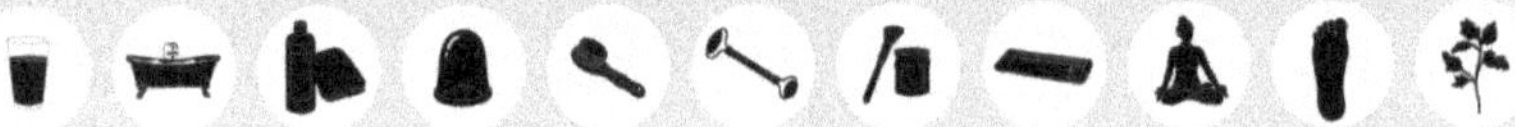

Ohrenschmerzen

Wenn Sie zu Ohrenschmerzen oder Allergien neigen oder wachsartige oder flüssige Absonderungen der Ohren auftreten, ist diese Sequenz besonders gut für Sie geeignet. Falls Sie kürzlich eine Erkältung überstanden haben, wird dadurch überschüssige Flüssigkeit aus dem Inneren der Ohren abtransportiert. Im Sommer, wenn ich viel schwimme, ist diese Sequenz meine erste Wahl, um Wasser aus den Ohren zu entfernen. Und sie bringt Klarheit ins Gehör.

Die Behandlung wirkt auch bei Nebenhöhlenproblemen und lindert die Symptome von temporomandibulären Gelenkdysfunktionen (TMD). Diese Erkrankungen des Kiefergelenks verursachen Schmerzen und bereiten Schwierigkeiten beim Essen. Die Behandlung ist zart, aber wirkungsvoll.

HNO-Ärzte bestätigen, dass Stress eine Rolle bei Hörminderung spielt, weil die Blutzirkulation eingeschränkt ist. Die Gleichgewichtsorgane (vestibuläres System) im Innenohr sind daran beteiligt, dass Sie sich im Raum orientieren und aufrecht gehen können. Über die Sinneshärchen und den Gleichgewichtsnerv leiten die Gleichgewichtsorgane jeden Positionswechsel des Kopfs an das Gleichgewichtszentrum im Gehirn weiter. Diese Informationen und die Signale der Augen und der Muskeln werden an die Arm- und Beinmuskulatur weitergeleitet. Durch das Zusammenspiel dieser Systeme halten wir uns in Balance, ohne zu stürzen.

Die Abflussmuster der Lymphe aus dem Ohr führen jeweils in den rechten und in den linken supraklavikulären Lymphknoten über den Schlüsselbeinen. Die Lymphe aus den Ohren fließt in die Lymphknoten vor und hinter den Ohren ab. Aus diesem Grund mag ich den »Spock-Griff« auch so sehr. Es ist wichtig, das Hinterhauptsbein an der Schädelbasis und den Nacken zu stimulieren, um den Lymphfluss im Nacken anzuregen.

Betrachten Sie schließlich den emotionalen Aspekt dieser Arbeit, und denken Sie an den Lärm der Außenwelt im Vergleich zu Ihrer inneren Stimme. Wie könnten Sie sich selbst gegenüber noch mitfühlender sein? Hören Sie während dieser Sequenz auf Ihr inneres

Selbst, auf Ihre innere Stimme. Das kann Ihnen helfen, einen klareren Kopf zu bekommen.

Falls Sie Ohrringe tragen, sollten Sie nicht daran ziehen. Vielleicht nehmen Sie sie vor dieser Sequenz ab. Übrigens habe ich bei meiner Tätigkeit festgestellt, dass manche Menschen mit zunehmendem Alter Metallallergien entwickeln. Achten Sie darauf, ob dies auch bei Ihnen der Fall sein könnte.

Hinweis: Falls Sie häufige oder chronische Ohrenschmerzen haben, suchen Sie bitte eine HNO-Arztpraxis auf.

Ohren- und Kiefergelenkschmerzen gleichzeitig beheben

Zion wandte sich online an mich, weil er eine Ohrenentzündung durchgestanden hatte. Obwohl die akute Infektion abgeklungen war, hatte er den ganzen Tag über Ohrenschmerzen, die morgens nach dem Aufwachen einsetzten. Außerdem litt er seit Jahren unter Kiefergelenkschmerzen, da er im Schlaf mit den Zähnen knirschte, obwohl er nachts eine Zahnschiene trug. Nach einer schmerzhaften Zahnbehandlung hatte er Schwellungen und konnte seinen Kiefer kaum öffnen.

Ich erklärte ihm das Abflussmuster der Lymphe um und hinter den Ohren und den Hals hinunter (die zum Hals gehörenden Lymphknoten liegen im Bereich des Unterkiefers). Dann zeigte ich ihm die Sequenz zur Behandlung von Ohrenschmerzen.

Nach ein paar Monaten konsequenter Selbstmassage berichtete er mir, dass er mehr als erstaunt sei: Nicht nur die chronischen Ohrenschmerzen seien verschwunden, auch sein Kiefer fühle sich besser an. Durch die Massage seien Muskelverspannungen gelöst worden, die den Lymphfluss behindert hätten.

Vielen Menschen wird gesagt, sie sollten die Kiefermuskeln bei Kiefergelenkschmerzen tief massieren. Doch das kann genau die gegenteilige Reaktion auslösen und weitere Entzündungen hervorrufen. Eine sanfte Behandlung der Gesichtsmuskulatur sorgt für eine harmonischere Umgebung, die Muskeln werden weicher, und die Lymphe kann besser abfließen. Zion konnte seinen Kiefer nun wieder vollständig öffnen, und seine Schmerzen ließen deutlich nach. Er schrieb mir: »Das hat mich umgehauen!«

Schritt 1

Stimulieren Sie den rechten und den linken supraklavikulären Lymphknoten, indem Sie die Fingerkuppen **nach unten** in die Schlüsselbeingruben drücken. Machen Sie eine J-Bewegung, während Sie **leicht nach unten** und **nach außen** in Richtung Ihrer Schultern drücken. Zehnmal wiederholen.

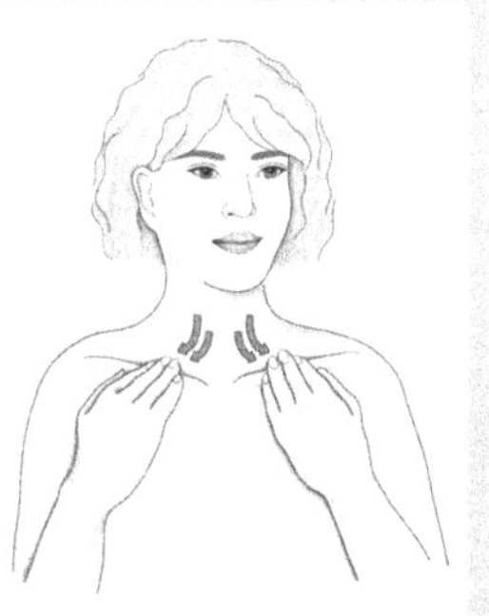

Schritt 2

Führen Sie die Hals-Sequenz durch. Sie besteht aus drei Schritten:

1. Legen Sie beide Handflächen auf den Halsansatz. Streichen Sie die Haut **sanft nach unten** in Richtung Schlüsselbein. Zehnmal wiederholen.
2. Legen Sie Ihre Hände höher, sodass Ihre kleinen Finger in den hinteren Ohrfurchen liegen. Ihre Fingerkuppen zeigen diagonal nach hinten. Dehnen Sie mit den Handflächen die Haut **nach unten** in Richtung Hals. Fünfmal wiederholen.
3. Streichen Sie sanft den ganzen Hals hinunter. Fünfmal wiederholen. Schlucken Sie einmal.

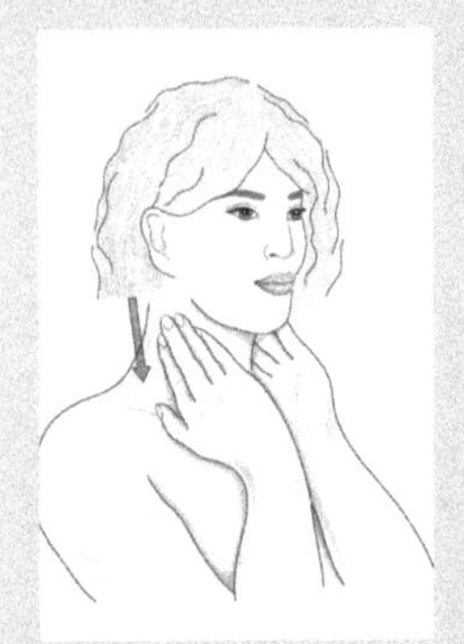
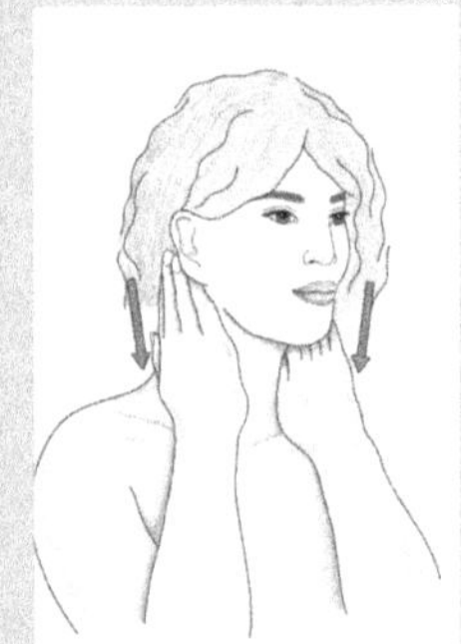
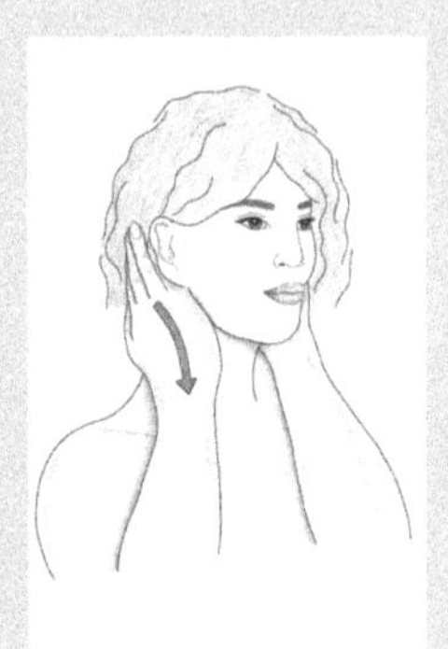

Schritt 3

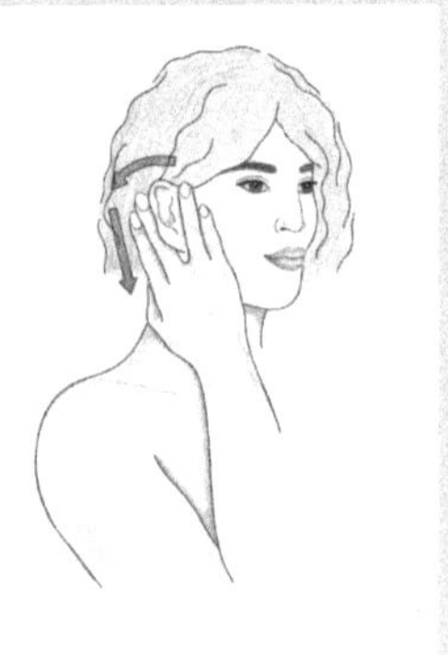

Spreizen Sie Mittel- und Ringfinger zu einem V, wie im »Spock-Griff« beschrieben. Legen Sie Mittel- und Zeigefinger in die hintere Ohrfurche und Ring- und kleinen Finger vor die Ohren. Massieren Sie **sanft** in einem C-Griff **nach hinten und nach unten.** Zehnmal wiederholen. Dadurch werden die Lymphknoten vor und hinter den Ohren stimuliert. Die Bewegung sollte rhythmisch und wohltuend sein. Schlucken Sie einmal.

Schritt 4

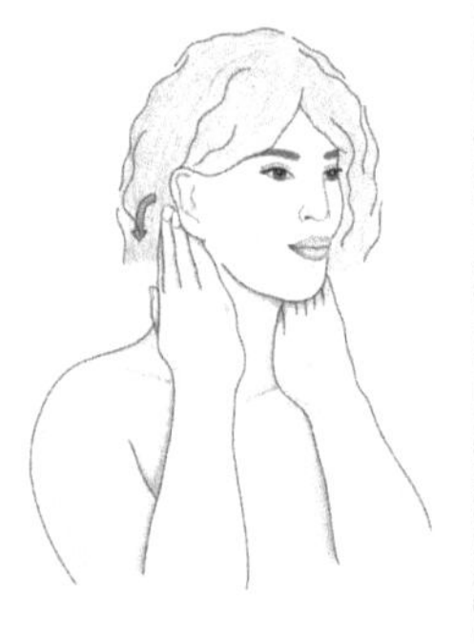

Legen Sie die Hände hinter die Ohren, wobei die kleinen Finger in den hinteren Ohrfurchen liegen. Führen Sie die Handballen in einer **sanften** C-Bewegung **nach unten.** Zehnmal wiederholen.

Schritt 5

Legen Sie Ihre Fingerkuppen am Hinterhauptsbein des Kopfs an. Es bildet den Übergang zum Hals. Die Finger berühren sich, die Fingerkuppen wandern **sanft** nach unten und gleiten dann wie ein sanfter Wasserfall den Hals **hinab.** Zehnmal wiederholen.

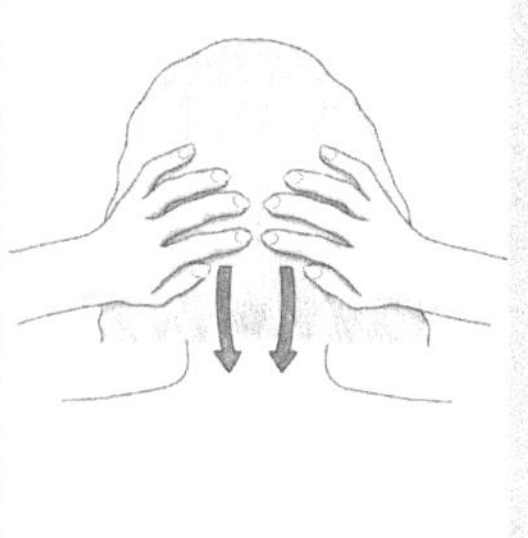

Schritt 6

Wiederholen Sie Schritt 3 (»Spock-Griff«). Schlucken Sie einmal.

Schritt 7

Machen Sie leichte Bürstenstriche vom Bereich hinter den Ohren hinunter zum Nacken. Dreimal wiederholen.

Schritt 8

Stimulieren Sie die Nacken-Lymphzone: Legen Sie die Hände auf die Schultern, die Ellbogen zeigen gerade nach vorn. Atmen Sie ein, und lassen Sie beim Ausatmen die Ellbogen sinken, wobei die Fingerkuppen auf den Schultern bleiben. Fünfmal wiederholen. Dadurch wird die Lymphflüssigkeit vom Hals zu den Knoten oberhalb des Schlüsselbeins transportiert.

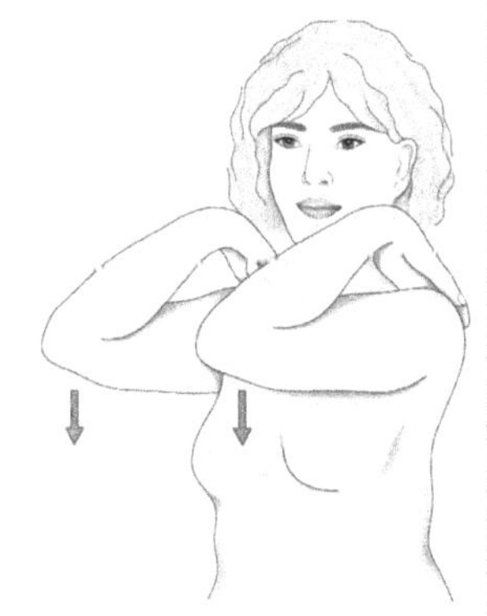

Schritt 9

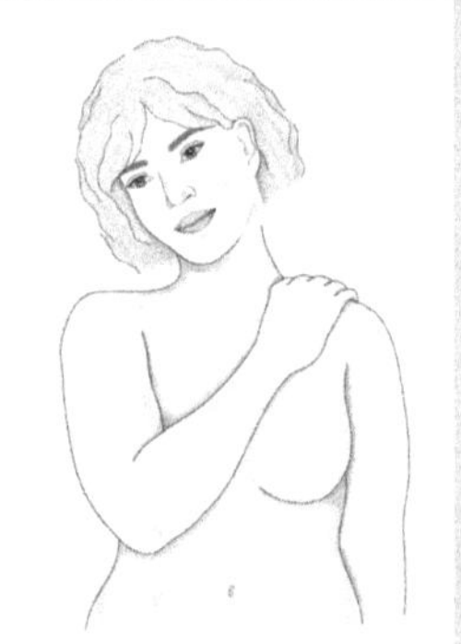

Den Hals dehnen: Legen Sie die linke Hand auf die rechte Schulter, und führen Sie den Unterarm diagonal über die Brust. Lassen Sie den Ellbogen sinken. Zur Dehnung des Halses strecken Sie Ihren Kopf auf die linke Seite und atmen dabei fünfmal tief ein und aus. Wiederholen Sie die Übung auf der anderen Seite fünfmal.

Schritt 10

Wiederholen Sie Schritt 3 (»Spock-Griff«). Schlucken Sie einmal.

Schritt 11

Massieren Sie Ihr Ohr:

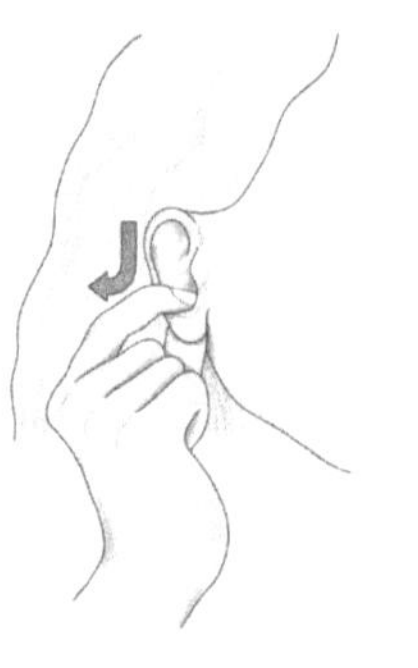

1. Dehnen Sie mit Zeigefinger und Daumen sanft den äußeren Ohrmuschelrand **nach unten** und **nach außen** in Richtung Hinterkopf. Halten Sie die Position für zehn Sekunden, und atmen Sie dabei tief. Lassen Sie das Ohr los. Dann öffnen und schließen Sie den Mund zweimal und schlucken einmal.
2. Führen Sie Zeigefinger und Daumen zu einer anderen Stelle der Ohrmuschel. Dehnen Sie das Ohr **sanft nach unten** und **nach außen** zum Hinterkopf hin. Halten Sie zehn Sekunden, und atmen Sie tief ein. Lassen Sie das Ohrläppchen los, öffnen und schließen Sie den Mund zweimal und schlucken Sie einmal.

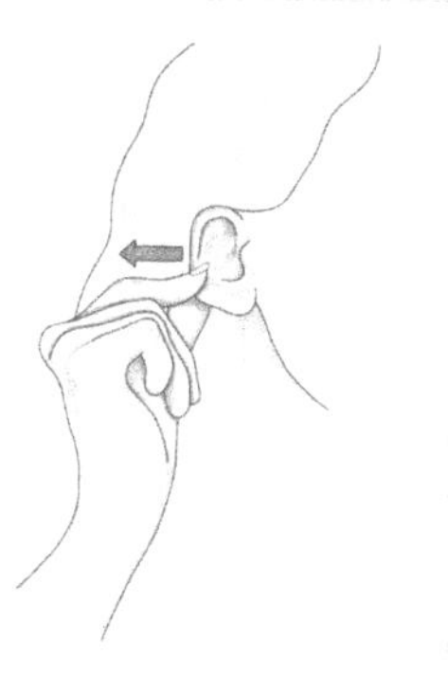

3. Arbeiten Sie weiter entlang der Ohrmuschel bis zum oberen Ende des Ohrs. Dehnen Sie das Ohr an jeder Stelle **sanft nach außen** in Richtung Hinterkopf, und bleiben Sie jeweils für zehn Sekunden so. (Möglichst keine Ohrringe tragen.)
4. Führen Sie auf der Innenseite des oberen Randes der Ohrmuschel winzige C-Griffe aus. Dort ist der Knorpel sehr dünn. Streichen Sie **nach unten und außen,** um die Lymphe vom Gesicht wegzuleiten.

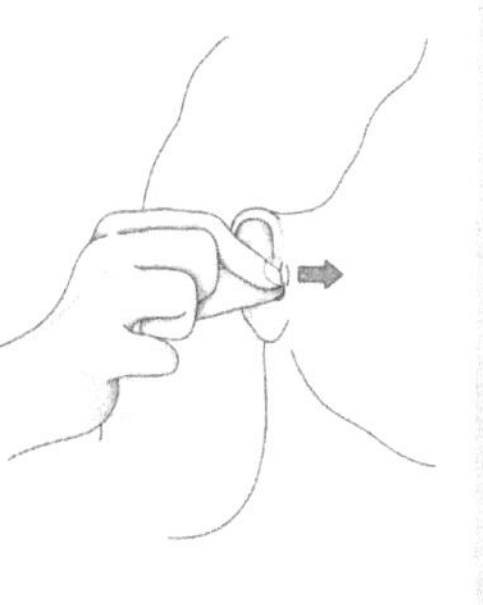

5. Umfassen Sie mit Daumen und Zeigefinger den Tragus. Das ist der kleine, dickere Knorpelteil am Eingang des Gehörkanals. Dehnen Sie ihn sanft für zehn Sekunden in Richtung Wange. Bewegen Sie ihn auf und ab, und dehnen Sie ihn nochmals zur Wange hin. Lassen Sie das Ohr los, öffnen und schließen Sie den Mund zweimal und schlucken Sie einmal.
6. Legen Sie Ihre Finger auf das Schläfenbein vor dem Ohr. Bewegen Sie sich mit winzigen C-Griffen nach oben zum Haaransatz, über das Ohr und dann den Hals hinunter. Fünfmal wiederholen.

Schritt 12

Wiederholen Sie Schritt 11 am anderen Ohr.

Schritt 13

Streichen Sie sanft vom Kinn zu den Ohren, von den Wangen zu den Ohren und von der Stirn zu den Ohren. Dreimal wiederholen.

Schritt 14

Wiederholen Sie Schritt 3: »Spock-Griff«.

Schritt 15

Wiederholen Sie Schritt 5: Massieren Sie das Hinterhauptsbein.

Schritt 16

Streichen Sie sanft den Hals abwärts zum Nacken. Fünfmal wiederholen.

Schritt 17

Den Hals dehnen: Senken Sie Ihren Kopf zur rechten Schulter. Halten Sie die Position für drei Sekunden, und atmen Sie dabei ein und aus. Senken Sie ihn dann zur linken Schulter. Halten Sie die Position für drei Sekunden, und atmen Sie dabei ein und aus. Jeweils zweimal wiederholen.

Schritt 18

Wiederholen Sie Schritt 2: Hals-Sequenz.

Schritt 19

Wiederholen Sie Schritt 1: Stimulieren Sie den rechten und den linken supraklavikulären Lymphknoten mit den Fingerkuppen.

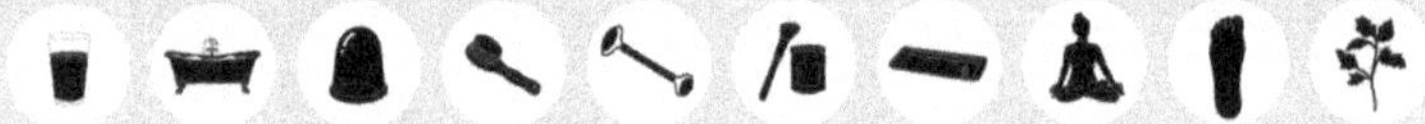

Kopfschmerzen

Ich entwickelte die folgende Sequenz, nachdem ich von der bahnbrechenden Entdeckung des bis vor wenigen Jahren noch unbekannten glymphatischen Systems im Gehirn erfahren hatte (wie in Kapitel 2 erläutert). 2012 wurden im Gehirn Gefäßstrukturen entdeckt, die eine wichtige Rolle bei neuroinflammatorischen Erkrankungen und Gehirninfektionen spielen. Sie transportierten wie die Lymphgefäße Flüssigkeit und Immunzellen. Wenn wir schlafen, reinigt das glymphatische System das Gehirn und spült Abfallprodukte des Stoffwechsels über die 2015 entdeckten Lymphgefäße in der Hirnhaut in die Halslymphknoten.

Neurowissenschaftler entdeckten, dass die Lymphgefäße im Gehirn dazu beitragen, amyloide Plaques auszuleiten. Das sind die Eiweißablagerungen zwischen den Nervenzellen des Gehirns, die bei Alzheimer-Patienten gehäuft vorkommen und für die Störung der Zellfunktion verantwortlich sind. Das macht die Notwendigkeit einer guten Nachtruhe noch dringlicher. Mit zunehmendem Alter verengen sich die Lymphgefäße im Gehirn, wodurch es schwieriger wird, Ablagerungen von den Neuronen zu entfernen, damit diese gut funktionieren und kommunizieren. Ich kann die Bedeutung dieser Entdeckung nicht genug betonen.

Die National Institutes of Health sind überzeugt, dass es durch die weitere Erforschung der Verbindung zwischen dem glymphatischen System und der Reinigung des Hirns neue Behandlungsmöglichkeiten für neurologische Erkrankungen geben wird. Eine gute Lymphgesundheit ist Voraussetzung für eine gute Gehirngesundheit!

Während die Forschung an der Behandlung verengter Lymphbahnen arbeitet, können Sie mithilfe der Selbstmassage selbst einen Teil dazu beitragen. Sie wissen nun, wie die Lymphgefäße auf Berührung und Bewegung reagieren. Sie werden bemerken, dass sich durch die Anwendung der folgenden Sequenz Kopfschmerzen, Schwindelattacken und Brain Fog verbessern, weil Sie die Aufnahme und den Abtransport von Zellpartikeln erhöhen. Ich habe wunderbare Ergebnisse bei Migräne, stressbedingten Kopfschmerzen oder Krankheiten wie Borreliose und Autoimmunerkrankungen wie Lupus erzielt, die Kopfschmerzen verursachen.

Machen Sie sich vorab bewusst, dass die rechte Seite Ihres Kopfes zu den rechten supraklavikulären Lymphknoten entwässert, die linke Seite Ihres Kopfes zu den Knoten auf der linken Seite. Stellen Sie sich bei dieser Sequenz vor, dass die Flüssigkeit Ablagerungen wegschafft, so wie Regenwasser Blätter aus der Regenrinne wegspült. So wird der Weg frei für frisches Wasser, das mühelos seinen Weg findet.

Schritt 1

Stimulieren Sie den rechten und den linken supraklavikulären Lymphknoten, indem Sie die Fingerkuppen **nach unten** in die Schlüsselbeingruben drücken. Machen Sie eine J-Bewegung, während Sie **leicht nach unten** und **nach außen** in Richtung Ihrer Schultern drücken. Zehnmal wiederholen.

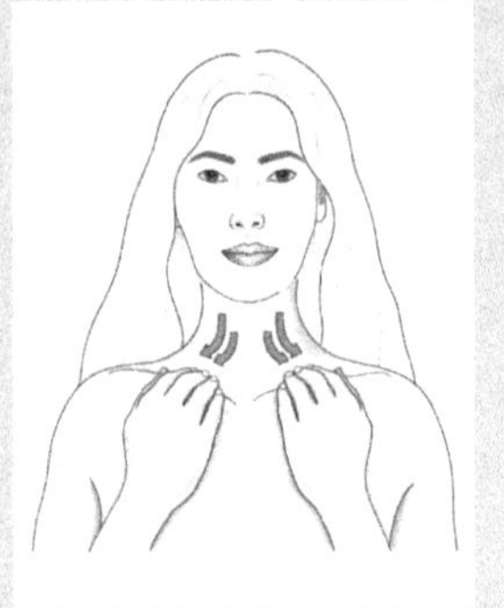

Schritt 2

Führen Sie die Hals-Sequenz durch. Sie besteht aus drei Schritten:

1. Legen Sie beide Handflächen auf den Halsansatz. Streichen Sie die Haut **sanft nach unten** in Richtung Schlüsselbein. Zehnmal wiederholen.

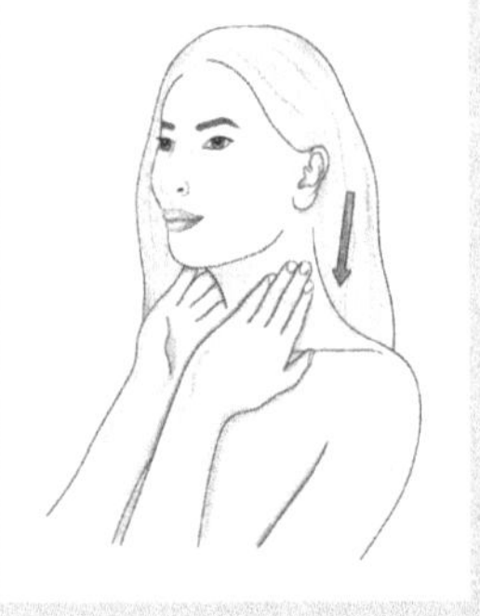

2. Legen Sie Ihre Hände höher, sodass Ihre kleinen Finger in den hinteren Ohrfurchen liegen. Ihre Fingerkuppen zeigen diagonal nach hinten. Dehnen Sie mit den Handflächen die Haut **nach unten** in Richtung Hals. Fünfmal wiederholen.
3. Streichen Sie sanft den ganzen Hals hinunter. Fünfmal wiederholen. Schlucken Sie einmal.

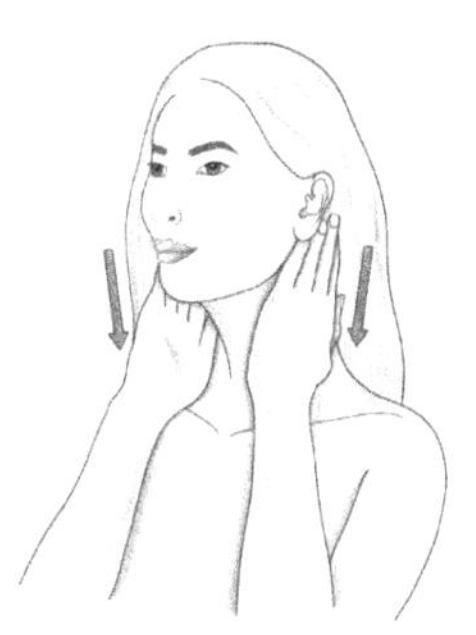

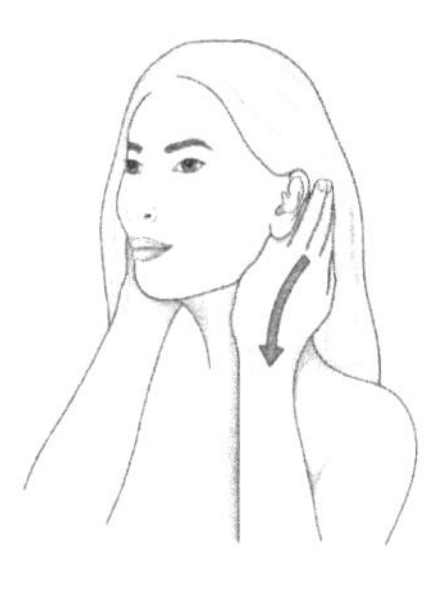

Schritt 3

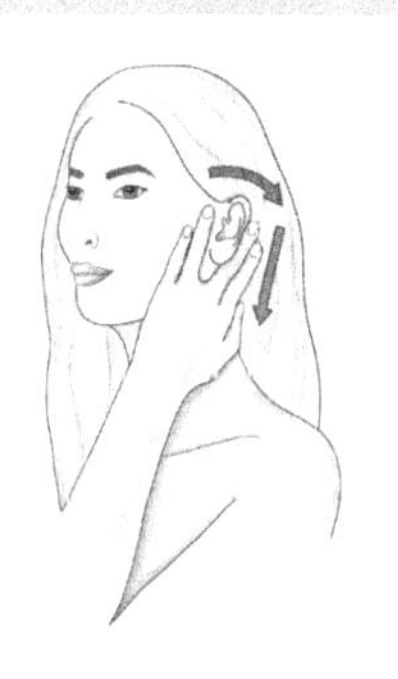

Spreizen Sie Mittel- und Ringfinger zu einem V, wie im »Spock-Griff« beschrieben. Legen Sie Mittel- und Zeigefinger in die hintere Ohrfurche und Ring- und kleinen Finger vor die Ohren. Massieren Sie **sanft** in einem C-Griff **nach hinten und nach unten.** Zehnmal wiederholen. Dadurch werden die Lymphknoten vor und hinter den Ohren stimuliert. Die Bewegung sollte rhythmisch und wohltuend sein. Schlucken Sie einmal.

Schritt 4

Den Hals dehnen: Senken Sie Ihren Kopf zur rechten Schulter. Halten Sie die Position für drei Sekunden, und atmen Sie dabei ein und aus. Senken Sie ihn dann zur linken Schulter. Halten Sie für drei Sekunden, und atmen Sie dabei ein und aus. Jeweils zweimal wiederholen. Rollen Sie den Kopf, wenn es angenehm für Sie ist.

Schritt 5

Atmen Sie ein, und ziehen Sie beide Schultern bis zu den Ohren hoch. Atmen Sie aus, und lassen Sie die Schultern sinken. Fünfmal wiederholen.

Schritt 6

Legen Sie Ihre Fingerkuppen am Hinterhauptsbein des Kopfs an. Es bildet den Übergang zum Hals. Die Finger berühren sich, die Fingerkuppen wandern **sanft nach unten** und gleiten dann wie ein sanfter Wasserfall den Hals hinab. Zehnmal wiederholen.

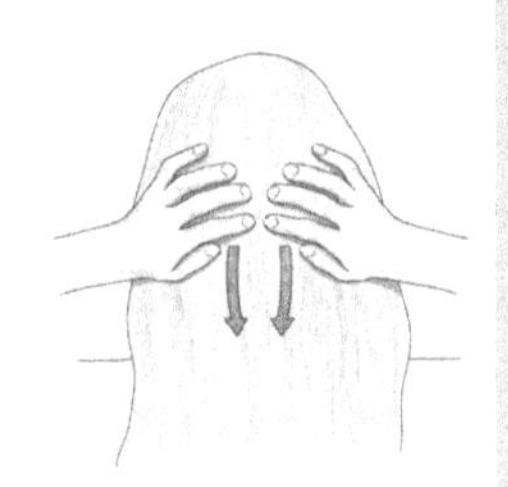

Schritt 7

Stimulieren Sie die Nacken-Lymphzone: Legen Sie die Hände auf die Schultern, die Ellbogen zeigen gerade nach vorn. Atmen Sie ein, und lassen Sie beim Ausatmen die Ellbogen sinken, wobei die Fingerkuppen auf den Schultern bleiben. Fünfmal wiederholen. Dadurch wird die Lymphflüssigkeit vom Nacken zu den Knoten oberhalb des Schlüsselbeins transportiert.

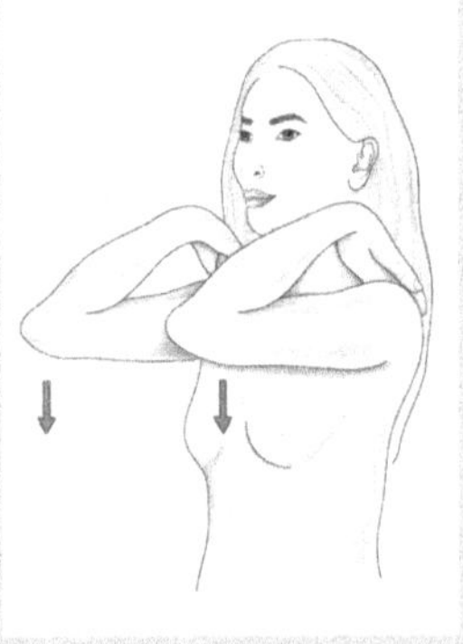

Schritt 8

Machen Sie **leichte** Bürstenstriche vom Kinn zu den Ohren, von den Wangen zu den Ohren und von der Stirn zu den Ohren. Dreimal wiederholen.

Schritt 9

Massieren Sie Ihre Kopfhaut, als ob Sie Ihre Haare waschen würden. Massieren Sie den ganzen Kopf bis zur Rückseite und hinunter bis zum Nacken, um Ihr glymphatisches System zu stimulieren. Stellen Sie sich Ihr Gehirn wie frisch gewaschen und hell glänzend vor.

Schritt 10

Zeichnen Sie in drei Schritten Regenbögen auf Ihren Kopf:

1. Setzen Sie die Fingerkuppen Ihrer rechten Hand oben auf dem Scheitel auf. Machen Sie mit dem Handballen Regenbögen auf der rechten Kopfseite abwärts, um die Flüssigkeit in Richtung Nacken zu bewegen. Stoppen Sie kurz hinter Ihrem rechten Ohr. Fünfmal wiederholen, ebenso auf der linken Seite.
2. Legen Sie Ihre rechte Hand etwas weiter unten und näher am Ohr auf. Machen Sie mit dem Handballen Regenbögen **nach unten** in Richtung Ihres Nackens. Fünfmal wiederholen, ebenso auf der linken Seite.
3. Legen Sie beide Hände auf den Hinterkopf. Machen Sie mit den Handballen C-Bewegungen den ganzen Nacken hinunter. Fünfmal wiederholen.

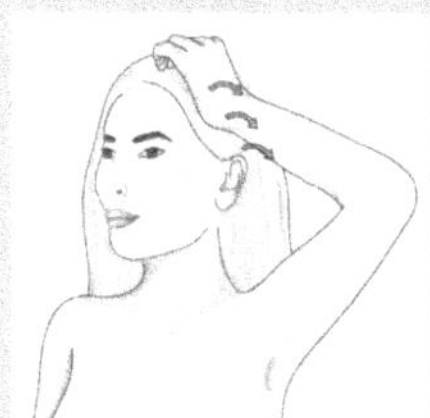
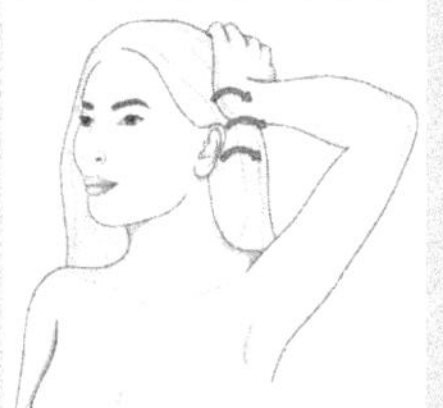
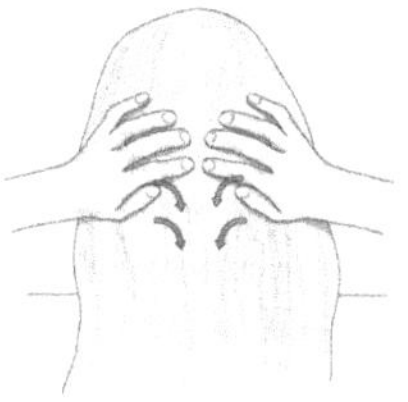

Schritt 11

Legen Sie die Hände hinter die Ohren, wobei die kleinen Finger in den hinteren Ohrfurchen liegen. Führen Sie die Handballen in einer **sanften** C-Bewegung **nach unten.** Zehnmal wiederholen.

Schritt 12

Wiederholen Sie Schritt 3: »Spock-Griff«.

Schritt 13

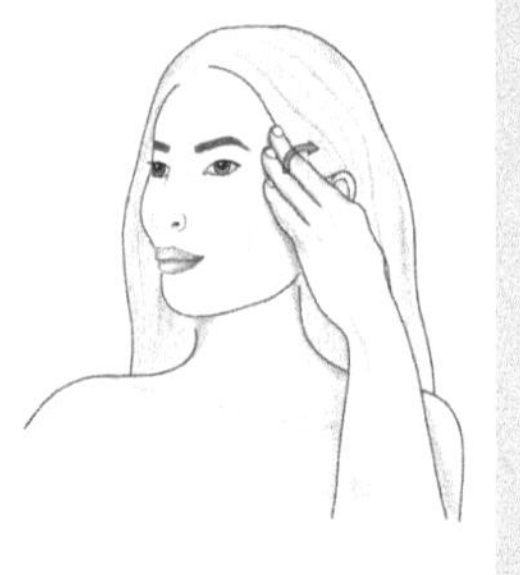

Massieren Sie Ihre Schläfen mit leichten C-Griffen. Sie finden den Punkt, den die meisten Menschen bei Kopfschmerzen leicht massieren, beim Öffnen und Schließen Ihres Mundes. Ein wunderbarer Bereich für die sanfte und liebevolle Selbstmassage, falls Sie nachts knirschen und unter Kiefergelenkschmerzen leiden. Zehnmal wiederholen. Schlucken Sie einmal.

Schritt 14

Wiederholen Sie Schritt 10: Zeichnen Sie Regenbögen auf Ihren Kopf.

Schritt 15

Wiederholen Sie Schritt 9: Massieren Sie Ihre Kopfhaut, als würden Sie Ihre Haare waschen.

Schritt 16

Wiederholen Sie Schritt 6: Massieren Sie das Hinterhauptsbein des Kopfs. Schlucken Sie zweimal.

Schritt 17

Wiederholen Sie Schritt 8: Streichen Sie sanft vom Kinn zu den Ohren, von den Wangen zu den Ohren und von der Stirn zu den Ohren.

Schritt 18

Wiederholen Sie Schritt 4: Dehnen Sie Ihren Hals.

Schritt 19

Kreisen Sie Ihren Kopf langsam in jede Richtung. Überspringen Sie diesen Schritt, falls Sie zu Schwindelanfällen neigen.

Schritt 20

Wiederholen Sie Schritt 5: Atmen Sie ein, und ziehen Sie beide Schultern bis zu den Ohren hoch. Fünf Sekunden den Atem anhalten, ausatmen und die Schultern fallen lassen. Fünfmal wiederholen.

Schritt 21

Reiben Sie Ihre Handflächen kräftig aneinander. Sobald sie sich erwärmt haben, legen Sie sie über Ihre Augen. Lassen Sie sie dort für zehn Sekunden liegen, während Sie tief einatmen. Nachdem Sie die Hände weggenommen haben, drücken Sie die Handflächen gegen die Wangenknochen.

Schritt 22

Wiederholen Sie Schritt 7: Stimulieren Sie die Nacken-Lymphzone.

Schritt 23

Wiederholen Sie Schritt 1: Stimulieren Sie den rechten und den linken supraklavikulären Lymphknoten mit den Fingerkuppen.

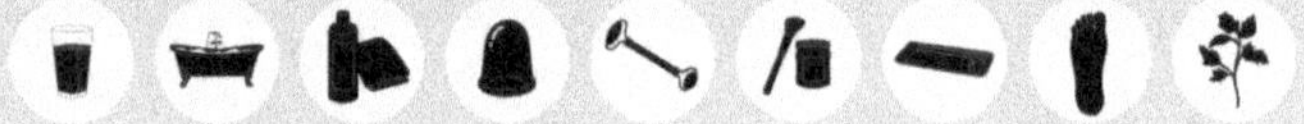

Verstopfte Nasennebenhöhlen und Allergien

Ihre Nase besteht aus zwei Nasenhaupthöhlen, die mit mehreren Nebenhöhlen in Ihrem Gesichtsschädel verbunden sind. Zu diesen luftgefüllten Hohlräumen gehören die Kieferhöhlen auf beiden Seiten der Nasenöffnungen, die Stirnbeinhöhle über den Augen und die Siebbeinhöhlen seitlich des Nasenrückens. An das Siebbein schließt sich die Keilbeinhöhle an. Wie der ganze Atemtrakt sind sie mit einer Schleimhaut bedeckt, die Ihre Atemwege vor schädlichen Keimen schützt.

In Ihren Nasennebenhöhlen wird die einströmende Luft gefiltert und gereinigt, bevor sie in die Lungen gelangt. Die Flüssigkeit aus Ihren Nasennebenhöhlen muss frei abfließen können. Allergien, Infektionen (die noch mehr Schleim produzieren) und andere Irritationen können das Gewebe der Kieferhöhlen entzünden. Durch die verdickte Schleimhaut werden die Luftwege verengt, und das Atmen fällt schwer. Die Entzündung kann aber auch die Stirnhöhlen über den Augen und die Keilbeinhöhlen befallen. Durch die Nähe zum Gehirn besteht bei einer chronischen Entzündung der Schleimhaut die Gefahr einer Hirnhautentzündung.

Falls Ihre Nebenhöhlenprobleme eine allergische Reaktion sind, können Sie die Auslöser mithilfe eines Allergietests bestimmen, zum Beispiel Pollen. Die Ursachen liegen möglicherweise aber auch in

Ihrer Ernährung oder in Ihrem Umfeld. Auch eine verkrümmte Nasenscheidewand kann die Atmung behindern.

Unabhängig von den individuellen Ursachen ist die folgende Sequenz darauf ausgerichtet, die Nasennebenhöhlen zu öffnen, überschüssigen Schleim abzuleiten und die Abflusswege in Ihrem Hals zu reinigen. Ich leite an einigen Stellen zum Schlucken an, um Kontraktionen der glatten Muskulatur auszulösen, die beim Schlucken und beim Abtransport von Flüssigkeit in Kopf und Nacken beteiligt ist.

Durch das Massieren bestimmter Punkte am Kopf können Sie Druckgefühle und Schmerzen um Ihre Wangenknochen, Ihren Kiefer und Ihren Hals herum lindern. Wenn jemand keine Erklärung für seine Nebenhöhlenprobleme hat, frage ich oft nach, ob vor Kurzem eine Zahnbehandlung durchgeführt wurde, denn dadurch können Bakterien aus dem Mund in die Nebenhöhlen gelangt sein.

Ebenso rate ich, eine Bestandsaufnahme der emotionalen Landschaft durchzuführen. Gedanken werden im präfrontalen Kortex des Gehirns gebildet, der direkt über den Nasennebenhöhlen liegt. Oft erzeugt mentaler Stress eine muskuläre Verspannung, die diesen Bereich unter Druck setzt. Das kann durchaus auch auf Sie zutreffen, wenn Sie das Gefühl haben, dass Ihre Gedanken energetisch gesehen Ihre Fantasie und Vorstellungskraft blockieren.

Schritt 1

Stimulieren Sie den rechten und den linken supraklavikulären Lymphknoten, indem Sie die Fingerkuppen nach unten in die Schlüsselbeingruben drücken. Machen Sie eine J-Bewegung, während Sie **leicht nach unten und nach außen** in Richtung Ihrer Schultern drücken. Zehnmal wiederholen.

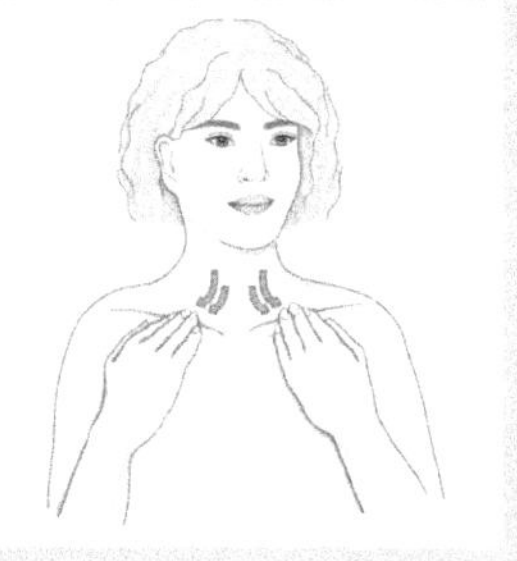

Schritt 2

Führen Sie die Hals-Sequenz durch. Sie besteht aus drei Schritten:

1. Legen Sie beide Handflächen auf den Halsansatz. Streichen Sie die Haut **sanft nach unten** in Richtung Schlüsselbein. Zehnmal wiederholen.
2. Legen Sie Ihre Hände höher, sodass Ihre kleinen Finger in den hinteren Ohrfurchen liegen. Ihre Fingerkuppen zeigen diagonal nach hinten. Dehnen Sie mit den Handflächen die Haut **nach unten** in Richtung Hals. Fünfmal wiederholen.
3. Streichen Sie sanft den ganzen Hals hinunter. Fünfmal wiederholen. Schlucken Sie einmal.

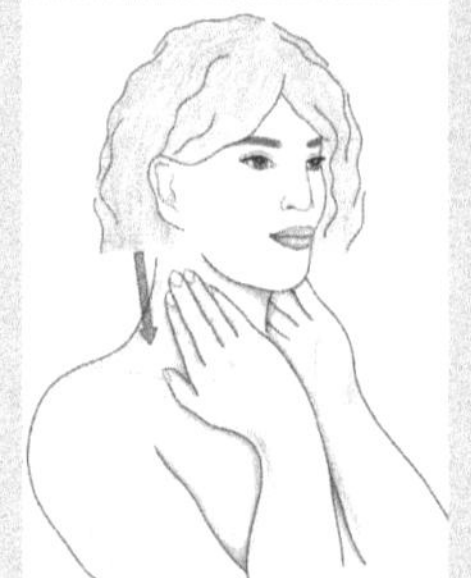
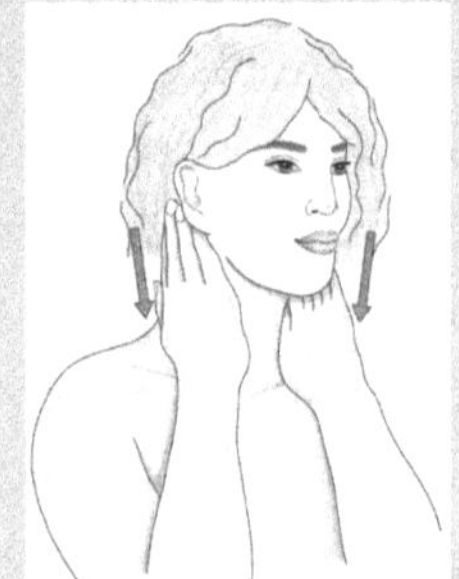
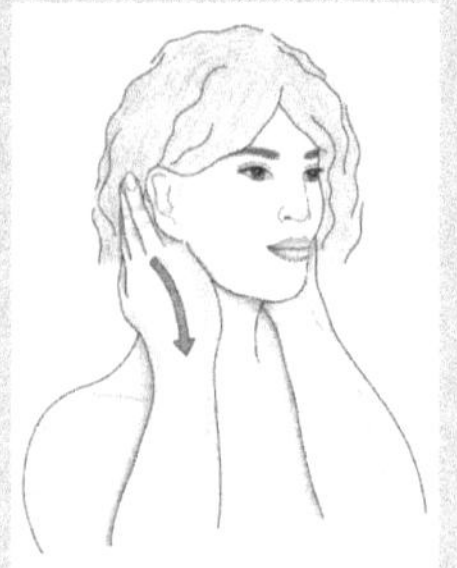

Schritt 3

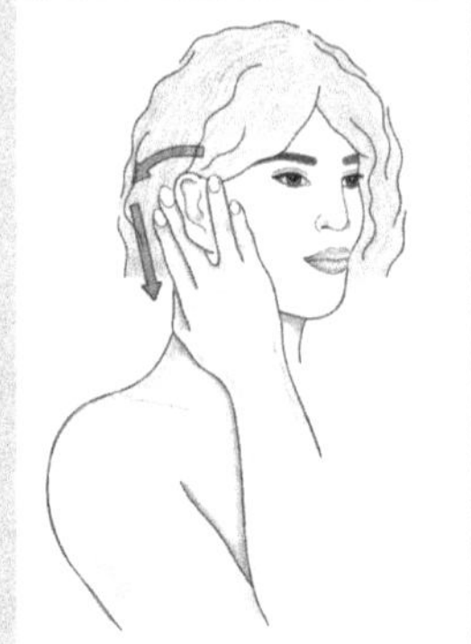

Spreizen Sie Mittel- und Ringfinger zu einem V wie im »Spock-Griff« beschrieben. Legen Sie Mittel- und Zeigefinger in die hintere Ohrfurche und Ring- und kleinen Finger vor die Ohren. Massieren Sie **sanft** in einem C-Griff **nach hinten und nach unten.** Zehnmal wiederholen. Dadurch werden die Lymphknoten vor und hinter den Ohren stimuliert. Die Bewegung sollte wohltuend sein. Schlucken Sie einmal.

Schritt 4

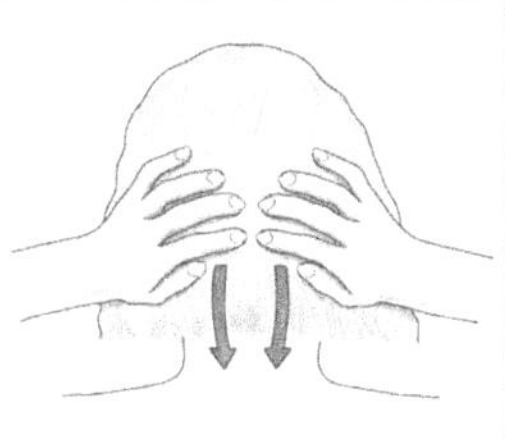

Legen Sie Ihre Fingerkuppen am Hinterhauptsbein des Kopfs an. Es bildet den Übergang zum Hals. Die Finger berühren sich, die Fingerkuppen wandern **sanft nach unten** und gleiten dann wie ein sanfter Wasserfall über den Hals **nach unten.** Zehnmal wiederholen.

Schritt 5

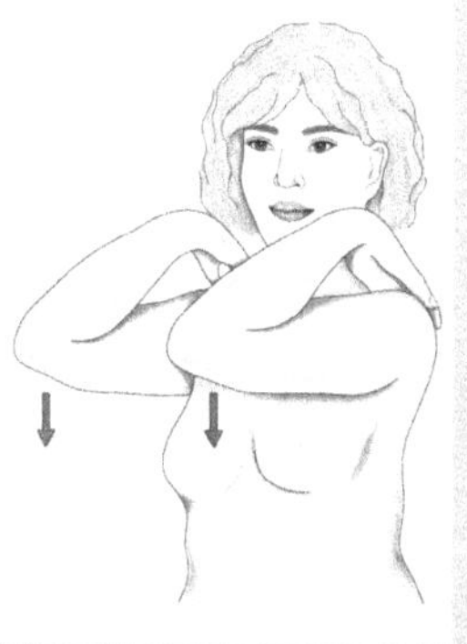

Stimulieren Sie die Nacken-Lymphzone: Legen Sie die Hände auf die Schultern, die Ellbogen zeigen gerade nach vorn. Atmen Sie ein, und lassen Sie beim Ausatmen die Ellbogen sinken, wobei die Fingerkuppen auf den Schultern bleiben. Dadurch wird die Lymphflüssigkeit vom Hals zu den Knoten oberhalb des Schlüsselbeins transportiert. Fünfmal wiederholen.

Schritt 6

Machen Sie **leichte** Bürstenstriche vom Kinn zu den Ohren, von den Wangen zu den Ohren und vom Nasenrücken hoch zur Stirn und zu den Ohren. Dreimal wiederholen.

Schritt 7

Massieren Sie mit den Fingerkuppen überlappende C-Griffe vom Kinn zu den Ohrläppchen. Dies ist das Lymph-Abflussmuster der Zähne, Speicheldrüsen, Mund, Lippen und Zunge. Dreimal wiederholen.

Schritt 8

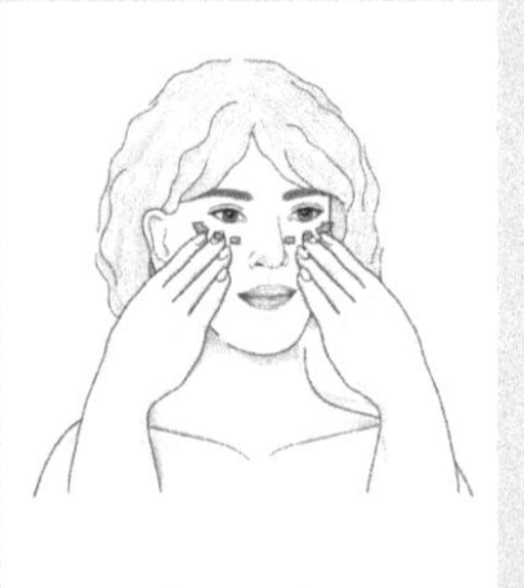

Massieren Sie mit den Fingerkuppen kleine C-Griffe von den Wangen zu den Ohren. Dadurch werden die Parotislymphknoten (die unter anderem die Nasenhöhle drainieren) und die Halslymphknoten (die Ihre Mandeln drainieren) angeregt. Dreimal wiederholen.

Schritt 9

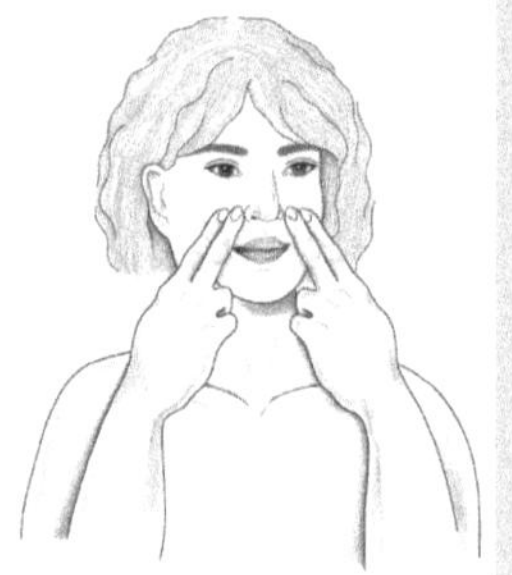

Legen Sie zwei Finger neben den Nasenflügeln auf. Dort befinden sich Ihre Nebenhöhlen. Drücken Sie mit den Fingerkuppen **sanft nach unten und nach außen.** Dadurch wird die Flüssigkeit in Ihrer Nasenhöhle drainiert. Bitte achten Sie darauf, nicht zu tief und zu stark zu drücken. Atmen Sie tief durch die Nase ein und aus (wenn sie nicht verstopft ist). Fünfmal wiederholen.

Schritt 10

Legen Sie Ihre Finger etwas weiter oben auf. Drücken Sie **sanft nach unten und nach außen.** Dehnen Sie die Haut für zehn Sekunden, und atmen Sie tief ein und aus. Dreimal wiederholen.

Schritt 11

Klopfen Sie **sanft** mit den Fingerkuppen von der Nase über die Wangenknochen zu den Ohren. Fünfmal wiederholen.

Schritt 12

Machen Sie **leichte** Bürstenstriche von der Nasenwurzel über die Wangen zu den Ohren.

Schritt 13

Legen Sie die Finger nun unter die Augen, und spreizen Sie die Finger. Drücken Sie **leicht** auf die Haut, und halten Sie den Druck drei Sekunden lang. Atmen Sie dabei tief ein und aus. Hier spüren Sie die Erhebung Ihrer Wangenknochen. Streichen Sie **sanft** entlang der Wangenknochen zu den Ohren. Fünfmal wiederholen.

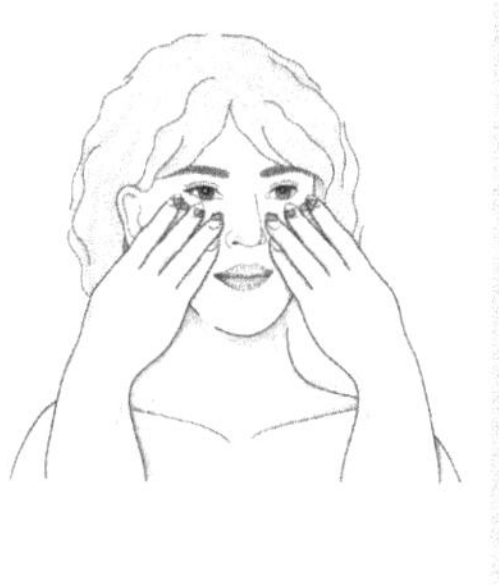

Schritt 14

Klopfen Sie **sanft** mit den Fingerkuppen entlang Ihrer Wangenknochen in Richtung Schläfen. Fünfmal wiederholen.

Schritt 15

Massieren Sie mit den Fingerkuppen **leichte** C-Griffe entlang des Schläfenbeins. Fünfmal wiederholen. Schlucken Sie einmal.

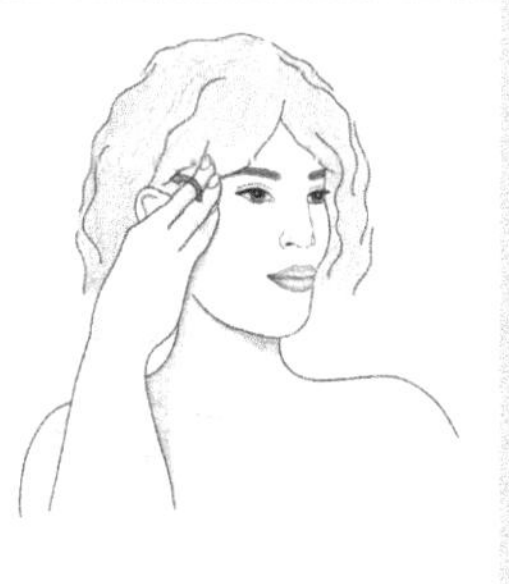

Schritt 16

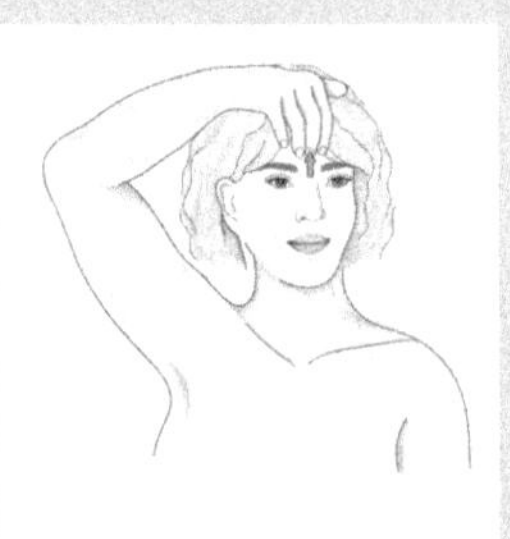

Massieren Sie von der Mitte Ihrer Augenbrauen aus nach oben zur Stirn, wo das sechste Chakra, auch als »Drittes Auge« und »Zentrum der Intuition« bezeichnet, liegt. Dies ist ein wichtiger Massagepunkt für Ihre Nasennebenhöhlen und Allergien (und die Botox-Linie). Fünfmal wiederholen.

Schritt 17

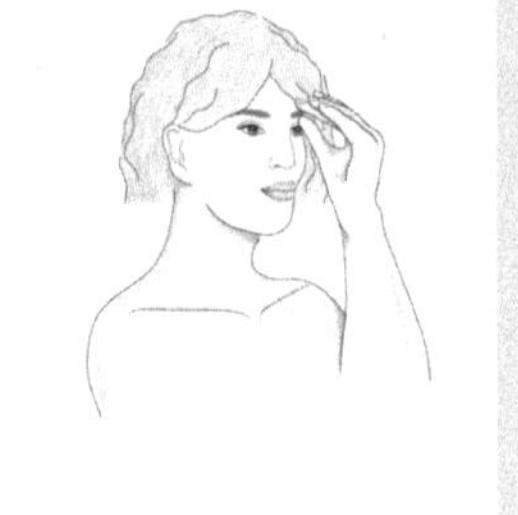

Legen Sie Ihre Mittelfinger an das innere Ende der Augenbrauen. Schieben Sie die Augenbrauen **sanft** zusammen, und heben Sie sie an. Halten Sie die Dehnung für zehn Sekunden. Zweimal wiederholen.

Schritt 18

Heben Sie mit Daumen und Mittelfinger die Mitte und dann das äußere Ende Ihrer Augenbrauen an. Zweimal wiederholen.

Schritt 19

Machen Sie **leichte** Bürstenstriche entlang Ihrer Augenbrauen, um die Flüssigkeit in Richtung der Ohren zu bewegen. Dreimal wiederholen.

Schritt 20

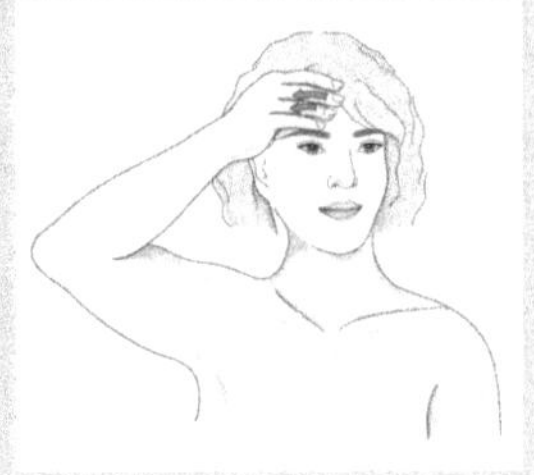

Streichen Sie über Ihre Stirn in Richtung Ohren. Massieren Sie den obersten Punkt der Stirn am Haaransatz. Fünfmal wiederholen.

Schritt 21

Wiederholen Sie Schritt 15: Massieren Sie Ihre Schläfen mit **sanften** C-Griffen. Zehnmal wiederholen.

Schritt 22

Wiederholen Sie Schritt 6: Machen Sie **leichte** Bürstenstriche vom Kinn zu den Ohren, von den Wangen zu den Ohren und vom Nasenrücken hoch zur Stirn und zu den Ohren. Dreimal wiederholen.

Schritt 23

Wiederholen Sie Schritt 4: Massieren Sie das Hinterhauptsbein. Streichen Sie vom Bereich hinter den Ohren hinunter zum Nacken.

Schritt 24

Wiederholen Sie Schritt 3, den »Spock-Griff«.

Schritt 25

Wiederholen Sie Schritt 2: Hals-Sequenz.

Schritt 26

Wiederholen Sie Schritt 1: Stimulieren Sie den rechten und den linken supraklavikulären Lymphknoten mit den Fingerkuppen.

Hinweis: Ich empfehle, nach der Behandlung ein Dampfbad, eine Nasenspülung oder eine warme Kompresse anzuwenden.

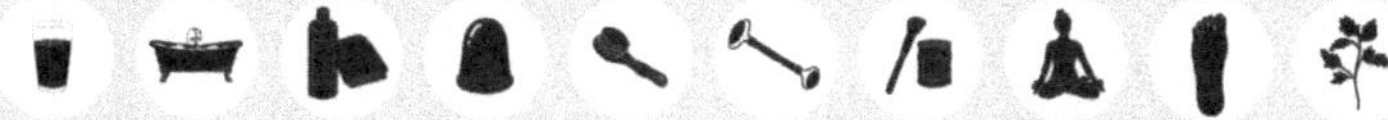

Gesunde Verdauung

Tiefe Zwerchfellatmung
Bauchmassage

Verdauungsprobleme

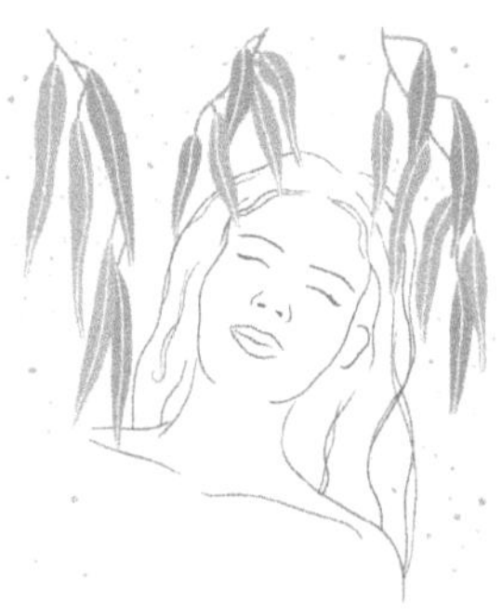

Von der Nahrung, die wir essen, über den Stress, dem wir ausgesetzt sind, bis hin zu den Medikamenten, die wir einnehmen, fällt unsere Magen-Darm-Gesundheit oft den Herausforderungen des modernen Lebens zum Opfer. Aber ein ausgeglichener Darm ist wichtig für ein gesundes Immunsystem, eine funktionierende Verdauung und einen strahlenden Teint.

Die meisten Menschen kommen wegen Blähungen und anderer Verdauungsprobleme zu mir. »Verdauungsprobleme« ist wahrscheinlich das Kästchen, das am häufigsten auf meinem Aufnahmeformular angekreuzt wird. Wie in Kapitel 2 beschrieben, sind Darmentzündungen heute weit verbreitet. Das ist zu einem nicht geringen Teil auf minderwertige Lebensmittel, Chemikalien und Antibiotika zurückzuführen. Aber auch Stress fordert seinen Tribut von unseren Bäuchen. Viele klagen: »Ich ernähre mich größtenteils biologisch, aber ich bin trotzdem ständig aufgebläht.« Die meisten dieser Leute sind chronisch gestresst, was oft die Ursache hinter ihren Verdauungsproblemen ist.

In der westlichen Kultur ist es so etwas wie ein Tabu, sich den Bauch zu massieren. Das finde ich schade, da die meisten unserer lebenswichtigen inneren Organe und lymphatischen Organe bekanntlich im Bauchraum liegen. Aus dieser Quelle sind wir alle entsprungen; wir haben uns entlang unserer Nabelschnur nach außen zum Nabel entwickelt. Dünndarm, Dickdarm, Leber, Milz, Magen und Gallenblase sind ständig in Bewegung. Das ist für eine einwandfreie

Funktion der Organe notwendig. Durch Stress, einen ungesunden Lebensstil und falsche Ernährung werden sie belastet und träge. Viele Menschen leiden unter Verstopfung oder unregelmäßiger Verdauung und machen sich deshalb Sorgen.

Als ich aufs College ging, war meine Verdauung sehr anfällig aufgrund von hormonellen Veränderungen, Stress und wegen des ungesunden Essens in der Mensa. Egal, was ich aß, ich bekam Blähungen. Wenn ich es nur wagte, Schokolade anzuschauen, fühlte es sich an, als hätte ich zwei Kilogramm zugenommen. Einer der Gründe, warum ich Lymphtherapeutin wurde, waren die wohltuenden, entlastenden Lymphdrainage-Behandlungen an der Massageschule. Nicht nur die Blähungen verschwanden, auch meine Akne besserte sich. Nach Lymphdrainage-Behandlungen fühlte ich mich sofort leichter, ich hatte mehr Energie und Vitalität.

Im Laufe meiner Berufstätigkeit habe ich vielen unter chronischen Entzündungen Leidenden mithilfe von Lymphdrainage-Techniken im Bauchraum helfen können. Da Leber, Gallenblase, Milz, Dickdarm und Dünndarm an der Ausscheidung beteiligt sind, halte ich es für wichtig, dass Sie Ihre Anatomie kennen, um den Lymphfluss im Verdauungstrakt zu harmonisieren.

Die folgende Sequenz soll Verspannungen im Darm lösen, eine gesunde Verdauung fördern, die Fettverbrennung steigern, Entzündungen reduzieren und Stress und Ängste abbauen.

Wie man Blähungen loswird

Maxine, Mitte dreißig, kam auf Empfehlung eines integrativen Arztes zu mir. Sie vermutete, ihr Arbeitsstress sei die Ursache für ihre Verstopfung und Blähungen. Sie konnte zwar ihren Job in nächster Zeit nicht wechseln, aber ihr war bewusst, dass sie ihre Verdauungsprobleme angehen musste. Sie verspürte Druck und belastende Emotionen in ihrem Bauch. Sie erzählte mir, dass sie in der Schule vor Prüfungen immer Verstopfung gehabt hatte, und sie bekam Magenschmerzen bei großen Gesellschaften und am Arbeitsplatz. Obwohl Maxine ihre Ernährung umgestellt hatte, litt sie seit Jahrzehnten unter ihrer Verstopfung. Nun fragte sie sich, ob es wohl einen Zusammenhang zwischen ihrem Stresspegel und ihrer trägen Verdauung gab. Sie hatte festgestellt, dass ihr Magen keine Probleme machte, wenn sie im Urlaub war oder wenn sie sich nicht permanent überfordert fühlte. Nach jeder unserer Sitzungen schickte sie mir eine SMS mit einem »Happy-Poop«-Emoji und jubelte vor Freude, wenn sich ihr Darm bewegte.

Ich brachte Maxine die Zwerchfellatmung und die Bauchmassage bei, damit sie zwischen den Terminen selbstständig damit weitermachen konnte. Ich legte ihr ebenso ans Herz, tagsüber viel Wasser zu trinken, damit ihre Lymphbahnen nicht austrockneten. Ein paar Monate später erzählte sie mir, dass ihre Verstopfung verschwunden sei und sie sogar ein paar Pfunde verloren hätte! Auch ihre Blähungen hätten sich aufgelöst. Sie wendete oft die Atemtechniken an, die ich ihr beigebracht hatte. Mit diesen Hilfsmitteln fühlte sie sich besser gerüstet, um mit dem Stress umzugehen, dem sie bei der Arbeit ausgesetzt war.

Tiefe Zwerchfellatmung

Die meisten Leute atmen nicht richtig. Eine flache Brustatmung – was für die meisten von uns zutrifft – ist nicht dasselbe wie die Zwerchfellatmung. Wie Sie bereits weiter vorn erfahren haben, ist die tiefe Zwerchfellatmung eine der wirkungsvollsten Maßnahmen, um Ihren Lymphfluss von der unteren Körperhälfte und den Beinen nach oben in Richtung Herz zu bewegen.

Ihre lumbalen Lymphknoten drainieren die Bauchorgane und die Bauchwand. Versuchen Sie, sich vorzustellen, wie die Lymphgefäße in Ihrem Magen-Darm-Trakt Sie reinigen, Fett aufnehmen und Abfallstoffe ausscheiden, während Sie die tiefe Atemtechnik anwenden. Um die aktive Bewegung Ihres Verdauungssystems zu stimulieren, wenden Sie die einfachen Schritte der folgenden Sequenz an. Sie werden sich innerhalb weniger Minuten ruhiger und ausgeglichener fühlen.

Schritt 1

Machen Sie es sich in Rückenlage bequem. Legen Sie Ihre Hände flach auf den Bauch. Achten Sie darauf, dass Ihre Ellbogen entspannt sind. Wenn Sie genügend Platz haben, legen Sie Kissen unter Ihre Arme, damit keine Spannung im Körper entsteht. Entspannen Sie Ihren Kiefer, Ihren Hals und Ihre Stirn.

Schritt 2

Atmen Sie lang und tief ein, und dehnen Sie Ihren Bauch in die Hände hinein, als ob Sie einen Ballon aufblasen würden. Zählen Sie beim Einatmen bis fünf. Zählen Sie beim Ausatmen von fünf rückwärts, und entspannen Sie Ihren Bauch. Atmen Sie erneut ein. Spüren Sie beim Ausatmen, wie die Rückseite Ihres Körpers in die Unterlage sinkt. Fünfmal wiederholen.

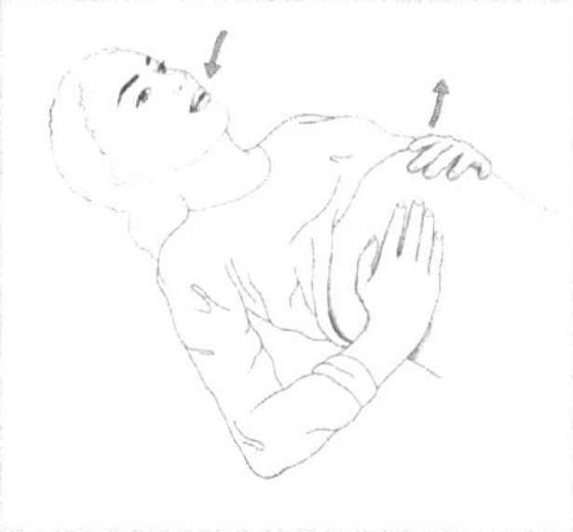

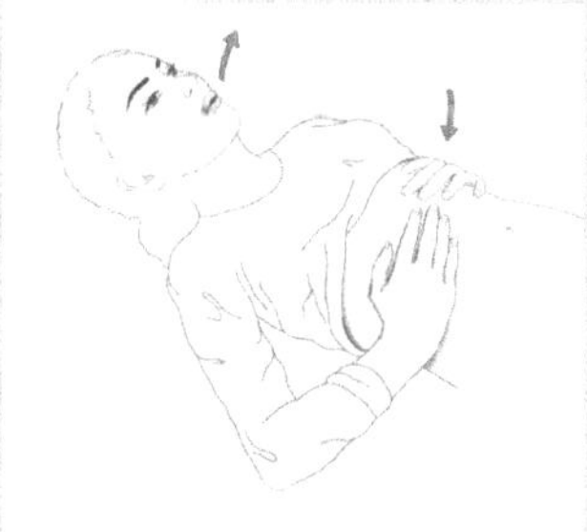

Schritt 3

Atmen Sie in die Flanken. Spüren Sie, wie Ihre Atemzüge beide Seiten Ihres Brustkorbs mit Luft füllen. Atmen Sie aus, und spüren Sie, wie Ihre Rippen weicher werden. Fünfmal wiederholen.

Schritt 4

Atmen Sie nun tiefer ein, und bringen Sie den Atem ganz in Ihren Brustkorb. Erlauben Sie Ihrem Atem, Ihre Vorderseite vom Bauch zum Brustbein zu heben. Spüren Sie die Ausdehnung in Ihr Herz und Ihr Brustbein. Stellen Sie sich vor, wie die Farben des dritten und vierten Chakras, Gelb und Grün, Ihre Brust füllen. Atmen Sie langsam aus, und denken Sie daran, alles loszulassen, was Ihnen nicht mehr dienlich ist. Fünfmal wiederholen.

Schritt 5

Atmen Sie bis zu den Schultern ein, und füllen Sie dabei Ihr Herz und Ihre Lungen mit Sauerstoff. Atmen Sie langsam aus, und lassen Sie die Rückseite Ihres Körpers sanft in die Unterlage sinken. Fünfmal wiederholen.

Schritt 6

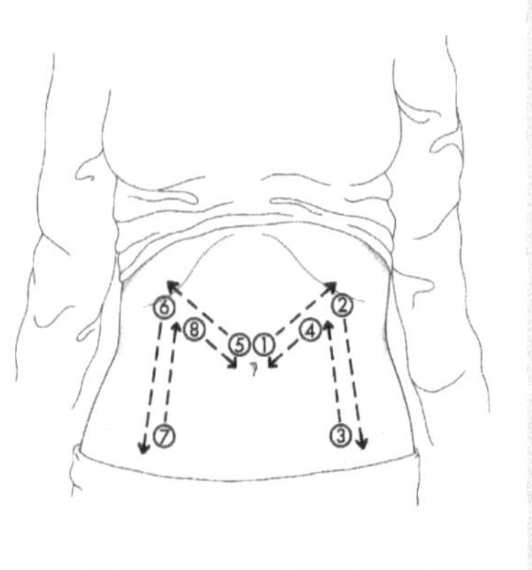

M-Atmung und Spiraltechnik: Sie atmen an neun Stellen in Ihren Bauch ein. Für jede Handposition atmen Sie zweimal vollständig ein und aus. Beim Ausatmen führen Sie Ihre Finger spiralförmig nach unten in den Bauch. Sie üben einen festen Druck aus und arbeiten tiefer als bei den vorherigen Massagestrichen, außerdem verläuft die Bewegung vertikal, nicht horizontal. Die neun Handpositionen bilden ein M auf Ihrem Bauch. Dadurch wird das Ama in Ihrem Dickdarm gelöst:

1. Die erste Handposition liegt unmittelbar über Ihrem Nabel. Atmen Sie tief ein, und dehnen Sie Ihren Atem bis zum Nabel aus. Machen Sie beim Ausatmen mit den Fingern spiralförmige Kreise in den Bauch. Folgen Sie Ihrem Atem nach unten. Einmal wiederholen.

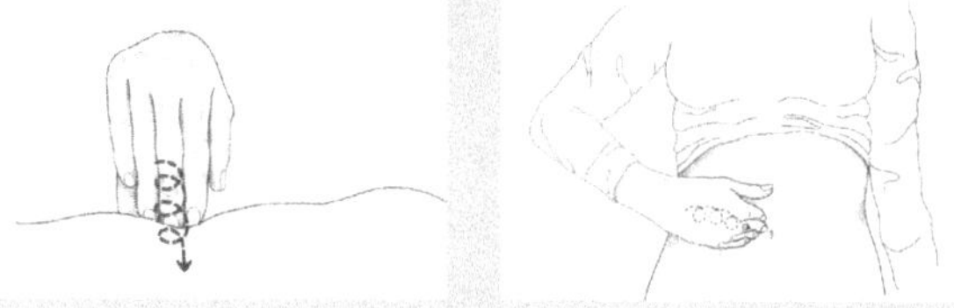

2. Zweite Handposition: Bewegen Sie die Hand unter den linken Rippenbogen. Atmen Sie zu diesem Punkt ein. Beim Ausatmen kreisen Sie mit den Fingern tief in diesen Punkt. Einmal wiederholen.

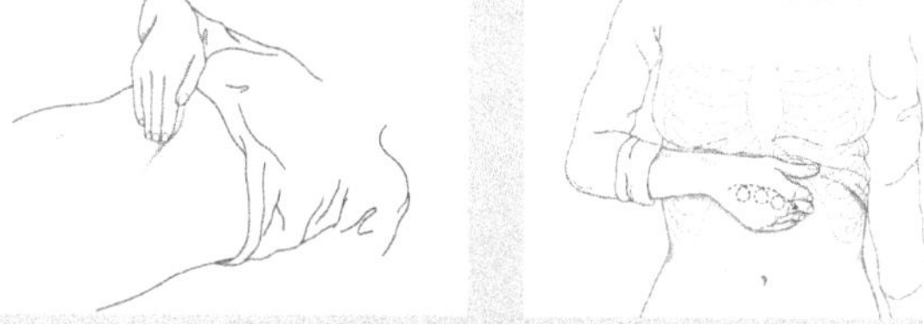

3. Die dritte Handposition befindet sich auf Ihrer linken Hüfte (Bereich des absteigenden Dickdarms). Atmen Sie so gut wie möglich nach oben in die Hand hinein, dann atmen Sie aus und drücken die Finger in kreisenden Bewegungen in den weichen Punkt an der Hüfte. Wenn Sie sich an diese Art zu atmen gewöhnt haben, können Sie beim Einatmen mit den Händen etwas Widerstand leisten und beim Ausatmen die Hände tiefer in Richtung Wirbelsäule kreisen lassen. Einmal wiederholen.

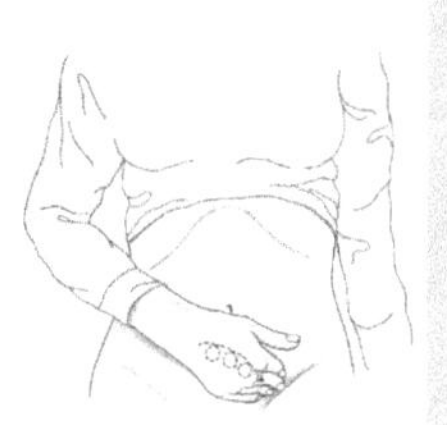

4. Die vierte Handposition liegt wieder unter Ihrem linken Rippenbogen. Atmen Sie wieder gegen Ihre Hände ein. Beim Ausatmen kreisen Sie mit den Fingern in diesen Punkt. Einmal wiederholen.

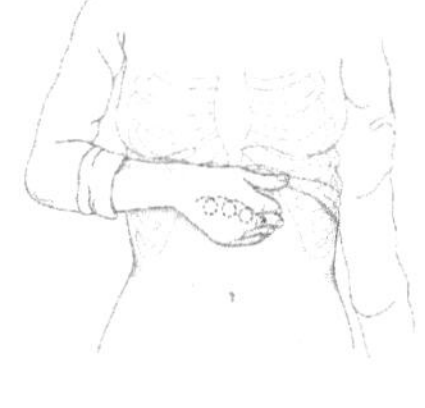

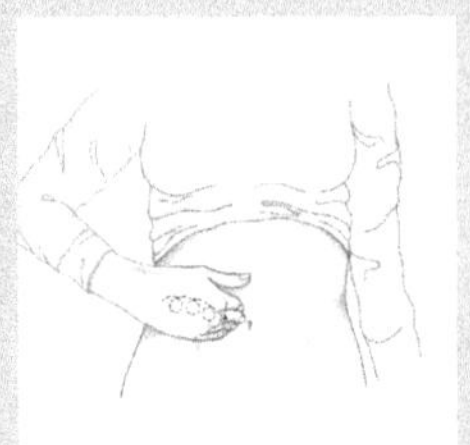

5. Die fünfte Handposition liegt wieder über Ihrem Nabel. Wiederholen Sie den ersten Schritt: Atmen Sie gegen Ihre Hände in den Nabel. Machen Sie beim Ausatmen mit den Fingern spiralförmige Kreise in den Bauch. Einmal wiederholen.

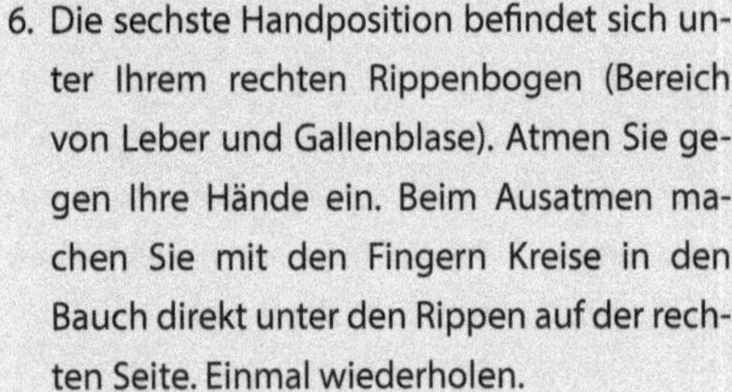

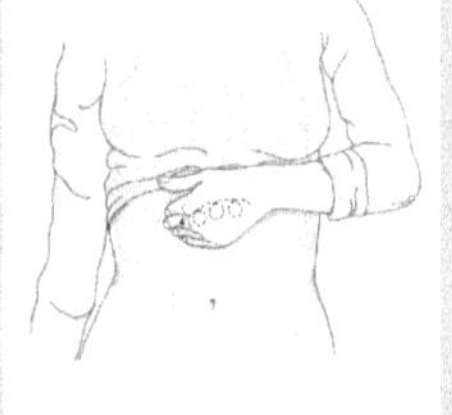

6. Die sechste Handposition befindet sich unter Ihrem rechten Rippenbogen (Bereich von Leber und Gallenblase). Atmen Sie gegen Ihre Hände ein. Beim Ausatmen machen Sie mit den Fingern Kreise in den Bauch direkt unter den Rippen auf der rechten Seite. Einmal wiederholen.

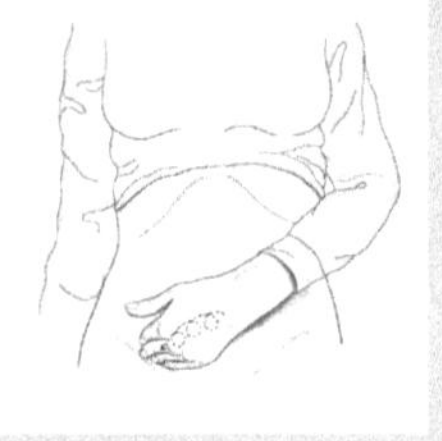

7. Die siebte Handposition befindet sich an der rechten Hüfte (Bereich des aufsteigenden Dickdarms). Atmen Sie so gut wie möglich nach oben in die Hand hinein, dann atmen Sie aus und drücken die Finger in kreisenden Bewegungen in den weichen Punkt an der Hüfte. Leisten Sie beim Einatmen mit der Hand Widerstand, und kreisen Sie beim Ausatmen mit der Hand tiefer in Richtung Wirbelsäule. Einmal wiederholen. Sie werden feststellen, dass Ihre Atemzüge beim Einatmen tiefer werden. Vielleicht nehmen Sie beim Ausatmen ein Gefühl der Weichheit wahr, wenn Sie Ihre Fingerkuppen spiralförmig in den Bauch bewegen.

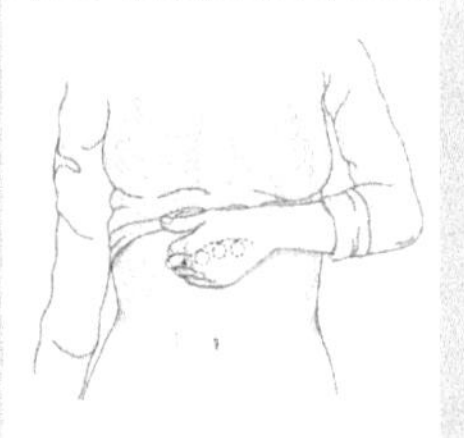

8. Die achte Handposition liegt wieder an Ihrem rechten Rippenbogen. Wiederholen Sie den sechsten Schritt: Atmen Sie gegen Ihre Hände ein. Beim Ausatmen machen Sie mit den Fingern Kreise in den Bauch direkt unter den Rippen auf der rechten Seite. Einmal wiederholen.

9. Die letzte Handposition befindet sich wieder am Nabel. Wiederholen Sie Schritt 1: Dehnen Sie Ihren Atem bis zum Nabel aus. Machen Sie beim Ausatmen mit den Fingern spiralförmige Kreise in den Bauch. Folgen Sie Ihrem Atem nach unten. Einmal wiederholen.

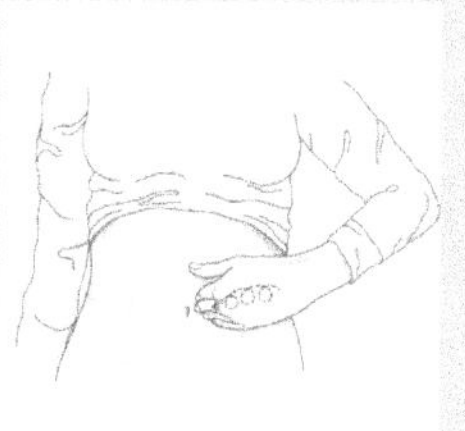

Schritt 7

Machen Sie ein paar reinigende normale Atemzüge. Entspannen Sie die Haut Ihrer Stirn. Spüren Sie, wie sich Ihre Augen in ihre Höhlen senken. Erlauben Sie Ihren Knochen, schwer auf der Unterlage zu liegen. **Lächeln Sie.**
Es mag anfangs etwas anstrengend sein, den Atem durch den ganzen Körper zu lenken. Lassen Sie sich nicht entmutigen. Je mehr Sie sich um diesen Bereich kümmern, desto intensiver werden Sie den sanften Windhauch Ihres Atems spüren.

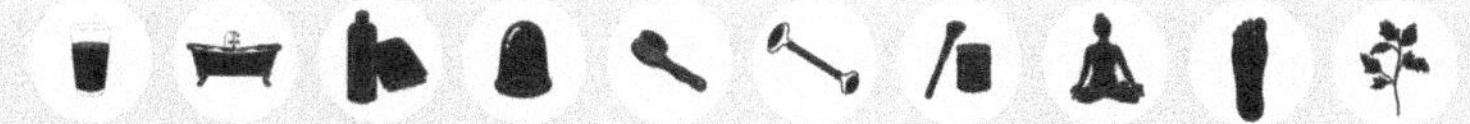

Bauchmassage

Ich habe diese Sequenz entwickelt, damit Sie Ihre Verdauung verbessern können. Bei häufiger Anwendung werden Blähungen und der Entzündungsprozess gelindert, sodass Sie sich am Ende »fünf Pfund leichter« fühlen.

Blähungen haben viele Ursachen. Dazu gehören zum Beispiel der Menstruationszyklus, eine unausgewogene Ernährung, Stress, Hormone, Krankheiten, Medikamente, Vitaminmangel, Nahrungsmittelallergien, Schlafmangel und ein gestörtes Gleichgewicht der Darmflora. Diätmittelchen und Diuretika sind ebenfalls schädlich,

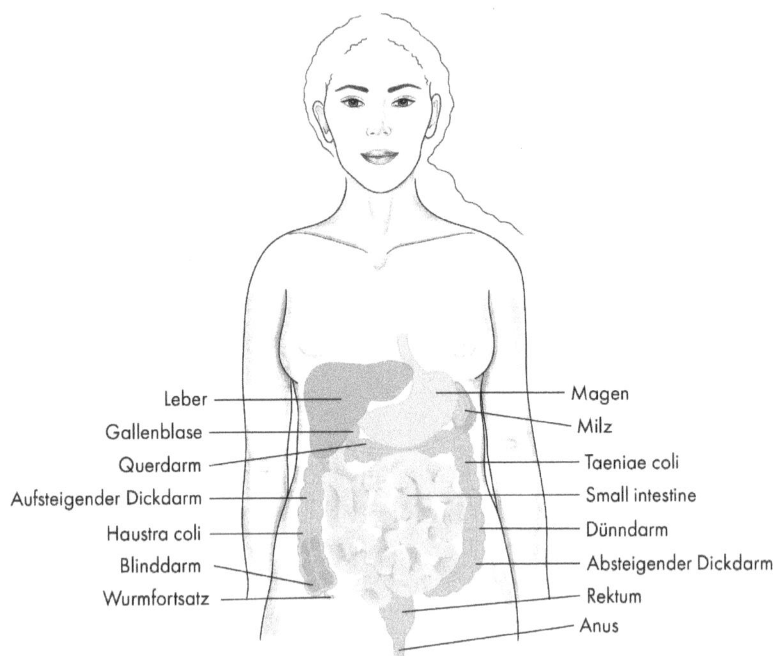

da Ihr Lymphsystem Flüssigkeit benötigt, um zu zirkulieren. Diuretika fördern eine vermehrte Wasserausscheidung, was zu stagnierendem, gestautem Gewebe und träger Lymphe führen kann.

Wer berührt eigentlich Ihren Bauch? Wahrscheinlich kaum jemand. Vielleicht Ihre Mutter, als Sie noch ein Kind waren, vielleicht Ihr Partner. Das war's auch schon. Wenn Sie Magenschmerzen oder zu viel gegessen haben, fassen Sie instinktiv an Ihren Bauch. Ich glaube, das ist ein Zeichen dafür, dass Sie Berührung brauchen!

Mithilfe der Lymph-Selbstmassage bringen Sie Ihren Verdauungstrakt wieder ins Gleichgewicht, indem Sie die Peristaltik in Ihrem Darm anregen. Dadurch kann der Darm Nährstoffe aufnehmen und ausscheiden (Bauchspeicheldrüse, Leber und Gallenblase scheiden Hormone wie Insulin, Enzyme und Galle zur Unterstützung der Verdauung aus) und arbeitet wieder optimal. Wie Sie in Kapitel 2 gelesen haben, machen die Lymphgefäße in Ihrem Darm 70 Prozent Ihres Immunsystems aus, sodass die Pflege Ihres Darms auch Ihre Abwehrkraft stärkt.

Stress und Anspannung können sich im Bauch festsetzen. Nach der chinesischen Fünf-Elemente-Lehre ist jedem Organ eine Emotion zugeordnet: Leber (Wut), Gallenblase (Reizbarkeit, Unentschlossenheit), Magen und Milz (Sorgen), Lunge (Traurigkeit), Herz (Freude) und Nieren (Angst und Kreativität). Moderne ganzheitliche Gesundheitskonzepte betrachten Körper, Geist und Seele im Gesamtzusammenhang. Wenn Sie Ihre Emotionen in Ihre Behandlung integrieren, erkennen Sie erst, wie sehr negative Emotionen Ihren Körper belasten.

Ich habe viszerale Bauchmassagetechniken verschiedener Kulturen studiert und die Methoden in die folgende Sequenz integriert. Das soll Ihnen helfen, neben der Behandlung körperlicher Beschwerden wieder ins seelische Gleichgewicht zu finden. Diese Sequenz löst Verstopfung, reduziert Blähungen und Sodbrennen und stärkt Ihr Immunsystem. Genau wie eine Rückenmassage können ein paar einfache lymphatische Massagegriffe die Spannung in Ihren Bauchorganen abbauen.

Selbstliebe und Selbstakzeptanz sind wertvolle Geschenke an Sie selbst. Und die Bauchmassage ist ein Teil Ihrer Selbstfürsorge.

Schritt 1

Stimulieren Sie den rechten und den linken supraklavikulären Lymphknoten, indem Sie die Fingerkuppen **nach unten** in die Schlüsselbeingruben drücken. Machen Sie eine J-Bewegung, während Sie **leicht nach unten und nach außen** in Richtung Ihrer Schultern drücken. Zehnmal wiederholen.

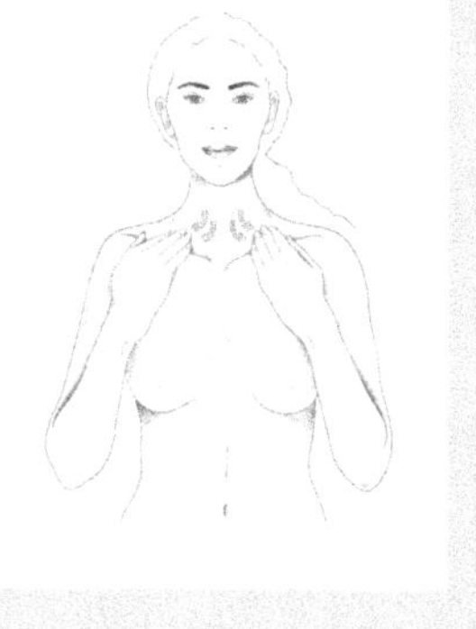

Schritt 2

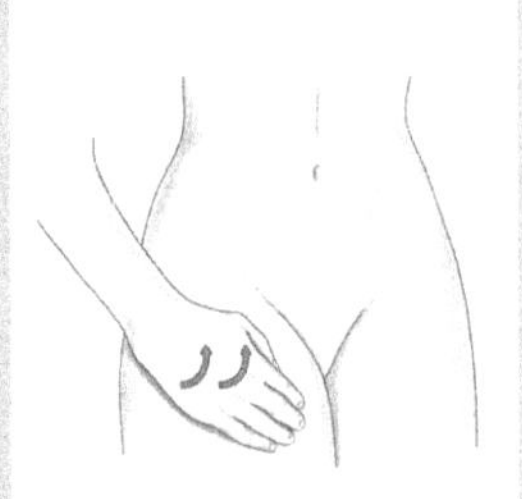

Stimulieren Sie die Leistenlymphknoten: Legen Sie Ihre Hände auf die Innenseite der Oberschenkel. Massieren Sie C-Griffe **nach oben** in Richtung Hüfte. Wiederholen Sie die Massage an der Außenseite der Oberschenkel. Jede Einheit je zehnmal wiederholen.

Schritt 3

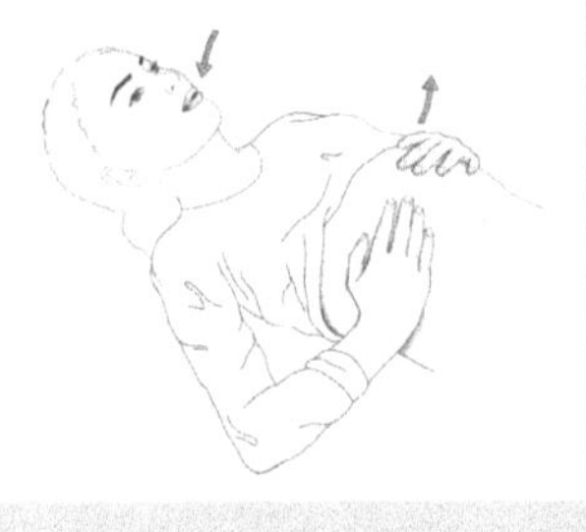

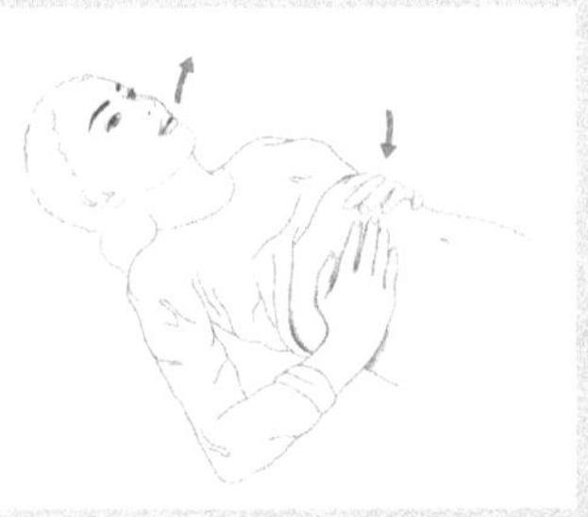

Machen Sie es sich in Rückenlage bequem. Um die Bauchdecke und die Rückenmuskulatur zu entspannen, schieben Sie ein Kissen unter die Knie. Legen Sie Ihre Hände flach auf den Bauch. Atmen Sie dreimal tief ein. Spüren Sie beim Einatmen, wie sich Ihre Bauchdecke hebt. Spüren Sie beim Ausatmen, wie Ihre Bauchdecke sinkt. Visualisieren Sie die Anatomie Ihrer Verdauung. Ihr Dickdarm hat die Form eines auf dem Kopf stehenden C und umrahmt den Dünndarm. Massieren Sie Ihren Bauch mit der ganzen Handfläche in kreisenden Bewegungen, und folgen Sie dabei dem Verlauf des Darms. Der aufsteigende Teil des Dickdarms beginnt auf Höhe der rechten Hüfte und führt nach oben zur Dickdarmbiegung unterhalb der Leber. Der Querdarm zieht sich nach der Biegung horizontal unter Leber und Magen bis zur linken Dickdarmbiegung. Von dort aus verläuft der absteigende Dickdarm auf der linken Bauchseite in den Unterbauch. Im linken

Unterbauch macht der Dickdarm eine leichte S-Kurve. Danach folgt der Mastdarm (Rektum).

Schritt 4

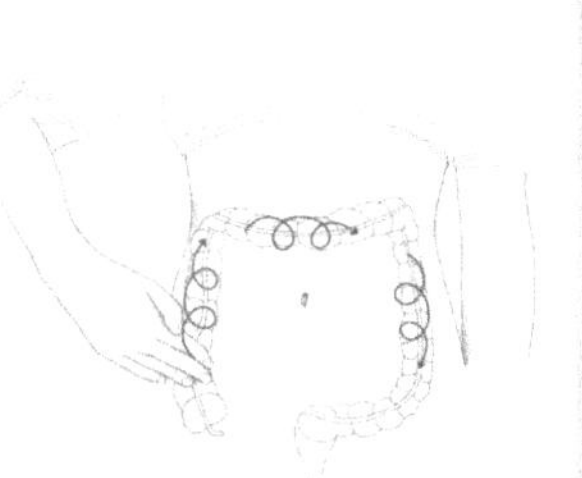

Massieren Sie den gesamten Dickdarm mit kreisenden Bewegungen der ganzen Handfläche. Der Druck kann hier etwas stärker sein, als ob Sie einen Teig kneteten. Beginnen Sie beim aufsteigenden Darm unten auf der rechten Körperseite. Über den Querdarm geht es zum absteigenden Darm auf der linken Seite und weiter nach unten. Massieren Sie Kreise unterhalb des Nabels in Richtung der linken Hüfte.
Stellen Sie sich vor, Sie würden auf den ganzen Bauch Sonnen und Monde malen. Visualisieren Sie in Ihrem Bauch einen klaren Himmel mit leuchtendem Mondlicht und Sonnenschein. Massieren Sie sich in einfachen und wohltuenden Strichen. Setzen Sie möglichst die ganze Handfläche und alle Finger ein. Behandeln Sie Ihre Haut, als kraulten Sie ein Kätzchen. Spüren Sie in Ihren Körper hinein. Wohin zieht es Ihre Hände, wo mögen Sie die Berührung weniger? Beurteilen Sie sich nicht, und arbeiten Sie nicht zu sehr auf ein bestimmtes Ergebnis hin. Richten Sie Ihren Fokus auf Selbstliebe und Selbstakzeptanz, das macht Ihre innere Landschaft weicher. Verwöhnen Sie Ihren Körper mit liebevollen, sanften und einfühlsamen Berührungen. Arbeiten Sie achtsam und selbstfürsorgend. Verstehen Sie die Behandlung als Einladung zur inneren Öffnung. Spüren Sie, wie das Gewebe unter Ihren Händen weicher wird. Umkreisen Sie den Bauchraum mindestens zehnmal.

Schritt 5

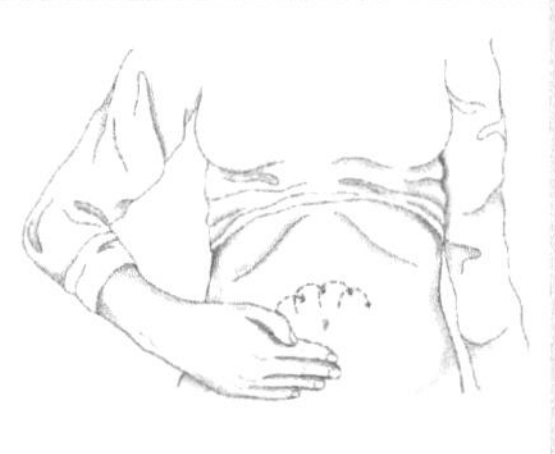

Führen Sie rund um Ihren Bauchnabel kleine, sich überlagernde Kreisbewegungen aus. Zehnmal wiederholen, gern auch öfter. Jetzt dürfen Sie etwas mehr Druck ausüben, da sich hier das tiefe Lymphsystem befindet. Sollten Sie verspannte Stellen spüren, nehmen Sie sich etwas mehr Zeit für ihre Behandlung.

Schritt 6

Machen Sie von allen vier Seiten je zehn leichte Striche zur Bauchmitte.

Schritt 7

Wiederholen Sie Schritt 4: Massieren Sie den Darm fünfmal.

Schritt 8

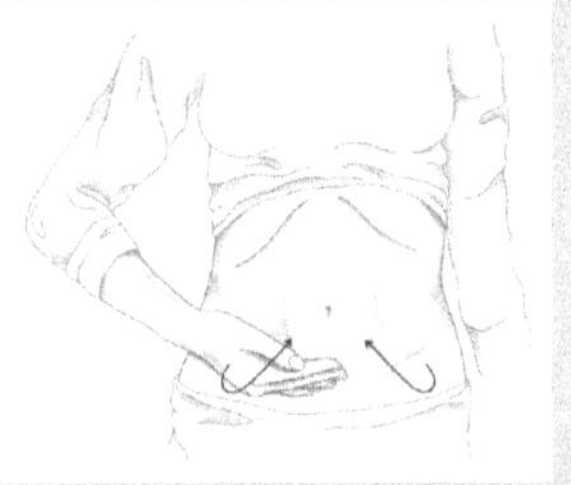

Nun arbeiten Sie mit der Handkante: Schieben Sie den Bauch in einem Schöpfgriff (dabei wird die Hand gewölbt) von unten nach oben zum Bauchnabel. Beginnen Sie auf Höhe des rechten Hüftknochens. Hier liegen Blinddarm, Wurmfortsatz und der Anfang des aufsteigenden Dickdarms. Er beginnt am Ende des Dünndarms. Dieser Bereich kann empfindlich oder verspannt sein, wenn Sie längere Zeit chronische Verstopfung hatten. Nun schieben Sie den Bauch mit der Handfläche zum Bauchnabel. Das Ganze auf der linken Seite wiederholen. Die linke Seite kann empfindlich sein, wenn Sie kürzlich Verstopfung hatten, seien Sie also vorsichtig.

Dehnen Sie die Haut nicht, das ist möglicherweise schmerzhaft. Sie können die Haut lockern, indem Sie sie zuerst in Richtung Hüfte verschieben, dann den Bauch massieren und ihn dann in Richtung Bauchnabel schieben. Fünfmal auf jeder Seite wiederholen.

Schritt 9

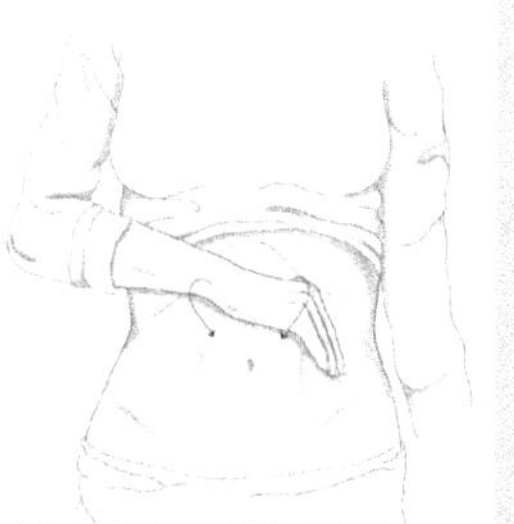

Mit der Innenkante Ihrer Hand (Daumen) bewegen Sie den Bereich unterhalb des rechten Rippenbogens in Richtung Bauchnabel. Leber und Gallenblase liegen unter dem rechten Rippenbogen nahe der Stelle, an welcher der aufsteigende Dickdarm in den Querdarm übergeht. Lösen Sie den Griff, und bewegen Sie dann den Bauch **sanft** und ähnlich wie in Schritt 8 in einem Schöpfgriff auf der linken Seite **nach unten und außen.** Unter dem linken Rippenbogen liegen Magen und Milz. Hier geht der Querdarm in den absteigenden Dickdarm über. Legen Sie die Handfläche unter den Brustkorb, und drücken Sie den Bauch **nach unten und außen.** Fünfmal auf jeder Seite wiederholen.

Schritt 10

Wiederholen Sie Schritt 4: Massieren Sie den Darm dreimal.

Schritt 11

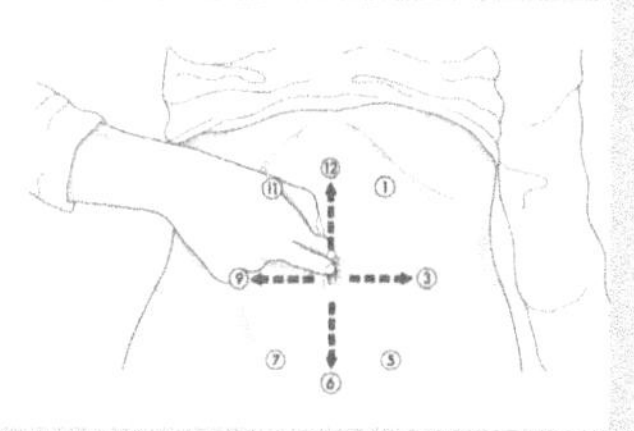

Bewegen Sie die Haut Ihres Bauchnabels. Das lässt kleine Verspannungen und Fehlbelastungen im Bauchraum, die Muskeln und Organe strapazieren, verschwinden. Ziehen Sie dafür

den Nabelrand mit den Fingerkuppen **sanft nach außen.** Stellen Sie sich den Nabel wie eine Uhr vor. Ziehen Sie den Nabel **nach oben** auf 12 Uhr (dieser Punkt entspricht dem Herzen). Dehnen Sie die Haut jeweils mindestens eine Minute lang. Dabei atmen Sie bewusst ein und aus. Bewegen Sie sich dann auf 3 Uhr (linke Niere), 6 Uhr (Blase und Geschlechtsorgane), 9 Uhr (rechte Niere) und zu jeder anderen »Zeit«, die Ihre Aufmerksamkeit benötigt: 1 Uhr (Magen und Milz), 5 Uhr (Darm), 7 Uhr (innere Organe), 11 Uhr (Leber und Gallenblase). Vielleicht verspüren Sie auch in anderen Bereichen des Magens Entlastung.
Ich mag diese Übung sehr, wenn ich Zeit dafür habe. Dieser Teil der Sequenz ist sehr wirkungsvoll, wenn es darum geht, den gesamten Bauchraum weicher zu machen. Denn er löst Spannungen und emotionale Blockaden, die sich hier aufstauen, wenn das Bindegewebe um die Organe herum verhärtet ist.

Schritt 12

Wiederholen Sie Schritt 5: Führen Sie rund um Ihren Bauchnabel kleine, sich überlagernde Kreisbewegungen aus, und integrieren Sie die Behandlung des Nabels. Fünfmal wiederholen. **Tief atmen.**

Schritt 13

Wiederholen Sie die Schritte 8 und 9: Bearbeiten Sie den Bauch mit den Schöpfgriffen von der Hüfte und vom Brustkorb aus.

Schritt 14

Wiederholen Sie Schritt 4: Massieren Sie den gesamten Dickdarm mit kreisenden Bewegungen der ganzen Handfläche. Kehren Sie zurück zu Bereichen, die mehr Aufmerksamkeit benötigen. Führen Sie einige kleine Striche über dem Magen aus, und machen Sie einige reinigende Atemzüge.

Schritt 15

Wiederholen Sie Schritt 2: Stimulieren Sie die Leistenlymphknoten.

Schritt 16

Wiederholen Sie Schritt 1: Stimulieren Sie den rechten und den linken supraklavikulären Lymphknoten.

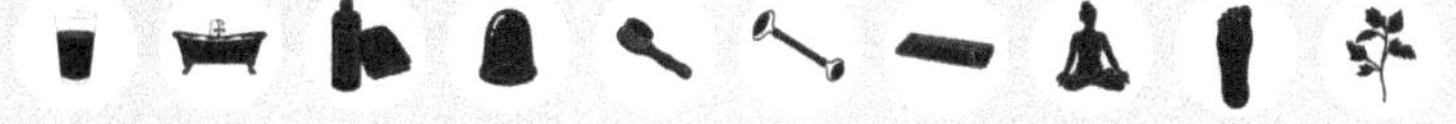

Schönheitsmassagen

Strahlende Haut
Cellulite reduzieren
Schlanke Taille

Strahlende Haut

Als größtes und einziges äußeres Organ des Körpers ist Ihre Haut der Spiegel von Körper, Seele und Geist. Sie ist die Visitenkarte unseres Körpers und oft das Erste, wonach andere uns beurteilen, auch wir selbst.

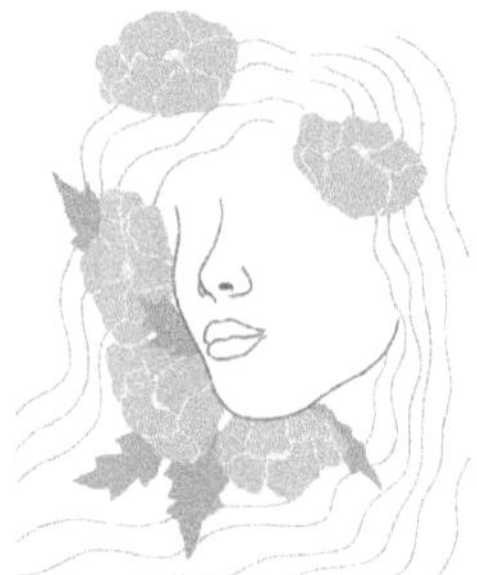

Die vielen Muskeln und Lymphknoten in Ihrem Kopf und Hals nehmen ständig Reize auf, reagieren darauf und verarbeiten sie. Sie benutzen Ihren Kopf, um zu denken, zu sprechen, zu riechen, zu spüren, zu schmecken und die Welt zu erleben. Mund, Ohren, Nase und Rachen sind anfällig für einströmende Umweltgifte.

Wenn es unter der Oberfläche Ihrer Haut zu einer Stagnation kommt, weil Sie Ihre Kiefer aufeinanderpressen oder den ganzen Tag auf einen Bildschirm starren, kann der Fluss an lebenswichtigen Nährstoffen und Sauerstoff nur schwer zu Ihren Zellen gelangen. Auch kann der Abtransport von Abfallstoffen durch die Lymphgefäße durch muskuläre Verspannungen behindert sein.

Um Ihre gesunde Ausstrahlung zu erhalten, müssen Sie sich um Ihr Inneres kümmern. Aufgestaute Giftstoffe bilden sich auf Ihrer Haut ab. Alkohol und Zigaretten zum Beispiel erweitern die Blutgefäße, was zu Flüssigkeitsansammlungen in Form von Schwellungen und zu Blähungen führt.

Auch ein instabiler Darm kann sich in Hautproblemen äußern. Ein unausgeglichenes Mikrobiom und Entzündungen im Darm, gepaart mit emotionalem Stress, schwächen die chemische Schutzbarriere der

Haut. Je weniger sich die Haut gegen Bakterien wehren kann, desto eher kommt es dann zu Hautreaktionen in Form von Entzündungen und Akne.

Bei chronischen Verdauungs- und Hautproblemen empfehle ich gern, den Ernährungs- und Lebensstil zu überprüfen. Aus diesem Grund verweise ich am Ende der folgenden Sequenz auch auf die Bauchmassage. Es ist sinnvoll, die Massage der Haut und des Bauchs einige Wochen lang abwechselnd durchzuführen, um optimale Ergebnisse zu erzielen.

Lymph-Selbstmassage kann auch bei Ekzemen sehr wirksam sein. Eine Patientin litt seit über einem Jahr an Ekzemen und kam wegen roter Flecken am Hals und an den Ohren zu mir. Sie hatte Akupunktur und Hot Yoga bei hoher Raumtemperatur durchgeführt, aber ihr Ekzem war geblieben. Sie berichtete, dass sie oft Ausschläge in den Ellenbogenfalten, in den Achselhöhlen und an den Oberseiten ihrer Oberschenkel – allesamt wichtige Lymphareale – habe. Einige Zeit suchte sie mich jeden Monat auf. Ich erklärte ihr die Technik der Selbstmassage und empfahl ihr, das Hot Yoga zu unterbrechen, da die Hitze ihr Lymphsystem beeinträchtigen könne. Sie praktizierte die Behandlung fleißig ein paarmal in der Woche und drehte die Raumtemperatur beim Yoga nicht mehr hoch. Innerhalb weniger Monate war ihr Ausschlag verschwunden, und ihr Hautbild wurde gleichmäßiger. Sie staunte sehr über die Kraft ihres funktionierenden Lymphsystems.

Ich konnte feststellen, dass diese Sequenz auch vielen an Krebs Erkrankten zugutekommt. Durch die Chemotherapie sind sie sehr blass, und die Haut ist trocken und empfindlich. Die blasse Haut von chronisch Kranken ist Ausdruck ihres überlasteten Lymphsystems. Ursachen sind zum einen die Krankheit selbst, aber auch die oft überwältigende Menge an Medikamenten.

Die Lymphe des Gesichts wird in den Venenwinkel der Vena subclavia am Schlüsselbein drainiert. Durch diesen Prozess werden Schlacken aus dem Gesicht und am Hals abtransportiert, wodurch Bakterien, eine der Hauptursachen für Ekzeme, beseitigt werden. Akne wird durch das Bakterium Propionibacterium acnes und durch

Hormone verursacht. Auch meine eigene Akne heilte ab, als mein Körper durch die Lymphdrainage entgiften konnte.

Die folgende Sequenz aktiviert darüber hinaus das parasympathische Nervensystem. In Ruhe regeneriert Ihr Körper am besten und profitiert am meisten davon. Die Sequenz wirkt wie ein zweifacher Aktivierungsschub. Ihre Haut wird sofort spürbar belebt, und Sie regen die Lymphgefäße in Ihrem Gehirn an, wodurch Plaque-Ablagerungen abgetragen werden. Diese werden mit dem schleichenden Gedächtnisverfall in Verbindung gebracht.

Vergessen Sie nicht: Sie sind der/die Hüter*in Ihres Körpers. Berühren Sie Ihr Gesicht in Liebe, mit einer positiven Haltung, Mitgefühl und Selbstakzeptanz.

Hinweis: Weitere Informationen über Hautpflege finden Sie in Kapitel 5.

Schritt 1

Stimulieren Sie den rechten und den linken supraklavikulären Lymphknoten, indem Sie die Fingerkuppen **nach unten** in die Schlüsselbeingruben drücken. Machen Sie eine J-Bewegung, während Sie **leicht nach unten und nach außen** in Richtung Ihrer Schultern drücken. Zehnmal wiederholen.

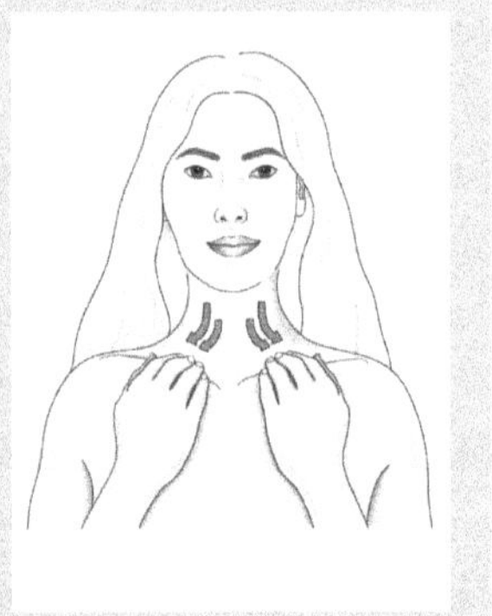

Schritt 2

Führen Sie die Hals-Sequenz durch. Sie besteht aus drei Schritten:

1. Legen Sie beide Handflächen auf den Halsansatz. Streichen Sie die Haut **sanft nach unten** in Richtung Schlüsselbein. Zehnmal wiederholen.

2. Legen Sie Ihre Hände höher, sodass Ihre kleinen Finger in den hinteren Ohrfurchen liegen. Ihre Fingerkuppen zeigen diagonal nach hinten. Dehnen Sie mit den Handflächen die Haut **nach unten** in Richtung Hals. Fünfmal wiederholen.

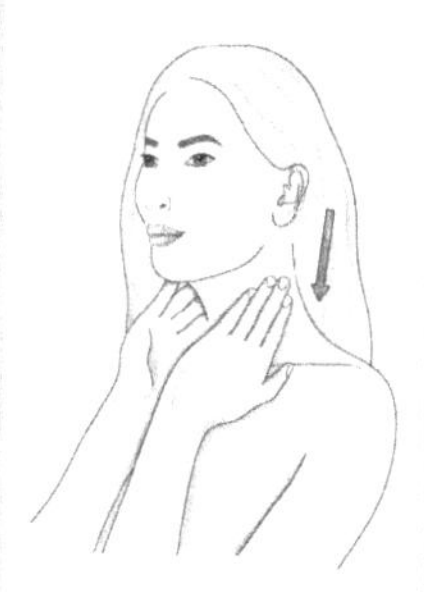
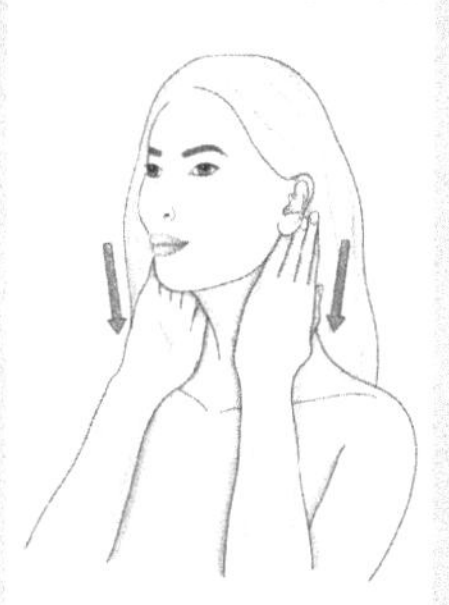
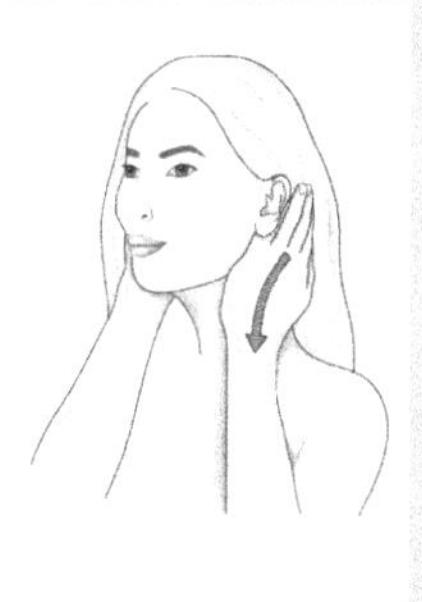

3. Machen Sie leichte Bürstenstriche von den Ohren aus über den ganzen Hals nach unten. Fünfmal wiederholen. Schlucken Sie einmal.

Schritt 3

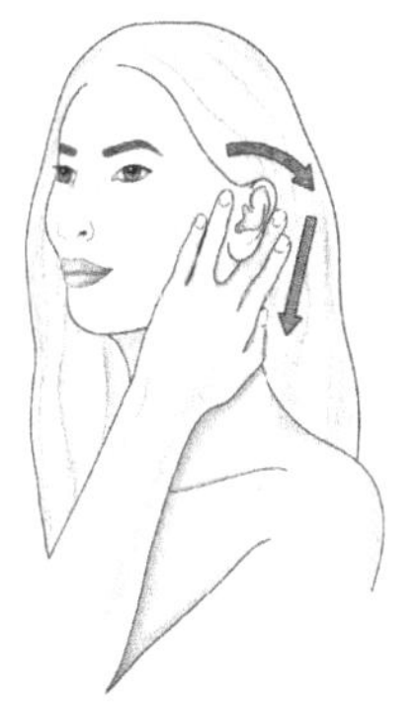

Spreizen Sie Mittel- und Ringfinger zu einem V wie im »Spock-Griff« beschrieben. Legen Sie Mittel- und Zeigefinger in die hintere Ohrfurche und Ring- und kleinen Finger vor die Ohren. Massieren Sie **sanft** in einem C-Griff **nach hinten und nach unten.** Zehnmal wiederholen. Dadurch werden die Lymphknoten vor und hinter den Ohren stimuliert. Die Bewegung sollte rhythmisch und wohltuend sein. Schlucken Sie einmal.

Schritt 4

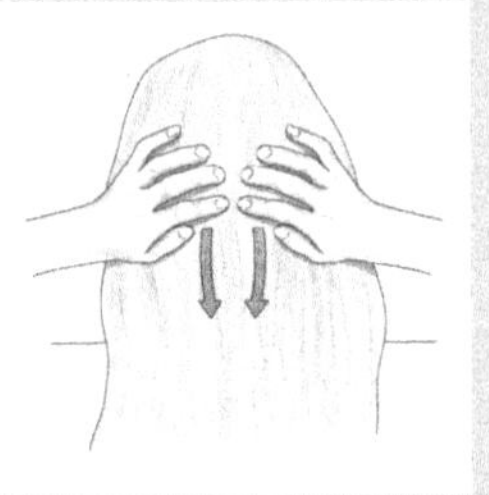

Legen Sie Ihre Fingerkuppen am Hinterhauptsbein des Kopfs an. Die Finger berühren sich, die Fingerkuppen wandern **sanft nach unten** und gleiten dann wie ein sanfter Wasserfall den Hals hinab. Zehnmal wiederholen.

Schritt 5

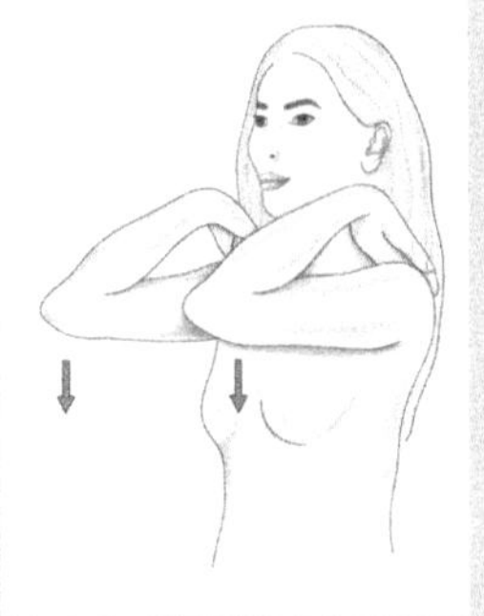

Stimulieren Sie die Nacken-Lymphzone: Legen Sie die Hände auf die Schultern, die Ellbogen zeigen gerade nach vorn. Atmen Sie ein, und lassen Sie beim Ausatmen die Ellbogen sinken, wobei die Fingerkuppen auf den Schultern bleiben. Fünfmal wiederholen. Dadurch wird die Lymphflüssigkeit vom Hals zu den Knoten oberhalb des Schlüsselbeins transportiert.

Schritt 6

Machen Sie **leichte** Bürstenstriche vom Kinn zu den Ohren, von den Wangen zu den Ohren und vom Nasenrücken hoch zur Stirnmitte und dann über die Augenbrauen zu den Ohren. Dreimal wiederholen.

Schritt 7

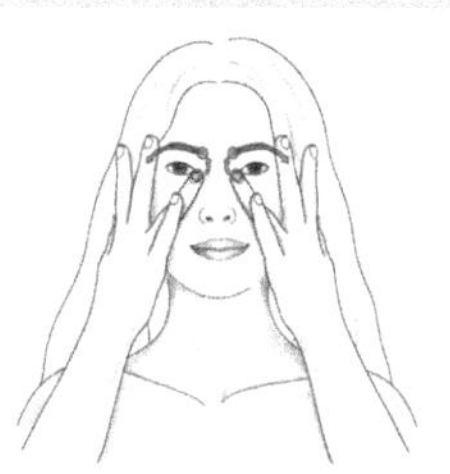

Legen Sie wie in der Zeichnung die Kuppen Ihrer Ringfinger **sanft** auf die inneren Augenwinkel beider Augen. Drücken Sie den Punkt drei Sekunden lang. Dann bewegen Sie Ihre Finger nach oben zur Nasenwurzel. Drei Sekunden drücken. Streichen Sie dann über Ihre Augenbrauen in Richtung Schläfen. Dreimal wiederholen.

Schritt 8

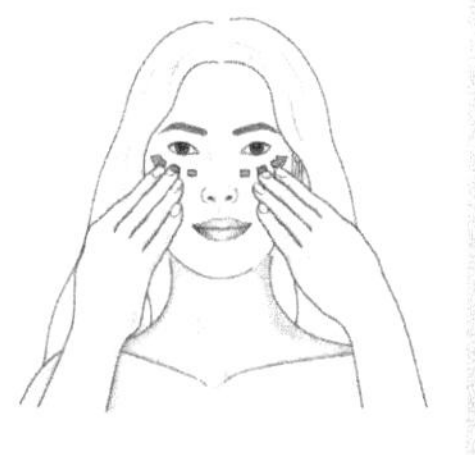

Legen Sie die Fingerkuppen auf die Wangenknochen unter Ihren Augen. Streichen Sie **sehr sanft** entlang der Wangenknochen in Richtung Ohren. Dreimal wiederholen.

Schritt 9

Wiederholen Sie Schritt 7: Drücken Sie die inneren Augenwinkel, dann die Nasenwurzel. Streichen Sie über die Augenbrauen zu den Schläfen.

Schritt 10

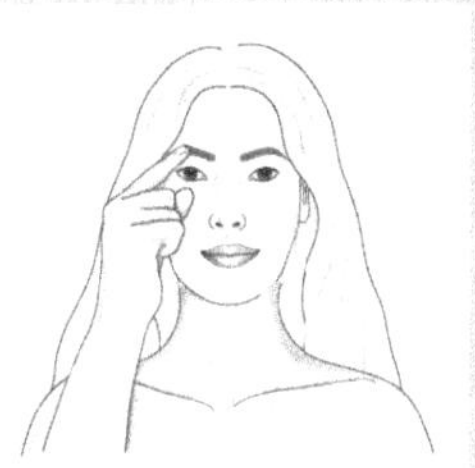

Legen Sie Ihren rechten Daumen (Nagelbett zeigt nach unten) unter Ihr rechtes Auge und Ihren Zeigefinger auf Ihre Augenbraue. Führen Sie den Zeigefinger **leicht** nach oben, als ob Sie die Augenhöhle öffnen würden. Streichen Sie dreimal **sanft** über die Augenbrauen in Richtung Schläfe. Auf der linken Seite dreimal wiederholen.

Schritt 11

Machen Sie mit den Fingerkuppen leichte Bürstenstriche von Ihren Augenbrauen aus nach oben zum Haaransatz. Streichen Sie dann mit den Fingern von der Stirn zu den Seiten Richtung Schläfen. Auf der Mitte der Stirn liegt das Dritte Auge, Ihr Zentrum der Intuition. Das glättet und entspannt die gerunzelte Stirn (und die Botox-Linie). Zehnmal wiederholen.

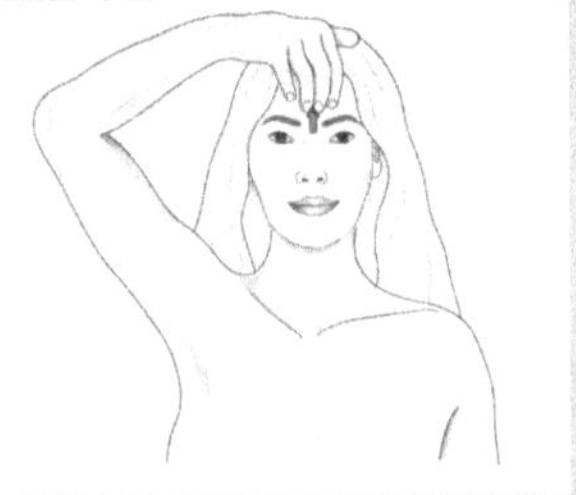

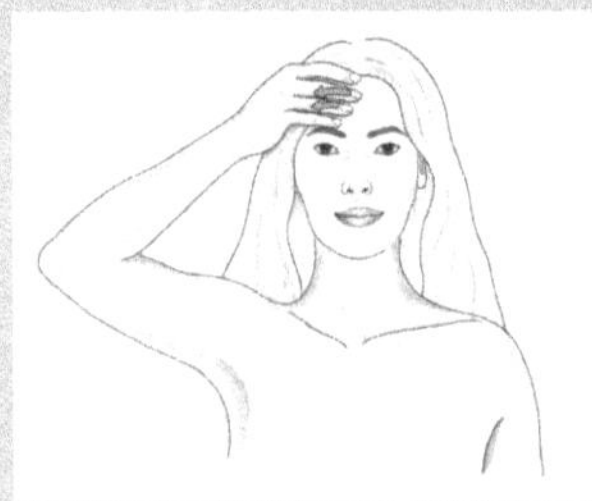

Schritt 12

Zupfen Sie in wiederholten **sanften** Bewegungen Ihre Augenbrauenbogen von innen nach außen zu den Schläfen hin. Dreimal auf jeder Seite wiederholen.

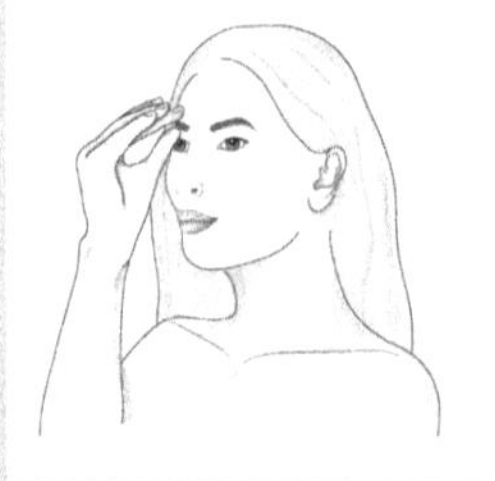

Schritt 13

Massieren Sie mit den Fingerkuppen vorsichtig die Fältchen neben Ihren Augen. Massieren Sie zehnmal **äußerst sanft** eine Acht am äußeren Augenwinkel.

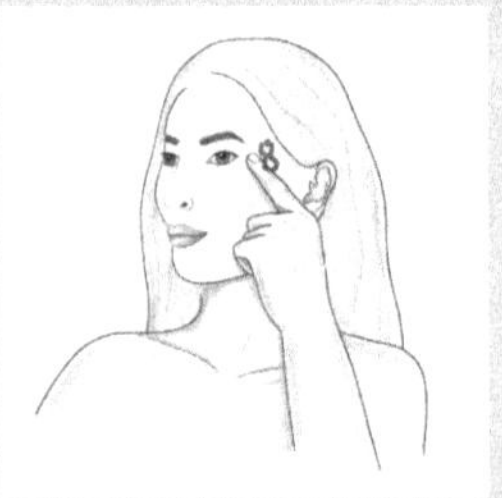

Schritt 14

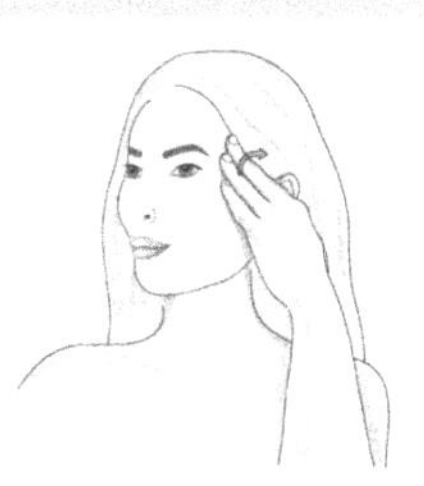

Massieren Sie mit den Fingerkuppen kleine C-Griffe an den Schläfen. Das ist die Stelle, die viele Leute bei Kopfschmerzen leicht massieren. Sie finden den Punkt, indem Sie Ihren Mund öffnen und wieder schließen, sodass sich Ihre Zähne berühren. Dabei bewegt sich der Muskel an Ihrer Schläfe. Dieser Bereich lässt sich auch wunderbar massieren, falls Sie mit den Zähnen knirschen oder unter Kiefergelenksbeschwerden leiden. Bitte seien Sie hier sanft und liebevoll! Zehnmal wiederholen. Schlucken Sie einmal.

Schritt 15

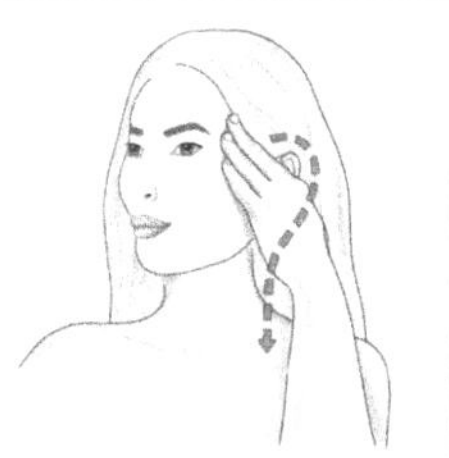

Massieren Sie mit den Fingerkuppen ein wellenförmiges Muster von den Schläfen zu den Ohren, dann hinter den Ohren und den Hals hinab zum Schlüsselbein. Schlucken Sie jedes Mal, wenn Ihre Finger Ihren Hals berühren. Dies hilft, die Lymphflüssigkeit aus Ihrem Gesicht abfließen zu lassen. Dreimal wiederholen.

Schritt 16

Massieren Sie mit den Fingerkuppen Ihre Kopfhaut, als ob Sie Ihre Haare waschen würden. Massieren Sie den ganzen Kopf 30 Sekunden lang bis zur Rückseite und hinunter bis zum Nacken. Dies stimuliert Ihr glymphatisches System.

Schritt 17

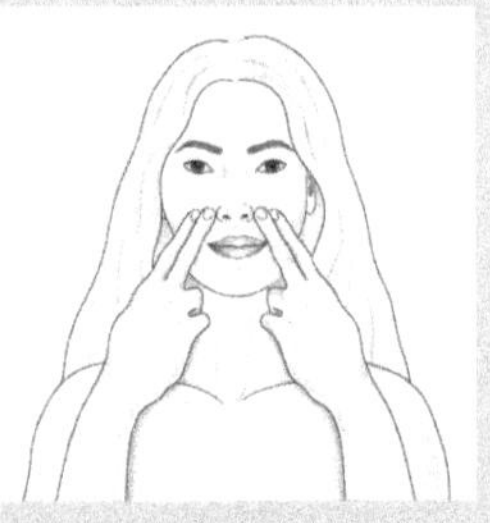

Legen Sie zwei Finger neben den Nasenflügeln auf. Dort befinden sich Ihre Nebenhöhlen. Drücken Sie mit den Fingerkuppen **sanft nach unten und nach außen.** Dadurch wird die Flüssigkeit in Ihrer Nasenhöhle drainiert. Bitte achten Sie darauf, nicht zu tief und zu stark zu drücken. Fünfmal wiederholen.

Schritt 18

Klopfen Sie **sanft** mit den Fingerkuppen von der Nase über die Wangenknochen zu den Ohren. Fünfmal wiederholen. Streichen Sie dann leicht von der Nase zu den Ohren.

Schritt 19

Kneifen Sie **leicht** Ihre Wangen von den Wangenknochen zu den Ohren. Fünfmal wiederholen.

Schritt 20

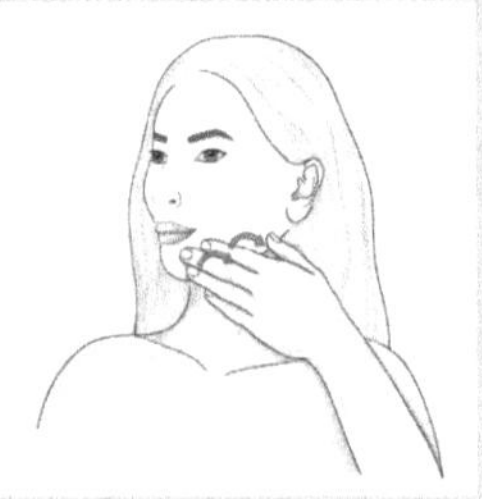

Massieren Sie mit den Fingerkuppen auf dem Kopf stehende C-Griffe oder Regenbögen auf der Kinnlinie vom Kinn zu den Ohren. Dreimal wiederholen.

Schritt 21

Wiederholen Sie Schritt 6: Streichen Sie sanft mit den Fingerkuppen vom Kinn zu den Ohren, von den Wangen zu den Ohren und von der Stirn zu den Ohren. Dreimal wiederholen.

Schritt 22

Wiederholen Sie Schritt 15: Massieren Sie mit den Fingerkuppen ein wellenförmiges Muster von den Schläfen zu den Ohren, dann hinter den Ohren und über den Hals zum Schlüsselbein.

Schritt 23

Wiederholen Sie Schritt 3, den »Spock-Griff«.

Schritt 24

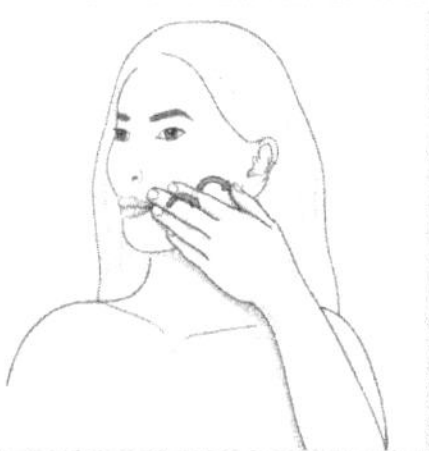

Massieren Sie mit den Fingerkuppen um Ihren Mund herum. Massieren Sie sanft vom Mund zu den Ohren auf dem Kopf stehende C-Griffe.

Schritt 25

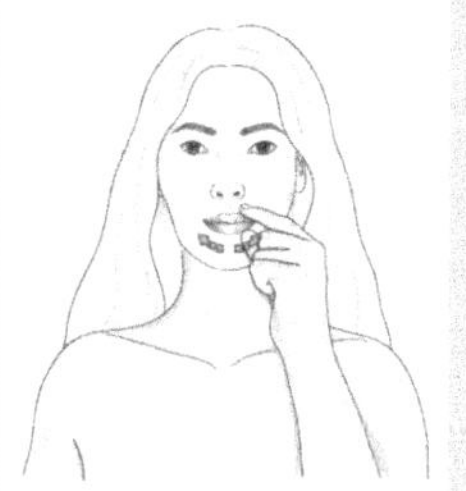

Nehmen Sie die rechte Oberlippe **leicht** zwischen Daumen und Zeigefinger. Kneifen Sie **sanft** von der Mitte zum Mundwinkel die Lippe an der Ober- und Unterseite. Dreimal auf jeder Seite wiederholen.

Schritt 26

Wiederholen Sie Schritt 20, aber massieren Sie nun mit dem Handballen die Kinnlinie vom Kinn zu den Ohren. Dreimal wiederholen.

Schritt 27

Wiederholen Sie Schritt 6: Machen Sie **leichte** Bürstenstriche mit den Fingerkuppen vom Kinn zu den Ohren, von den Wangen zu den Ohren und von der Stirn zu den Ohren und über den Hals zum Schlüsselbein. Dreimal wiederholen.

Schritt 28

Wiederholen Sie Schritt 4: Massieren Sie das Hinterhauptsbein des Kopfs. Streichen Sie vom Bereich hinter den Ohren über den Hals nach unten.

Schritt 29

Wiederholen Sie Schritt 3, den »Spock-Griff«.

Schritt 30

Wiederholen Sie Schritt 2, die »Hals-Sequenz«.

Schritt 31

Wiederholen Sie Schritt 5: Stimulieren Sie die Nacken-Lymphzone.

Schritt 32

Wiederholen Sie Schritt 1: Stimulieren Sie den rechten und den linken supraklavikulären Lymphknoten dreimal.

Schritt 33

Reiben Sie Ihre Handflächen aneinander. Sobald sie sich erwärmt haben, legen Sie sie über Ihre Augen. Lassen Sie sie zehn Sekunden liegen, während Sie einatmen. Nachdem Sie die Hände weggenommen haben, drücken Sie die Handflächen gegen die Wangenknochen.

Schritt 34

Falls Sie seit längerer Zeit unter Akne leiden oder einen Hautausschlag haben, empfehle ich Ihnen im Wechsel die Durchführung der Bauchmassage, um alle Darmprobleme zu regulieren, die sich auf Ihre Haut auswirken könnten.

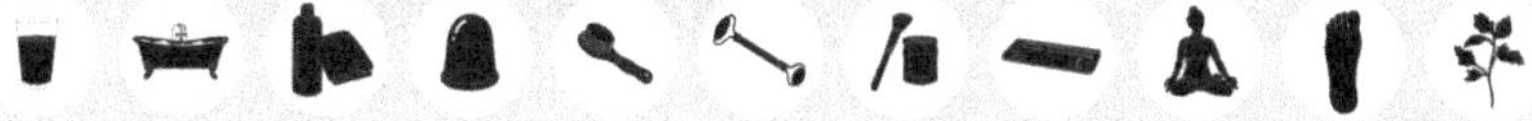

Cellulite reduzieren

Cellulite tritt überwiegend bei Frauen an Gesäß, Bauch, Hüften, Oberschenkeln oder Armen auf. Die sogenannte »Orangenhaut« entsteht, wenn sich Stoffwechselschlacken im Bindegewebe in der Unterhaut (auch Fasziengewebe) ablagern. Die Haut wird schlecht durchblutet, Schlacken sammeln sich an, und die stabilisierenden Bindegewebsfasern verkürzen und verlieren an Elastizität. Dadurch kann das Bindegewebe die Fettzellen nicht mehr in der Unterhaut festhalten. In der Folge gelangen Fettzellen durch die Fasern des Bindegewebes und werden an der Oberfläche der Haut sichtbar. So entstehen die ungeliebten Dellen in der Haut. Man unterscheidet drei Entwicklungsstadien der Cellulite:

- **Stadium 1 (leicht):** Die Cellulite ist noch nicht sichtbar, doch die Haut kann weich und schlaff aussehen. Wenn Sie in die Haut kneifen, bilden sich im schwachen Bindegewebe Dellen. Dies ist mit Massagen und Bewegung zu beheben.
- **Stadium 2 (moderat):** In diesem Stadium kommt es zu Flüssigkeitseinlagerungen (Ödemen) und Verklebungen des Bindegewebes. Im Stehen sind Dellen in der Haut sichtbar. Wenn Sie mit den Fingerkuppen in die Haut drücken, werden die Dellen tiefer, und die betroffene Stelle schmerzt.

- **Stadium 3 (ausgeprägt):** Im fortgeschrittenen Stadium ist die Noppenstruktur der Haut im Liegen deutlich zu erkennen. Dies wird auch als »Matratzenphänomen« bezeichnet. Das Bindegewebe kann verhärten, was die Behandlung langwierig macht. Berührungen sind schmerzhaft. Die Bewegung der Flüssigkeit unter der Haut ist stark eingeschränkt.

Cellulite kann unabhängig vom Körpergewicht und von Gewichtsveränderungen auftreten. Sie wird zum Beispiel verursacht durch Hormonschwankungen, Schwangerschaft, erbliche Faktoren, Verdauungsprobleme und Stress. Bindegewebe und Muskeln verkleben, was die Durchblutung und den Abtransport von Schlacken beeinträchtigt. Je nach den Ernährungsgewohnheiten und dem Maß an körperlicher Bewegung sind die Beschwerden einer Cellulite individuell unterschiedlich.

Manche Menschen werden von einem Lipödem (vermehrtes Unterhautfettgewebe bei veränderter Struktur des Gewebes) geplagt, das sich auch durch gesunde Ernährung und regelmäßigen Sport nicht wesentlich verändert. Man nimmt an, dass die Veranlagung für ein Lipödem erblich bedingt ist, da es häufig innerhalb von Familien vorkommt. Betroffene werden von Ärzten oft abgewiesen, und ihr Zustand wird weder untersucht noch verstanden. Ich empfehle Ihnen die Komplexe Physikalische Entstauungstherapie (KPE), bei der das im Gewebe gespeicherte Wasser durch manuelle Lymphdrainage und/oder Kompressionsverbände verringert wird.

Schlaffe Haut, Hautdellen und unangenehme Gewichtszunahme sind Anzeichen für eine blockierte Lymphtätigkeit. Die folgende Sequenz kann das Erscheinungsbild von Cellulite im Laufe der Zeit verbessern und eine gesunde Mikrodurchblutung wiederherstellen, um die venöse und lymphatische Zirkulation zu verbessern. Es gibt aber keine schnelle Lösung.

Für viele ist das Auftreten von Cellulite frustrierend, obwohl es größtenteils eine Tatsache des Lebens ist: Etwa 80 bis 90 Prozent der

Frauen haben sie bis zu einem gewissen Stadium. Durch Selbstmassage lässt sich Cellulite verringern. Auch der Lymphfluss in den betroffenen Bereichen wird verbessert.

Die im Gewebe und im Lymphsystem gespeicherten Schlacken werden abtransportiert. Durch die Entgiftung verbessert sich in der Folge auch Ihr Hautbild. Zusätzlich zu den Lymphbehandlungen sollten Sie täglich Trockenbürstenmassagen und lymphatisches Schröpfen durchführen. (Weitere Informationen dazu finden Sie in Kapitel 5.)

Essen Sie weniger Milchprodukte und Gluten und mehr Gemüse, trinken Sie viel Wasser, und treiben Sie regelmäßig Sport, um die Entgiftung zu unterstützen. Gezieltes isometrisches Krafttraining ist besonders förderlich, vor allem im Bereich des Bauches, der Beine und des Gesäßes. Es strafft Ihre Muskeln und sorgt für den zusätzlichen Sauerstoffverbrauch, der nötig ist, um Fett zu verbrennen. Ich verwende auch gern koffeinhaltige Peelings und Öle, um die Haut zu straffen und Cellulite zu reduzieren. Koffein kann Fettzellen verkleinern, aber die Wirkung auf der Haut hält nur für ein paar Stunden an.

Die folgende Sequenz reinigt zunächst die Lymphknoten und -bahnen, um Giftstoffe auszuleiten, und konzentriert sich dann auf die Entstauung des hartnäckigen Fettgewebes. Mit speziellen Hand- und Fingertechniken werden hartnäckige Stellen erreicht und Blockaden gelöst. Kombinieren Sie diese Sequenz mit der Sequenz »Selbstmassage der Beine« in diesem Kapitel, um die maximale Wirkung zu erzielen.

Hinweis: Sie können für diese Sequenz ein die Beine straffendes Cellulite-Öl verwenden. Suchen Sie nach einem Öl, das Koffein und/ oder Leinöl enthält.

Schritt 1

Setzen Sie sich bequem hin, und atmen Sie tief in Ihren Bauch hinein. Das fördert den Lymphfluss und die Transportkapazität der Lymphe. Legen Sie Ihre Hände auf den Bauch. Atmen Sie tief in den Bauch hinein, und dehnen Sie Ihre Bauchdecke in Ihre Hände, als ob Sie einen Ballon aufblasen würden. Beim Ausatmen entspannen Sie Ihren Bauch. Zehnmal wiederholen.

Schritt 2

Legen Sie eine Hand auf den Bauch und die andere auf das Herz. Visualisieren Sie den Ductus thoracicus, der sich vom Bauch zu Ihrem Herzen erstreckt. Beim Einatmen stellen Sie sich einen Baumstamm vor, der von Ihrem Nabel aus nach oben wächst und dessen Äste durch Ihre Lunge bis in Ihr Herz reichen. Beim Ausatmen stellen Sie sich vor, wie sich die Blätter des Baumes im Wind wiegen. Zehnmal wiederholen.

Schritt 3

Stimulieren Sie die Leistenlymphknoten: Legen Sie die Hand auf den Oberschenkel. Massieren Sie C-Griffe **nach oben** in Richtung Leiste. Zehnmal wiederholen. Behandlung an der Oberschenkelaußenseite wiederholen.

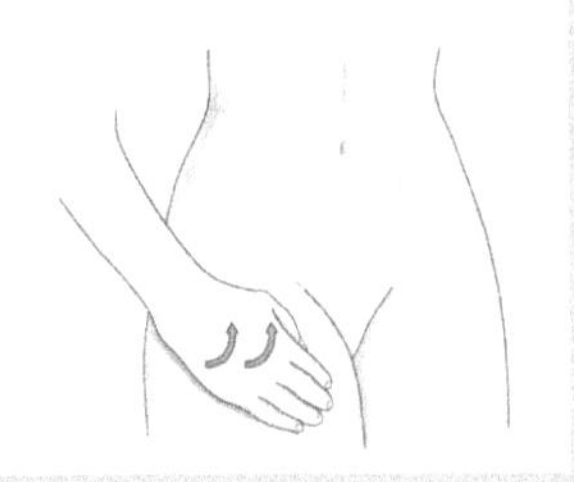

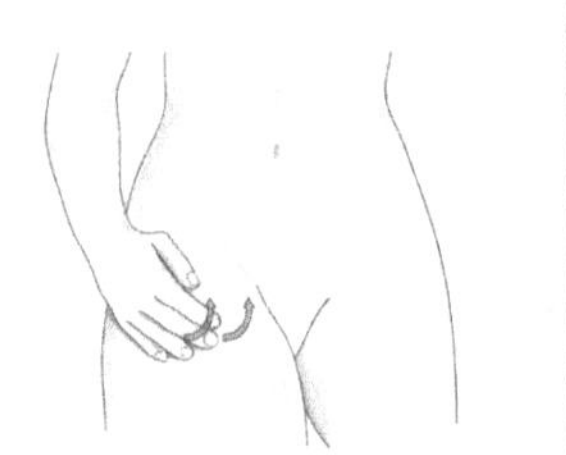

Schritt 4

Heben Sie jedes Bein sechsmal an. Diese Bewegung stimuliert Ihre Leistenlymphknoten.

Schritt 5

Massieren Sie Ihren Oberschenkel. Sie können eine oder beide Hände benutzen:

1. Außenseite: Massieren Sie von der Außenseite Ihres Knies entlang der Außenseite Ihres Oberschenkels überlappende C-Griffe **nach oben** zu den Leistenlymphknoten. Zehnmal wiederholen.
2. Vorderseite: Massieren Sie von der Mitte des Knies über die Mitte des Oberschenkels **nach oben** überlappende C-Griffe zu den Leistenlymphknoten. Zehnmal wiederholen.
3. Innenseite: Massieren Sie von der Innenseite des Knies aufwärts überlappende C-Griffe bis zur Leiste. Zehnmal wiederholen.

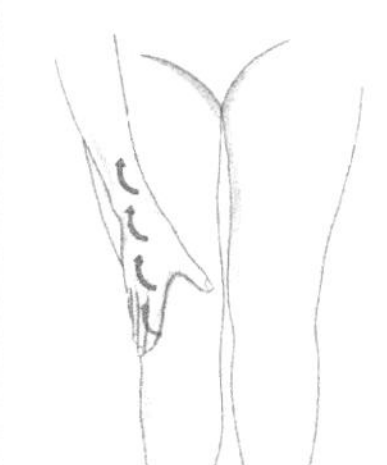
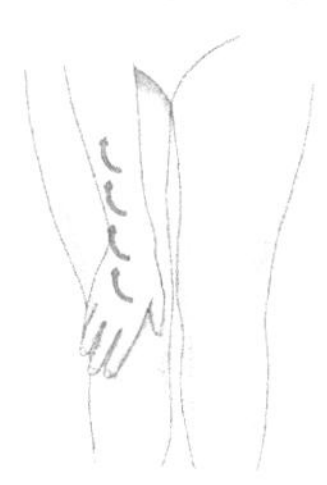
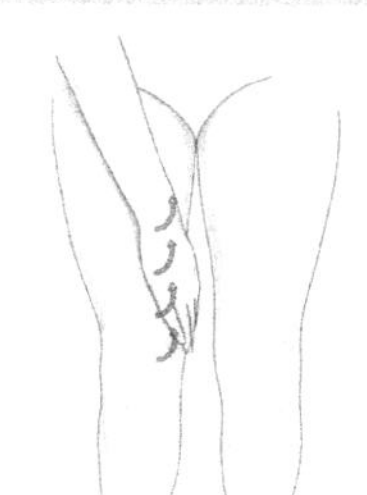

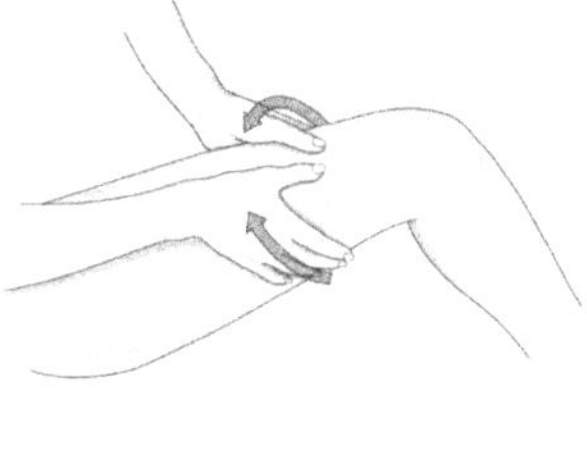

4. Rückseite: Beugen Sie das Bein, sodass Sie den Oberschenkel umfassen können. Streichen Sie mit beiden Händen die Lymphe von den Kniesehnen zur Vorderseite des Beins in Richtung Leistenlymphknoten. Zehnmal wiederholen. Drücken Sie die Leistenlymphknoten noch dreimal.

Schritt 6

Wiederholen Sie Schritt 5 am anderen Bein.

Schritt 7

Massieren Sie Ihr Knie:

1. Umfassen Sie das gebeugte Knie seitlich. Drücken Sie Ihre Finger in die Kniekehle (Fossa poplitea). Auch hier liegen Lymphknoten. Zehnmal wiederholen.

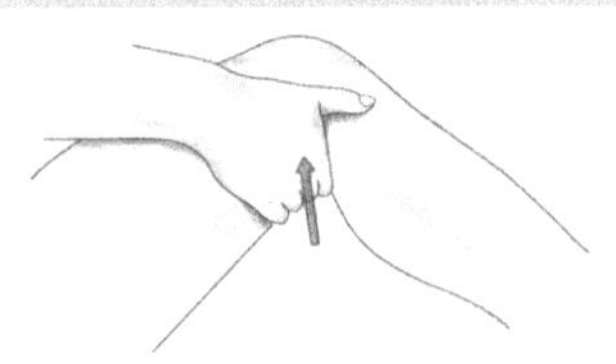

2. Legen Sie Ihre Hände rechts und links des Knies ans Bein. Heben Sie die Haut an, und führen Sie C-Griffe **nach oben** aus. Zehnmal wiederholen.

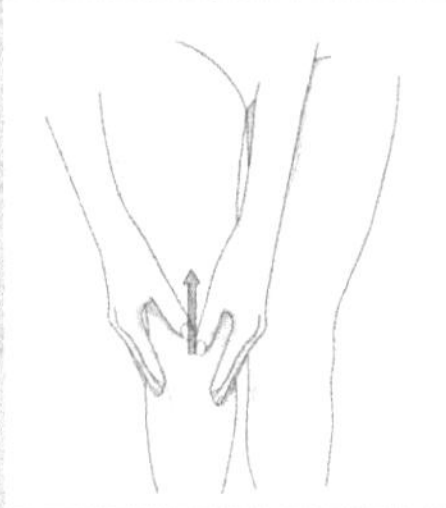

3. Legen Sie eine Hand aufs Knie. Streichen Sie die Haut **nach oben** und **über** Ihr Knie. Zehnmal wiederholen.

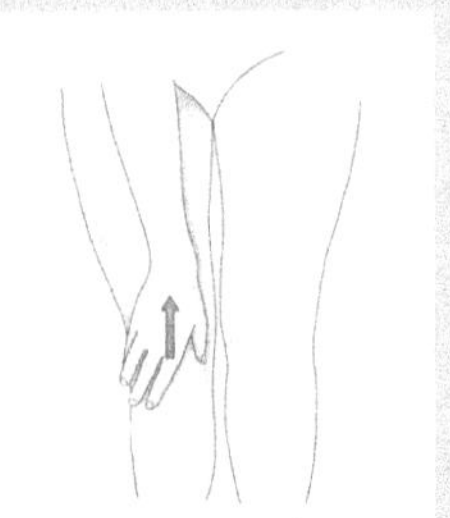

Schritt 8

Wiederholen Sie Schritt 7 am anderen Knie.
Nachdem Sie die blockierte Lymphe aus den Beinen bewegt haben, führen Sie die Streichungen für die Cellulite-Reduktion durch. Nun können Sie tiefer arbeiten als sonst, da Sie sich jetzt auf die Fettschicht konzentrieren.

Schritt 9

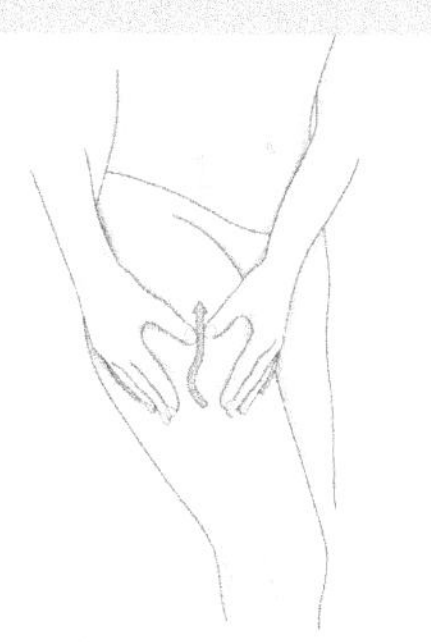

Verteilen Sie eine kleine Menge Cellulite-Öl auf einem Bereich mit stärkerer Cellulite. Nehmen Sie die Haut zwischen Ihre Finger. Anders als bei der normalen Lymph-Selbstmassage heben Sie die Haut mit mehr Kraft ab. Rollen Sie die Haut dann nach oben **in Richtung** Ihrer Leistenlymphknoten. Dies entspricht der Technik der Cellulite-Geräte: Sie heben die Haut ab und rollen sie. Zehnmal wiederholen. Bearbeiten Sie auf diese Weise weitere Cellulite-Bereiche.

Schritt 10

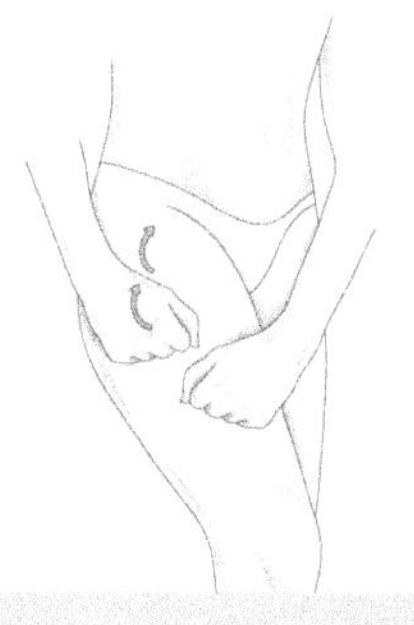

Knöchelmassage: Legen Sie eine lockere Faust über einen Cellulite-Bereich, und führen Sie mit den Fingerknöcheln überlappende C-Griffe in Richtung der Leistenlymphknoten aus. Zehnmal wiederholen.

Schritt 11

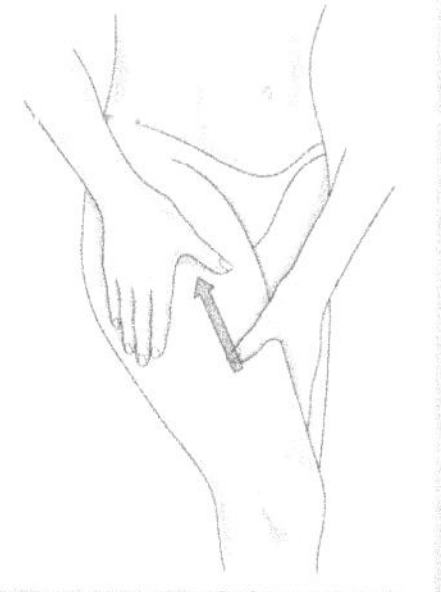

Kneten Sie die Haut mit beiden Händen, als ob Sie einen Teig kneten würden. Arbeiten Sie in drei senkrechten Linien, da Cellulite bei Frauen in vertikaler Richtung verläuft. Arbeiten Sie vertikal zu Ihren Leistenlymphknoten hin. Jede Linie zehnmal wiederholen.

Schritt 12

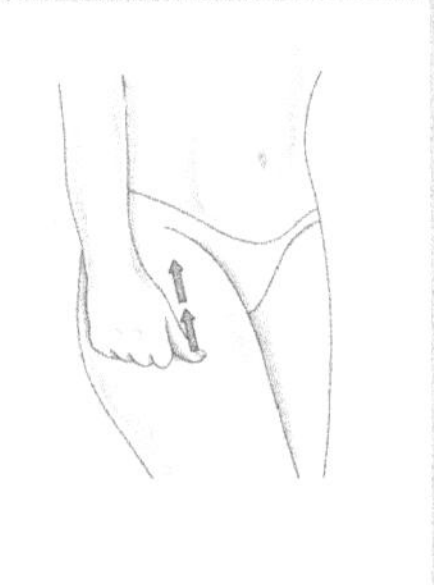

Streichen Sie Bewegungen mit dem Daumen oder den Fingern über einen kleineren Bereich, und glätten Sie die Haut, als ob Sie ein zerknülltes Stück Papier glatt streichen würden. Machen Sie kleinere, enge, kurze Striche. Nun üben Sie etwas mehr Druck aus als in den anderen Sequenzen, da Sie daran Fettablagerungen auflösen möchten. Das kann mehr oder weniger schmerzhaft sein. Prüfen Sie Aussehen und Farbe Ihrer Haut. Wenn Sie mehr Blut in den Bereich bringen, kann sich die Haut vorübergehend röten. Ist dies der Fall, verlangsamen Sie die Behandlung und machen eine kurze Pause, damit sich Ihre Haut wieder normalisieren kann. Vermeiden Sie blaue Flecken.

Schritt 13

Wiederholen Sie Schritt 5: Massieren Sie abwechselnd Ihre beiden Oberschenkel.

Schritt 14

Wiederholen Sie Schritt 7: Massieren Sie nacheinander Ihre Knie: erst die Kniekehlen, dann über dem Knie. Massieren Sie die Beine seitlich der Knie bis zu den Oberschenkeln.

Schritt 15

Wiederholen Sie Schritt 3: Stimulieren Sie die Leistenlymphknoten.

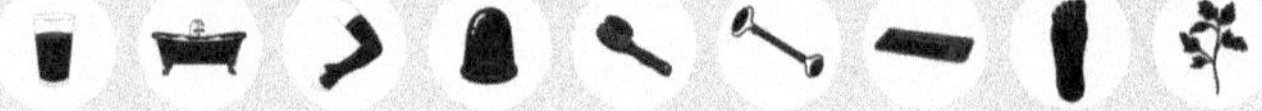

Schlanke Taille

Das Geheimnis einer schlankeren Taille besteht in dem, was ich gern als »dreifache Gefahr« bezeichne: Ernährung, Massage und Bewegung. Das Lymphsystem erhält das Flüssigkeitsgleichgewicht im Körper und absorbiert überschüssiges Fett im Darm. Die Lymphmassage ist geradezu berühmt dafür, zu einer schlankeren Taille zu verhelfen. Um überschüssiges Gewicht loszuwerden, sind einige Übungen notwendig, die Ihre Lymphzirkulation erhöhen. Eine entsprechende Zusammenstellung finden Sie in Kapitel 5.

Für den Transport der Lymphe durch die Gefäße ist es außerdem wichtig, regelmäßig und ausreichend zu trinken. Für die schlanke Taille habe ich in Kapitel 5 eine Liste empfohlener und zu meidender Lebensmittel zusammengestellt.

Zu guter Letzt empfehle ich Ihnen, den Bauch regelmäßig zu massieren, mindestens drei- oder viermal pro Woche. Die Steigerung der Peristaltik Ihrer inneren Organe fördert die Ausscheidung gestauter Schlacken, löst verspanntes Bindegewebe und sorgt für einen regelmäßigen Stuhlgang. Das ist der lymphatische Weg, um ein paar Zentimeter an Taillenumfang zu verlieren und die Figur zu erhalten. Ebenso empfehle ich die Sequenz »Bauchmassage«.

Ihre innere Landschaft

Ängste überwinden
Mehr Energie und geistige Klarheit
Abhilfe bei Kater
Herz- und Lungenöffner
Gesunder Schlaf

Ängste überwinden

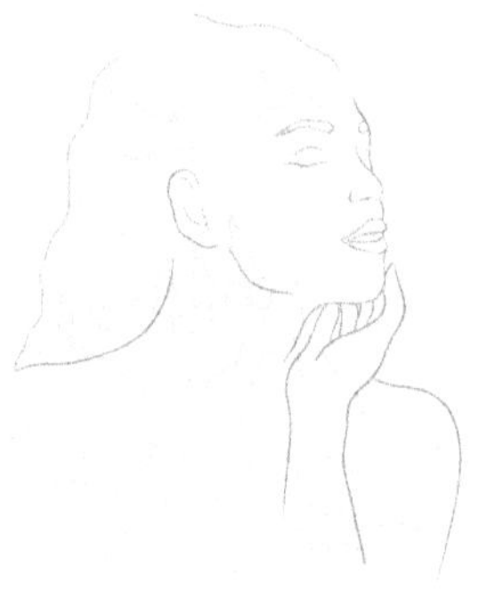

Viele von uns tragen so allerlei Ängste mit sich herum. Wir sind permanent mit Situationen und Belastungen konfrontiert, die wir zu bewältigen versuchen. Und der hohe Stellenwert der Leistungs- und Ergebnisorientierung lässt viele Menschen ständig besorgt darüber nachdenken, ob sie auch wirklich genügend arbeiten. Forschungsergebnisse belegen, dass die ständige Beschäftigung mit Nachrichten rund um die Uhr und an jedem Tag der Woche – noch verschlimmert durch die sozialen Medien – unsere psychische Gesundheit zusätzlich belastet.

In meiner Praxis erlebe ich es tagtäglich, wie Angst sich im Körper manifestiert und Entzündungen verursacht. Ich möchte Sie ermutigen, eine Bestandsaufnahme der inneren und äußeren Kräfte in Ihrem Leben zu machen, die bei Ihnen Angstgefühle auslösen. Was von dem, was Ihnen unnötigen Stress und Sorgen bereitet, können Sie loslassen? Eine ehrliche Selbsteinschätzung des Drucks, der auf Ihnen lastet, ist für die Bewältigung Ihrer Ängste ebenso wichtig wie die Selbstmassage. Ich empfehle Ihnen auch, die in Kapitel 5 beschriebene Meditationstechnik auszuprobieren, da Meditation nachweislich dazu beiträgt, den Körper zu beruhigen und Ängste abzubauen.

Angst wirkt sich unter anderem deshalb auf unseren Körper aus, weil sich unsere Atmung dramatisch verändert, sobald wir unter Stress stehen. Wenn wir nervös sind oder uns unwohl fühlen, neigen wir dazu, den Atem anzuhalten oder nur flach zu atmen. Ohne dass Sie es merken, setzt sich die Spannung in den Schultern fest oder erzeugt eine Enge in der Brust, im Brustkorb und im Zwerchfell, was sich auf die Lunge und sogar auf die Verdauung auswirkt. Ihr Hals fühlt sich an wie zugeschnürt, und Ihnen versagt vorübergehend regelrecht die Stimme. Dies kann sich zu einem lähmenden Kreislauf der Angst entwickeln. Da die Atmung ein wesentlicher Bestandteil des Lymphflusses ist, schließt die folgende Massagesequenz die Bauchatmung mit ein, um die Atemwege entlang des Brustbeins zu öffnen und mehr Sauerstoff in die Lunge zu bringen.

Auch Ihr Solarplexus, Sitz des dritten Chakras (Selbstwertgefühl und persönliche Kraft), wird in dieser Sequenz aktiviert. Er liegt nahe beim Thymus, dem lymphatischen Organ, in dem T-Zellen heranreifen. Diese Abwehrzellen schützen uns vor Krankheitserregern.

Die nächste Sequenz stimuliert Ihre Lymphzirkulation, löst Stauungen auf, lindert Ängste, beruhigt Ihr zentrales Nervensystem und bringt Sie »aus dem Kopf ins Herz«.

Schritt 1

Setzen Sie sich bequem hin. Stimulieren Sie den rechten und den linken supraklavikulären Lymphknoten, indem Sie die Fingerkuppen **nach unten** in die Schlüsselbeingruben drücken. Machen Sie eine J-Bewegung, während Sie **leicht nach unten und nach außen** in Richtung Ihrer Schultern drücken. Zehnmal wiederholen.

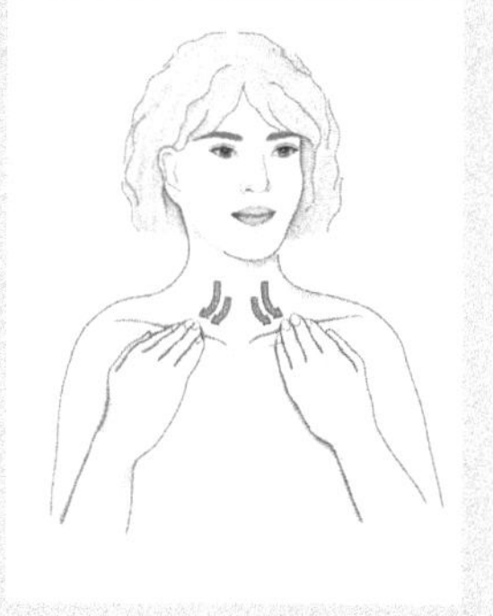

Schritt 2

Stimulieren Sie die Achsellymphknoten. Wenden Sie die folgenden drei Schritte an:

1. Legen Sie Ihre Hand in die Achselhöhle auf der anderen Körperseite. Der Zeigefinger ruht **entspannt** in der Hautfalte zwischen Brustwand und Oberarm. Pumpen Sie die Hand **nach oben** in die Achselhöhle. Zehnmal wiederholen.
2. Bewegen Sie die Hand seitlich am Oberkörper entlang **nach unten** bis zur Brust. Mit der Handfläche führen Sie C-Griffe **nach oben** in die Achselhöhle aus, um das Brustgewebe zu drainieren. Zehnmal wiederholen.
3. Heben Sie den Arm, und legen Sie die Hand in Ihre Achselhöhle. Pumpen Sie zehnmal über die Achselhöhle **nach unten.**

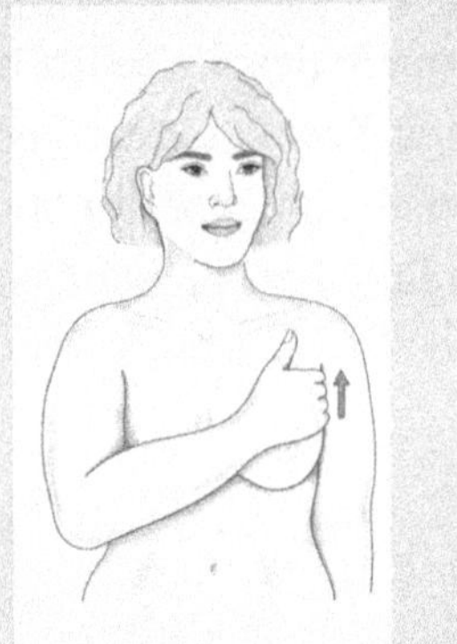

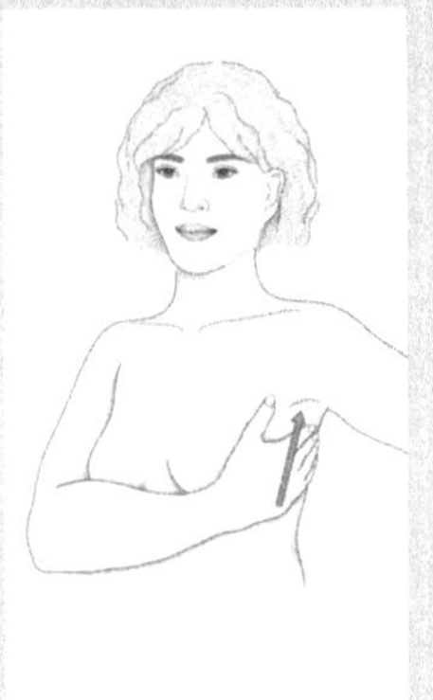

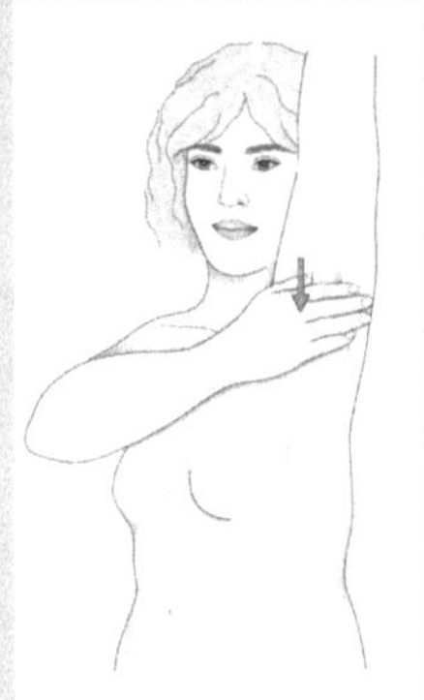

Schritt 3

Wiederholen Sie Schritt 2 auf der anderen Seite.

Schritt 4

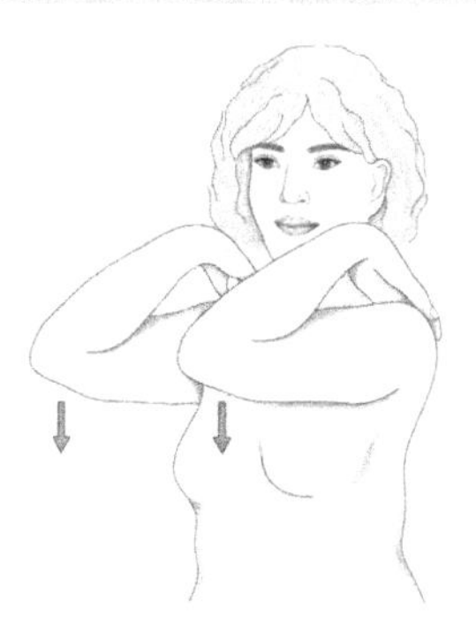

Stimulieren Sie die Nacken-Lymphzone: Legen Sie die Hände auf die Schultern, die Ellbogen zeigen gerade nach vorn. Atmen Sie ein, und lassen Sie beim Ausatmen die Ellbogen sinken, wobei die Fingerkuppen auf den Schultern bleiben. Fünfmal wiederholen. Dadurch wird die Lymphflüssigkeit vom Hals zu den Lymphknoten oberhalb des Schlüsselbeins transportiert. Gleichzeitig wird der Trapezmuskel entspannt, der durch Ängste und Sorgen verspannt ist.

Schritt 5

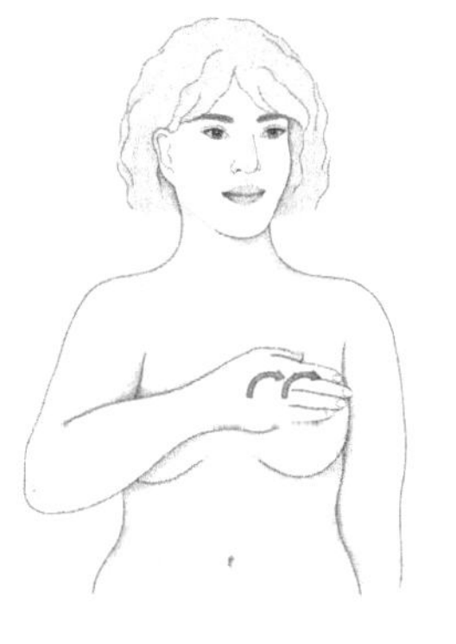

Legen Sie die Handfläche der rechten Hand auf Ihre linke Brust. Die Fingerkuppen sind auf die Achselhöhle gerichtet. Massieren Sie sanfte C-Griffe über die Oberseite der Brust Richtung linker Arm. Fünfmal wiederholen.

Schritt 6

Wiederholen Sie Schritt 5 auf der rechten Seite.

Schritt 7

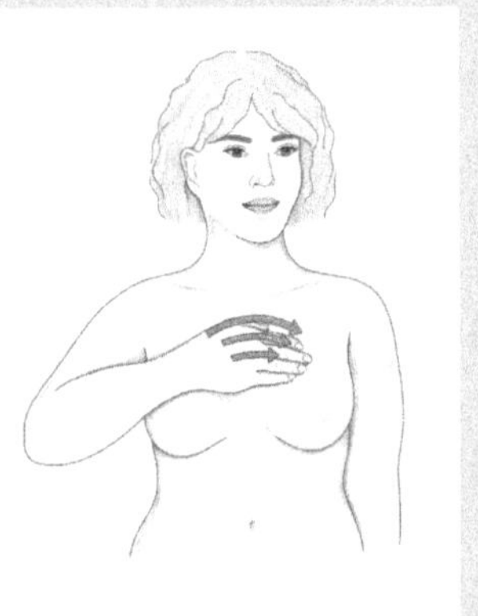

Legen Sie Ihre Handfläche in die Mitte der Brust auf das Brustbein. Massieren Sie auf dem Kopf stehende C-Griffe, als ob Sie einen Regenbogen über Ihr Herz und Ihre Lunge malen würden. Atmen Sie langsam und tief in Ihre Hand ein. Zählen Sie bei jedem Einatmen bis drei, beim Ausatmen von drei auf eins. Spüren Sie mit jedem Einatmen, wie sich Ihr Brustkorb in Ihre Hand hebt. Lassen Sie beim Ausatmen zu, dass sich Ihr Brustkorb entspannt und weicher wird. Wiederholen Sie diesen Schritt mindestens dreimal, aber Sie können ihn so oft wie nötig durchführen, um Spannungen abzubauen.

Schritt 8

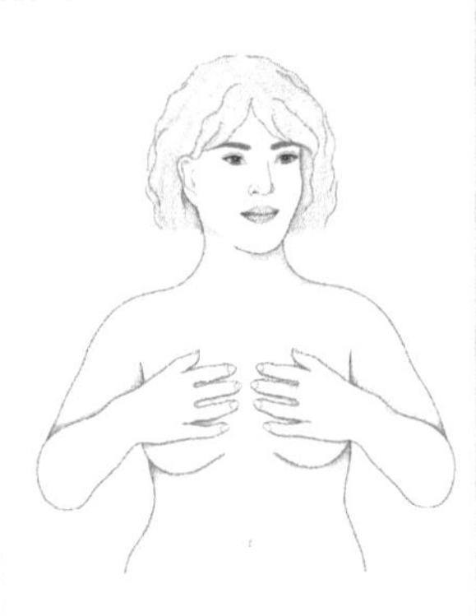

Legen Sie die Fingerkuppen beider Hände entlang Ihres Brustbeins. Beim Einatmen spannen Sie die Zwischenrippenmuskeln an. Drücken Sie **ganz sanft** im Wechsel hinein, und lassen Sie wieder los. Da Sie nur an der Flüssigkeitsschicht arbeiten, sollten Sie nicht zu tief drücken. Zehnmal wiederholen.

Schritt 9

Wiederholen Sie Schritt 7: Legen Sie Ihre Handfläche in die Mitte der Brust auf das Brustbein. Massieren Sie auf dem Kopf stehende C-Griffe, und atmen Sie fünfmal tief ein. Wiegen Sie Ihren Körper hin und her. Diese Schaukelbewegung folgt dem wellenförmigen Rhythmus der Lymphdrainage, wodurch Sie insgesamt ruhig werden. Fünfmal wiederholen.

Schritt 10

Wiederholen Sie die Schritte 5 und 6: Massieren Sie C-Griffe über jede Brust in Richtung der Achselhöhlen.

Schritt 11

Bauchatmung: Legen Sie Ihre Hände auf den Bauch. Atmen Sie tief in den Bauch hinein, und dehnen Sie bei jedem Atemzug Ihre Bauchdecke in Ihre Hände, als ob Sie einen Ballon aufblasen würden. Beim Ausatmen entspannen Sie Ihren Bauch. Fünfmal wiederholen. Dadurch wird die Lymphe aus der unteren Körperhälfte abgeleitet und die Ruhe- und Verdauungsreaktion des parasympathischen Nervensystems aktiviert, bei dem Heilung stattfindet.

Schritt 12

Legen Sie eine Hand auf den Bauch und die andere aufs Herz. Stellen Sie sich die drei Chakren zwischen Ihrem Bauch und Ihrem Herzen vor. Beim Einatmen visualisieren Sie die Farbe Orange für das zweite Chakra unter Ihrem Nabel. Bringen Sie Ihren Atem von Ihren Lungen zu Ihrem dritten Chakra, und stellen Sie sich die Farbe Gelb vor, so hell leuchtend wie die Sonne. Wenn Ihr Atem das Herz erreicht, das vierte Chakra, stellen Sie sich in Ihrer Brust die Farbe Grün vor. Beim Ausatmen erlauben Sie Ihrem Bauch, zu entspannen. Dreimal wiederholen. Das entspricht der Bahn des Ductus thoracicus, der die Lymphe in den Blutkreislauf leitet. Diese kraftvolle Atemübung können Sie immer dann machen, wenn Sie Ängste loswerden und einen ruhigeren Gemütszustand erreichen wollen.

Schritt 13

Ihre Hände liegen weiterhin auf Bauch und Herz. Atmen Sie tief in den Bauch, während Sie C-Griffe über dem Herzen massieren. Beim Ausatmen sagen Sie laut: »Heee.« Dieser Klang gleicht die Chakren unterhalb des Nabels bis zum Herzen aus. Fünfmal wiederholen.

Schritt 14

Klopfen Sie **leicht** mit den Fingerkuppen auf Ihr Brustbein. Visualisieren Sie, wie der Klang des Klopfens Ihre Zellen erreicht. Über Ihrem Herzen liegt der Thymus, in dem die T-Zellen heranreifen. Der Thymus speichert weiße Blutkörperchen und bereitet sie darauf vor, zu aktiven T-Zellen zu werden, die eine Immunantwort starten, um infizierte und schädliche Zellen zu zerstören. Während Sie auf Ihre Brust klopfen, stellen Sie sich die wichtige Funktion Ihres Thymus vor.

Schritt 15

Wiederholen Sie die Schritte 2 und 3: Stimulieren Sie dreimal die Achsellymphknoten in den Achselhöhlen.

Schritt 16

Wiederholen Sie Schritt 4: Stimulieren Sie die Nacken-Lymphzone.

Schritt 17

Dehnen Sie Ihren Hals, um Verspannungen zu lösen. Blicken Sie nach vorn, und neigen Sie das rechte Ohr in Richtung Ihrer Schulter. Halten Sie, und atmen Sie dreimal ein und aus. Wiederholen Sie die Übung auf der linken Seite.

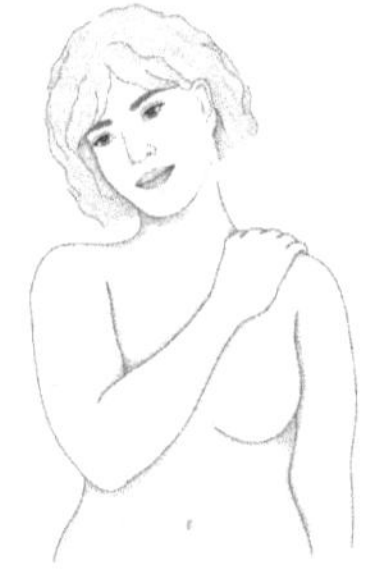

Schritt 18

Kreisen Sie Ihren Kopf langsam in jede Richtung. Dreimal wiederholen. (Überspringen Sie diesen Schritt, falls Ihnen schwindlig wird.)

Schritt 19

Ziehen Sie beide Schultern bis zu den Ohren hoch. Drei Sekunden halten, ein- und ausatmen. Lassen Sie die Schultern sinken. Dreimal wiederholen.

Schritt 20

Streichen Sie sanft von den Wangen zu den Ohren, vom Kinn zu den Ohren, vom Nasenrücken hoch zur Stirn und von der Stirn zu den Ohren. Dreimal wiederholen.

Schritt 21

Massieren Sie mit den Fingerkuppen Ihre Kopfhaut wie beim Haarewaschen, so lange, wie es braucht, um »Happy Birthday« zu singen.

Schritt 22

Legen Sie Ihre Fingerkuppen am Hinterhauptsbein des Kopfs an. Die Finger berühren sich, die Fingerkuppen gleiten wie ein sanfter Wasserfall den Hals hinab. Zehnmal wiederholen.

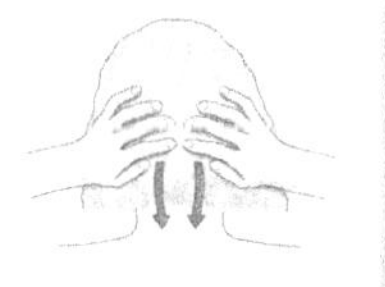

Schritt 23

Streichen Sie **sanft** an der Vorderseite Ihres Halses entlang **nach unten** zu den rechten und linken Lymphknoten an den Schlüsselbeinen. Fünfmal wiederholen. Schlucken Sie zweimal.

Schritt 24

Reiben Sie Ihre Handflächen kräftig aneinander. Sobald sie sich erwärmt haben, legen Sie sie über Ihre Augen. Lassen Sie sie dort für zehn Sekunden liegen, während Sie tief einatmen. Imaginieren Sie die Farbe Violett vom Scheitel bis zu den Zehen. Entspannen Sie Stirn, Augen, Gesicht und Hals. Während Sie die Augen öffnen, drücken Sie die Handballen entlang der Wangenknochen in Richtung der Ohren.

Schritt 25

Wiederholen Sie Schritt 4: Stimulieren Sie die Nacken-Lymphzone.

Schritt 26

Wiederholen Sie die Schritte 2 und 3: Stimulieren Sie dreimal die Achsellymphknoten.

Schritt 27

Wiederholen Sie Schritt 1: Stimulieren Sie den rechten und den linken supraklavikulären Lymphknoten.

Schritt 28

Schlucken Sie zweimal. Legen Sie die Hände in den Schoß, und lächeln Sie. Scannen Sie Ihren Körper: Wie fühlen Sie sich jetzt?

Mehr Energie und geistige Klarheit

Energie

Vor jeder Behandlung frage ich meine Patient*innen, wie sie sich fühlen, und bitte sie, ihr Energielevel auf einer Skala von 1 bis 10 einzuschätzen. Allzu oft liegt die Zahl unter 5. Sie fühlen sich ausgebrannt und ausgelaugt, und manche sind zu erschöpft, um Sport zu treiben oder auch nur an Sport zu denken, obwohl sie wissen, dass ihnen das Energie verleihen würde.

Was ist Energie, und wo spüren wir sie? Nehmen Sie Ihre Energie wahr, wenn sie vorhanden ist, oder bemerken Sie nur, wenn Sie keine Energie haben? Ich verspreche Ihnen, dass sich durch die Arbeit an der Lymphe Ihre Energie verändern wird. Man spürt es sofort. Viele berichten, dass sie sich dann »leichter« und »klarer« fühlen und weniger Schmerzen haben. Manchmal nehmen sie Empfindungen wahr, die mit der Entgiftung zusammenhängen, ähnlich wie Sie sich vielleicht am dritten Tag einer Fastenkur fühlen: Ihnen ist ein wenig schwummerig, und Sie sind sehr müde. Das ist aber normal, wenn man Schlacken aus dem Gewebe ausleitet.

Die folgende Sequenz ist eine Kombination kurzer Übungen, die stagnierende Energie in Gang bringen und Ihren Lymphfluss erhöhen. Vielleicht wissen Sie durch die Akupunktur, dass die Traditionelle Chinesische Medizin von der Lebensenergie Qi ausgeht. Das Qi fließt durch Meridiane im Körper und bildet ein Netzwerk aus Energie. Mithilfe spezieller Nadeln werden die verschiedenen Akupunkturpunkte stimuliert, um den Energiefluss wiederherzustellen. Ähnlich ist es bei der Lymph-Selbstmassage, durch die toxische Ablagerungen in den Zellzwischenräumen abtransportiert werden. Die nächste Sequenz stimuliert blockierte Energie in Ihrem Körper und reinigt ihn von Schlacken und Ablagerungen, durch die Sie sich träge und unwohl fühlen.

Der schnellste Weg, um mehr Energie zu gewinnen, ist die Stimulierung aller Lymphzonen in Hals, Achselhöhlen, Thymus, Bauch und Leisten. Diese Sequenz enthält einige Übungen des Qigong (ein

Übungssystem mit langsamen, konzentrierten Bewegungsabläufen und vertiefter Bauchatmung) und des Yoga, um die Gelenke Ihres Körpers zu aktivieren. Dort liegen die meisten Ihrer Lymphknoten. Die Sequenz dient der umfassenden Entgiftung, um Sie mit Energie zu erfüllen und Ihre geistige Klarheit wiederherzustellen.

Geistige Klarheit

Haben Sie schon einmal ein wichtiges Meeting oder ein Telefonat vergessen, obwohl es in Ihrem Kalender stand? Oder hatten Sie Schwierigkeiten, sich an die Details eines Gesprächs zu erinnern? Suchen Sie oft Ihre Schlüssel? Brain Fog oder Gehirnnebel kann Ihr Leben geringfügig beeinträchtigen, möglicherweise aber auch Ihr Urteilsvermögen trüben. Das macht es schwierig, Entscheidungen zu treffen oder den richtigen Weg einzuschlagen. Die Ursache von Brain Fog ist nur schwer auszumachen, da von ungesunder Ernährung, Schlafmangel, Medikamenten, hormonellen Störungen bis hin zu Faktoren der geistigen Gesundheit alles dafür verantwortlich sein kann. Falls Sie sich auch schon mal über ihr »löchriges Gedächtnis« lustig gemacht haben, weil Sie ständig etwas »verschusseln« oder »verschwitzen«, dann ist die folgende Sequenz genau das Richtige für Sie.

Die Stimulation der glymphatischen Lymphbahnen, die das Gehirn drainieren, wie in Kapitel 2 erläutert, beseitigen die Blockaden, die ein klares Denken und das Gefühl von Lebendigkeit behindern. Da sich die Sequenz auf den Kopf, den Nacken, den Kiefer und die Atmung konzentriert, erzeugen Sie eine systemische lymphatische »Welle«, die Spannungen im Gesicht beseitigt und die Lymphaufnahme und -zirkulation anregt.

Schritt 1

Setzen oder stellen Sie sich bequem hin. Stimulieren Sie den rechten und den linken supraklavikulären Lymphknoten, indem Sie die Fingerkuppen **nach unten** in die Schlüsselbeingruben drücken. Machen Sie eine J-Bewegung, während Sie **leicht nach unten und nach außen** in Richtung Ihrer Schultern drücken. Zehnmal wiederholen.

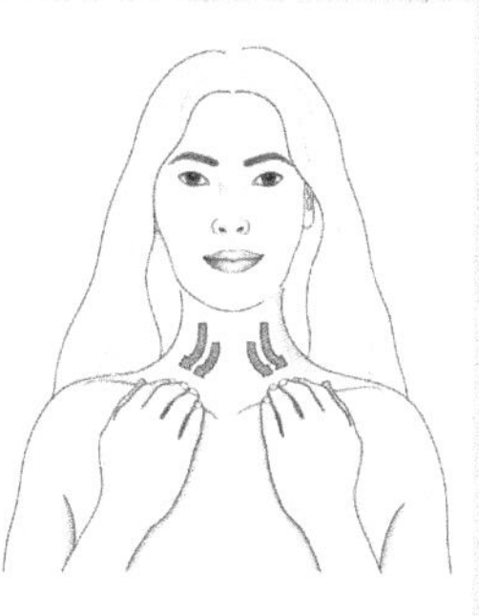

Schritt 2

Führen Sie die Hals-Sequenz durch. Sie besteht aus drei Schritten:

1. Legen Sie beide Handflächen auf den Halsansatz. Streichen Sie die Haut **sanft nach unten** in Richtung Schlüsselbein. Zehnmal wiederholen.
2. Legen Sie Ihre Hände höher, sodass Ihre kleinen Finger in den hinteren Ohrfurchen liegen. Ihre Fingerkuppen zeigen diagonal nach hinten. Dehnen Sie mit den Handflächen die Haut **nach unten** in Richtung Hals. Fünfmal wiederholen.
3. Streichen Sie sanft den ganzen Hals hinunter. Fünfmal wiederholen. Schlucken Sie einmal.

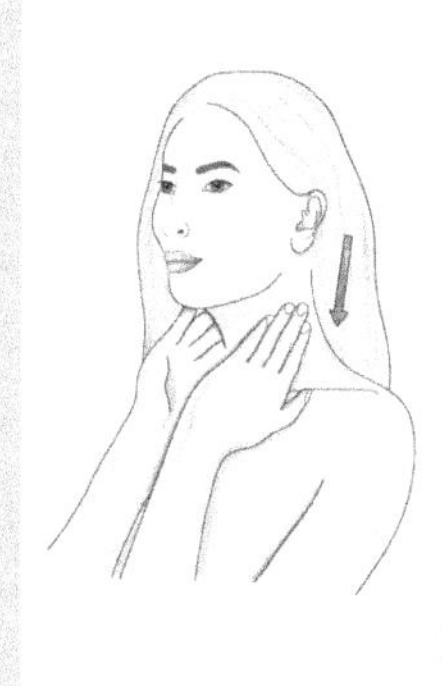

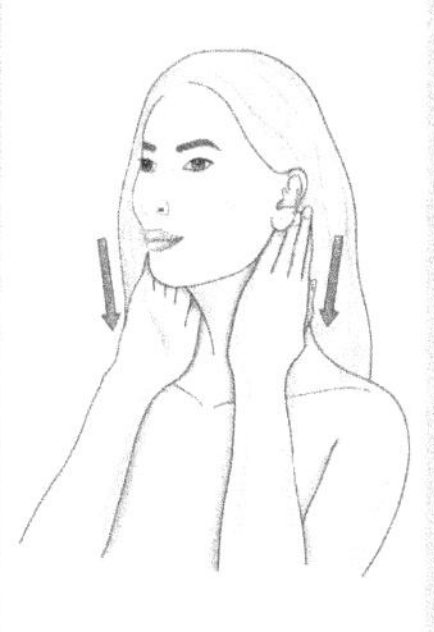

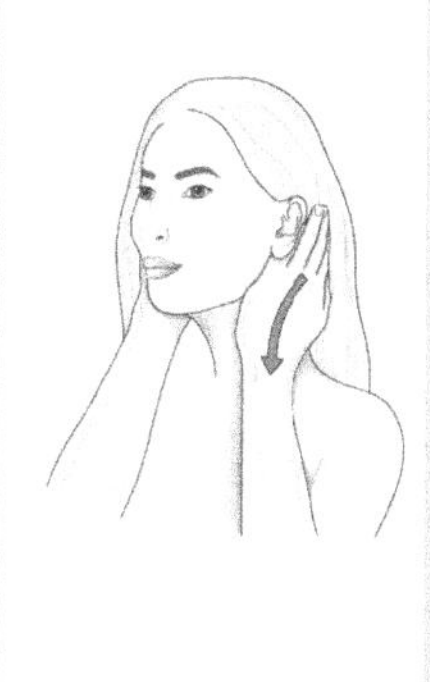

Schritt 3

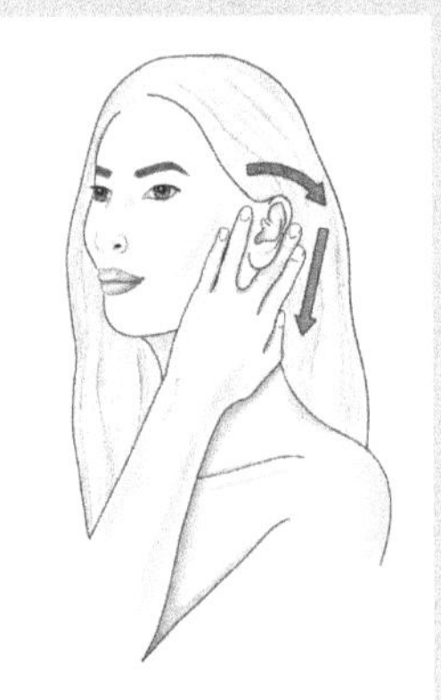

Spreizen Sie Mittel- und Ringfinger zu einem V wie im »Spock-Griff« beschrieben. Legen Sie Mittel- und Zeigefinger in die hintere Ohrfurche und Ring- und kleinen Finger vor die Ohren. Massieren Sie **sanft** in einem C-Griff **nach hinten und nach unten.** Zehnmal wiederholen. Dadurch werden die Lymphknoten vor und hinter den Ohren stimuliert. Die Bewegung sollte rhythmisch und wohltuend sein. Schlucken Sie einmal.

Schritt 4

Streichen Sie sanft vom Kinn zu den Ohren, von den Wangen zu den Ohren und von der Stirn zu den Ohren.

Schritt 5

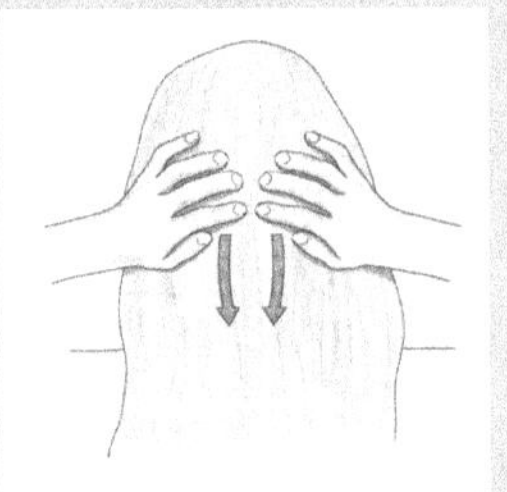

Legen Sie Ihre Fingerkuppen am Hinterhauptsbein des Kopfs an. Die Finger berühren sich, die Fingerkuppen wandern **nach unten** und gleiten wie ein sanfter Wasserfall den Hals hinab. Zehnmal wiederholen.

Schritt 6

Massieren Sie mit den Fingerkuppen Ihre Kopfhaut, als ob Sie Ihre Haare waschen würden. Massieren Sie den ganzen Kopf bis zur Rückseite und den Hals hinunter. Dadurch stimulieren Sie das glymphatische System im Gehirn.

Schritt 7

Stimulieren Sie die Nacken-Lymphzone: Legen Sie die Hände auf die Schultern, die Ellbogen zeigen gerade nach vorn. Atmen Sie ein, und lassen Sie beim Ausatmen die Ellbogen sinken, wobei die Fingerkuppen auf den Schultern bleiben. Fünfmal wiederholen. Dadurch wird die Lymphflüssigkeit vom Nacken zu den Lymphknoten oberhalb des Schlüsselbeins transportiert.

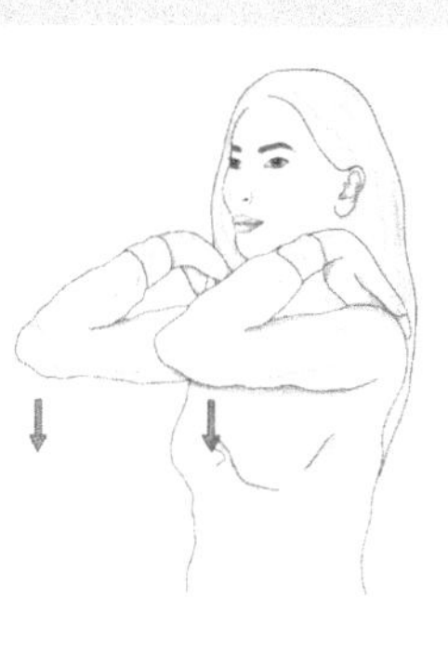

Schritt 8

Stimulieren Sie die Achsellymphknoten. Legen Sie Ihre Hand in die Achselhöhle auf der anderen Körperseite. Der Zeigefinger ruht entspannt in der Hautfalte zwischen Brustwand und Oberarm. Pumpen Sie die Hand **nach oben** in die Achselhöhle. Zehnmal wiederholen.

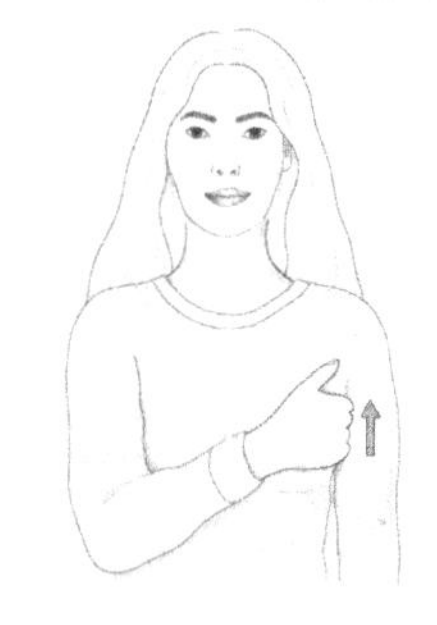

Schritt 9

Wiederholen Sie Schritt 8 auf der anderen Seite.

Schritt 10

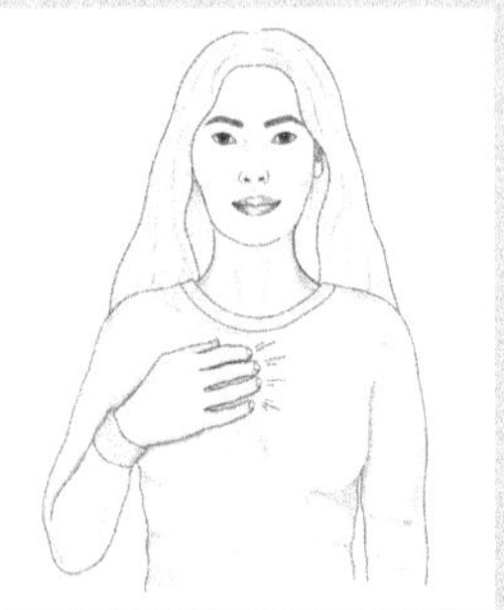

Thymus klopfen: Legen Sie eine Hand auf Ihre Brust, und klopfen Sie leicht mit den Fingerkuppen auf den Bereich des Thymus auf Ihrem Brustbein. Ein Teil der Brustlymphe fließt in die Lymphknotenkette der Brust ab. Im Thymus reifen die T-Zellen heran, die Keime abwehren. Zehnmal wiederholen.

Schritt 11

Bauchatmung: Legen Sie Ihre Hände auf den Bauch. Beim Einatmen dehnen Sie die Bauchdecke in Ihre Hände, als ob Sie einen Ballon aufblasen würden. Beim Ausatmen entspannen Sie Ihren Bauch. Fünfmal wiederholen. Dies stimuliert die Cisterna chyli und den Ductus thoracicus, Lymphe aus dem unteren Bereich Ihres Körpers zu bewegen.

Schritt 12

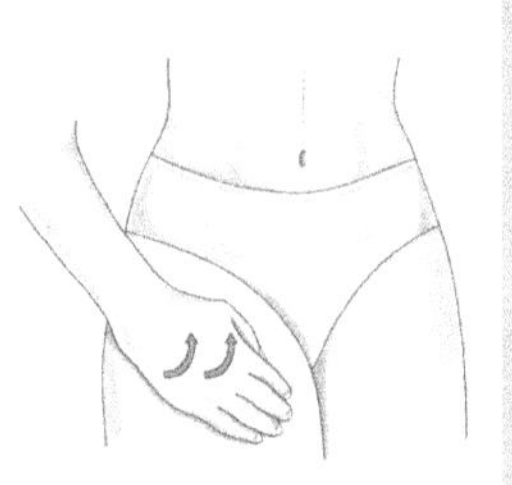

Stimulieren Sie die Leistenlymphknoten: Legen Sie Ihre Hand auf die Innenseite des rechten Oberschenkels im Bereich der Leiste. Dort liegen die Leistenlymphknoten. Heben Sie das Bein sechsmal an. Massieren Sie C-Griffe **nach oben** in die Leiste. Fünfmal wiederholen.

Schritt 13

Wiederholen Sie Schritt 12 am linken Bein.

Schritt 14

Falls Sie bisher saßen, stehen Sie nun auf. Dehnen Sie den Hals, und neigen Sie das rechte Ohr zur Schulter. Halten Sie zehn Sekunden, und atmen Sie dabei ein und aus. Auf der linken Seite wiederholen. Zweimal wiederholen. Durch diese einfache Übung befreien Sie Ihr Halschakra von Blockaden.

Schritt 15

Kreisen Sie den Kopf fünfmal auf die rechte und die linke Seite. Lassen Sie die Übung aus, falls Ihnen schwindlig ist.

Schritt 16

Die Schultern heben: Ziehen Sie Ihre Schultern zu den Ohren. Atmen Sie ein, und halten Sie die Luft drei Sekunden lang an, dann ausatmen und die Schultern entspannen. Fünfmal wiederholen.

Schritt 17

Rotation des Oberkörpers: Legen Sie Ihre Hände auf die Schultern. Drehen Sie den Oberkörper mit der Atmung von einer Seite zur anderen. Die Hände bleiben auf den Schultern. Dies ist eine schöne Übung, um Energie durch Ihr Herz- und Solarplexuschakra fließen zu lassen.

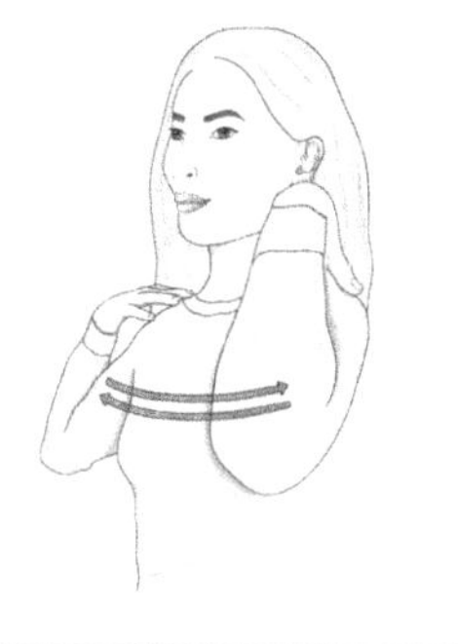

Schritt 18

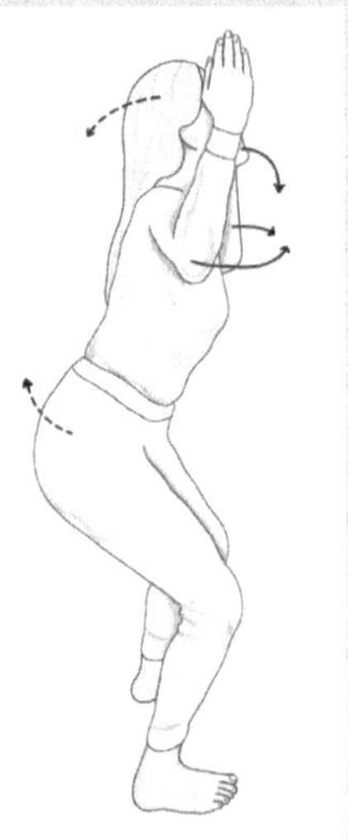

Beugen Sie leicht die Knie. Führen Sie die Ellbogen vor dem Gesicht zusammen. Falls sich Ihre Ellenbogen nicht berühren, ist es in Ordnung, wenn sie etwas geöffnet sind. Atmen Sie mit angewinkelten Ellbogen ein, und legen Sie den Kopf in den Nacken, während Sie die Arme zur Seite und das Gesäß nach hinten strecken. Atmen Sie aus. Kehren Sie in die gerade Position zurück, und winkeln Sie die Arme wieder vor dem Körper an. Sehen Sie nach unten zu den Ellbogen. Werden Sie allmählich schneller, sodass die Bewegung fließend wird. (Diese Übung ist ähnlich wie die Yogaposition Katze/Kuh, nur dass Sie dabei stehen.) Zwanzigmal schnell wiederholen. Das bringt Bewegung in Ihren Beckenboden und ins Wurzelchakra.

Schritt 19

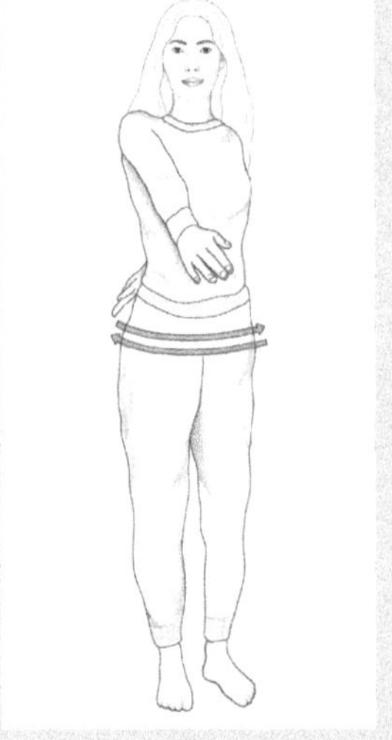

Drehen Sie mit schwingenden Armen Ihren Körper von einer Seite zur anderen. Ihre Hände berühren den Rücken auf Höhe der Schulter, der Taille und der Hüften. Zwanzigmal wiederholen.

Schritt 20

Legen Sie die Hände auf Ihre Hüften. Kreisen Sie die Hüften je zehnmal in beide Richtungen.

Schritt 21

Beugen Sie die Knie, und machen Sie lockere Fäuste. Klopfen Sie **sanft** mit den Handrücken Ihren Rücken auf Höhe der Nieren. Das stimuliert Ihre Nieren und Nebennieren. Zwanzigmal wiederholen.

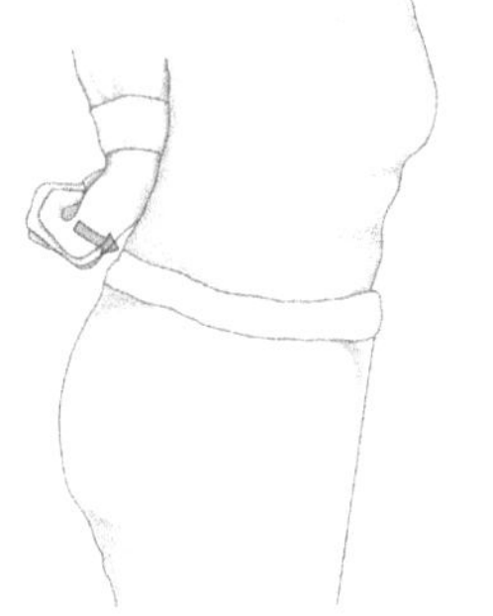

Schritt 22

Legen Sie die Hände auf die Knie. Kreisen Sie mit den Knien je zehnmal in beide Richtungen.

Schritt 23

Stellen Sie sich aufrecht hin. Führen Sie die Arme seitlich und über den Kopf zum Himmel, und sammeln Sie neue Energie und Lebenskraft, bis sich Ihre Handflächen berühren. Bringen Sie dann Ihre Hände in Gebets- oder Namaste-Position vor Ihr Herz. Fünfmal wiederholen.

Schritt 24

Reiben Sie Ihre Handflächen kräftig aneinander. Sobald sie sich erwärmt haben, legen Sie sie über Ihre Augen. Nehmen Sie die Hände wieder weg, und drücken Sie dann die Handflächen auf Ihre Wangenknochen.

Schritt 25

Lächeln Sie. Atmen Sie einmal tief ein, und sagen Sie beim Ausatmen: »Ha«, als ob Sie lachen würden. Wiederholen Sie das mindestens fünfmal. Dies aktiviert Ihre inneren Organe. Lachen Sie so lange, wie Sie Lust dazu haben!

Hinweis: Wenn ich wenig Zeit habe, mache ich oft nur den Bewegungsteil dieser Sequenz. Es ist in Ordnung, die Öffnung der Lymphbahnen auszulassen, wenn Sie unter Zeitdruck stehen. Nach der Sequenz werden Sie viel mehr Energie und geistige Klarheit feststellen.

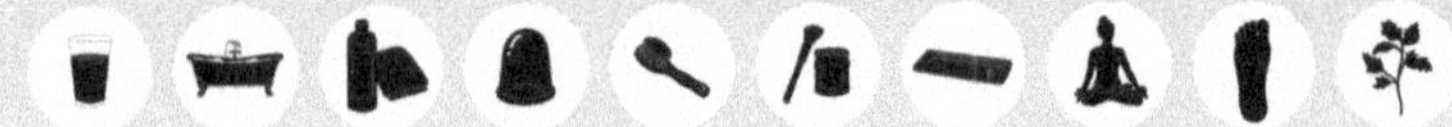

Abhilfe bei Kater

So etwas kann vorkommen! Es gibt unzählige Hausrezepte, wie man am besten mit einem Kater fertig wird. Lymph-Selbstmassage ist überaus hilfreich bei der Beschleunigung des Entgiftungsprozesses, denn schließlich ist es die Aufgabe Ihres Lymphsystems, toxische Stoffe aus Ihrem Gewebe zu lösen. Entgiftung ist die Basis, um einen Kater loszuwerden. Oft wird Schwitzen als eines der besten Mittel gegen Kater angepriesen, weil der Schweiß Giftstoffe aus dem Körper ausleitet und die Durchblutung fördert.

Zu viel Alkohol kann die Funktion des Magens einschränken, schädliche Bakterien zu zerstören, sodass sie in den Zwölffingerdarm gelangen. Sie können die Schleimhaut reizen, welche die Magenwand vor Magensäure und Verdauungsenzymen schützt. Dadurch kann es zu Entzündungen kommen. Aus diesem Grund fühlt sich der Magen nach zu viel Alkohol oft wie aufgebläht an.

Ich habe die folgende Sequenz speziell gegen Kopfschmerzen, Entzündungen und für eine rasche Erholung entwickelt. Ich gebe zu, dass ich sie schon öfter selbst an mir durchgeführt habe. Sie hilft wirklich, und man fühlt sich schnell besser! Ich kombiniere dabei Elemente aus den Sequenzen »Ohrenschmerzen« und »Kopfschmerzen« mit einer Bauchmassage.

Trinken Sie danach viel Wasser. Ein Epsom-Salzbad trägt ebenfalls dazu bei, Giftstoffe auszuleiten und Ihre Regenerationszeit zu verkürzen.

Manchmal starte ich diese Sequenz, direkt nachdem ich ein Glas Wein getrunken habe oder bevor ich ins Bett gehe. Aber keine Sorge, Sie können diese Sequenz auch noch am nächsten Tag anwenden. Da die Leber Alkohol abbaut und bei häufigem Alkoholkonsum anfällig für Entzündungen wird, empfehle ich Ihnen, die Sequenz »Bauchmassage« auszuprobieren. Nehmen Sie sich Zeit, um Ihre Leber zu stimulieren, damit sie die toxische Last loswird.

Schritt 1

Stimulieren Sie den rechten und den linken supraklavikulären Lymphknoten, indem Sie die Fingerkuppen **nach unten** in die Schlüsselbeingruben drücken. Machen Sie eine J-Bewegung, während Sie **leicht nach unten und nach außen** in Richtung Ihrer Schultern drücken. Wiederholen Sie alles zehnmal.

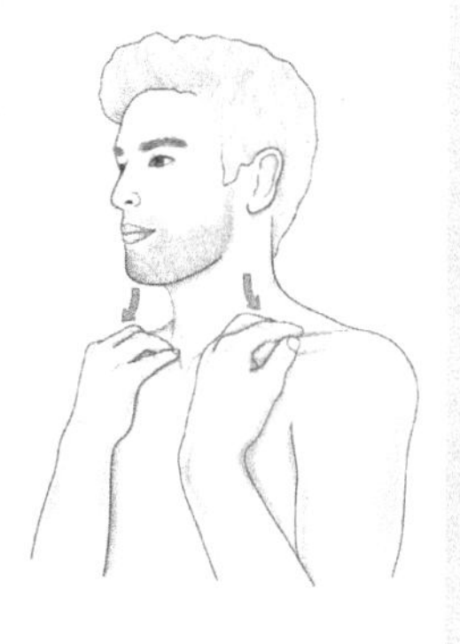

Schritt 2

Führen Sie die Hals-Sequenz durch. Sie besteht aus drei Schritten:

1. Legen Sie beide Handflächen auf den Halsansatz. Streichen Sie die Haut **sanft nach unten** in Richtung Schlüsselbein. Zehnmal wiederholen.
2. Legen Sie Ihre Hände höher, sodass Ihre kleinen Finger in den hinteren Ohrfurchen liegen. Ihre Fingerkuppen zeigen diagonal nach hinten. Dehnen Sie mit den Handflächen die Haut **nach unten** in Richtung Hals. Fünfmal wiederholen.

3. Streichen Sie sanft den ganzen Hals hinunter. Fünfmal wiederholen. Schlucken Sie einmal.

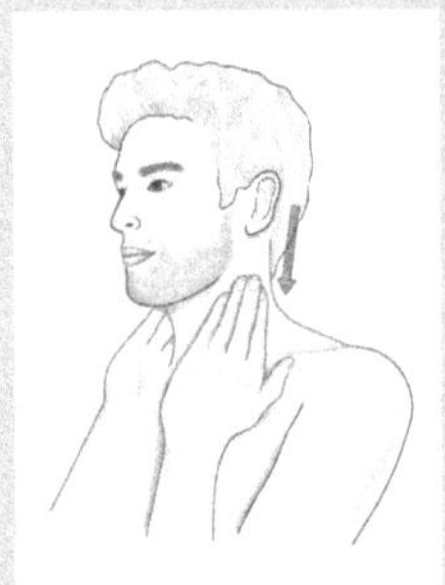
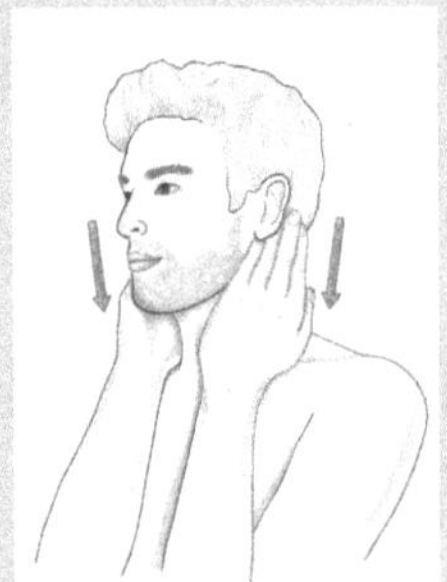
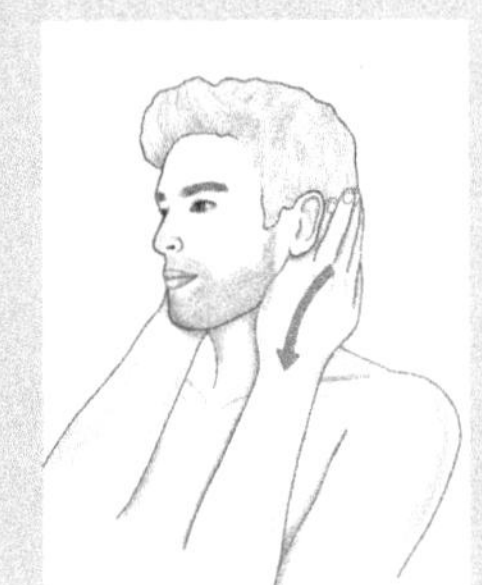

Schritt 3

Spreizen Sie Mittel- und Ringfinger zu einem V, wie im »Spock-Griff« beschrieben. Legen Sie Mittel- und Zeigefinger in die hintere Ohrfurche und Ring- und kleinen Finger vor die Ohren. Massieren Sie **sanft** in einem C-Griff **nach hinten und nach unten.** Zehnmal wiederholen. Dadurch werden die Lymphknoten vor und hinter den Ohren stimuliert. Die Bewegung sollte rhythmisch und wohltuend sein. Schlucken Sie einmal.

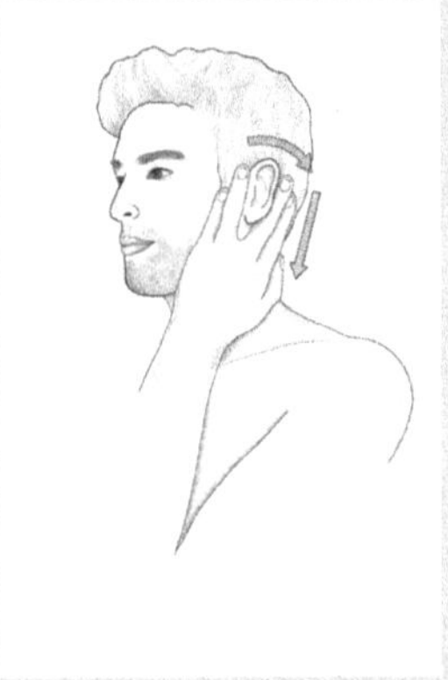

Schritt 4

Legen Sie Ihre Fingerkuppen am Hinterhauptsbein des Kopfs an. Die Finger berühren sich, die Fingerkuppen wandern **behutsam nach unten** und gleiten dann wie ein sanfter Wasserfall den Hals hinab. Zehnmal wiederholen.

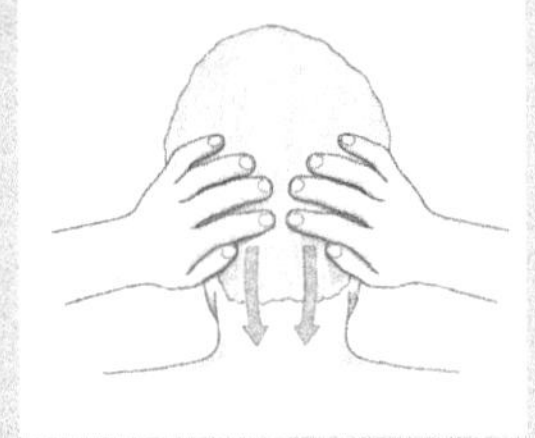

Schritt 5

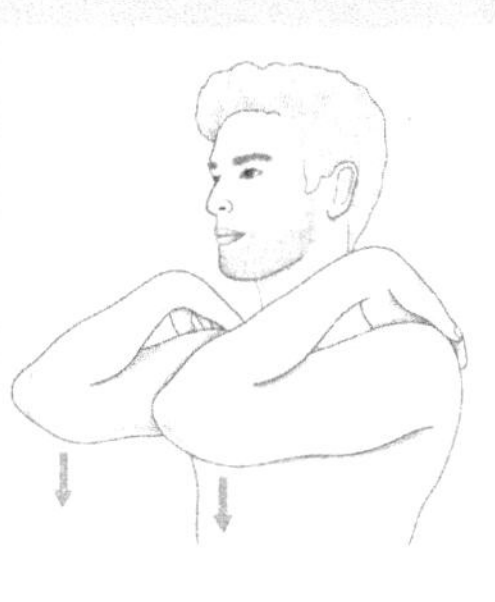

Stimulieren Sie die Nacken-Lymphzone: Legen Sie die Hände auf die Schultern, die Ellbogen zeigen gerade nach vorn. Atmen Sie ein, und lassen Sie beim Ausatmen die Ellbogen sinken, wobei die Fingerkuppen auf den Schultern bleiben. Fünfmal wiederholen. Dadurch wird die Lymphflüssigkeit vom Hals zu den Lymphknoten oberhalb des Schlüsselbeins transportiert.

Schritt 6

Streichen Sie **sanft** vom Kinn zu den Ohren, vom Kinn zu den Wangen, vom Nasenrücken hoch zur Stirn, von der Stirn zu den Ohren. Dreimal wiederholen.

Schritt 7

Massieren Sie mit den Fingerkuppen Ihre Kopfhaut, als ob Sie Ihre Haare waschen würden. Massieren Sie den ganzen Kopf bis zur Rückseite und den Hals hinunter. Dadurch stimulieren Sie das glymphatische System im Gehirn.

Schritt 8

Zeichnen Sie in drei Schritten Regenbögen auf Ihren Kopf:

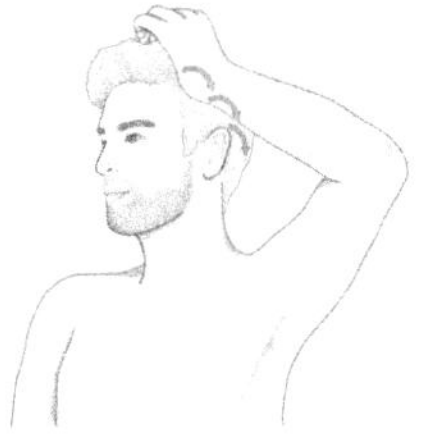

1. Setzen Sie die Fingerkuppen Ihrer rechten Hand oben auf dem Scheitel auf. Machen Sie mit dem Handballen Regenbögen auf der rechten Kopfseite abwärts, um die Flüssigkeit in Richtung Nacken

zu bewegen. Stoppen Sie kurz hinter Ihrem rechten Ohr. Fünfmal wiederholen, ebenso auf der linken Seite.

2. Legen Sie Ihre rechte Hand etwas weiter unten und näher am Ohr auf. Machen Sie mit dem Handballen Regenbögen **nach unten** in Richtung Ihres Nackens. Fünfmal wiederholen, ebenso auf der linken Seite.

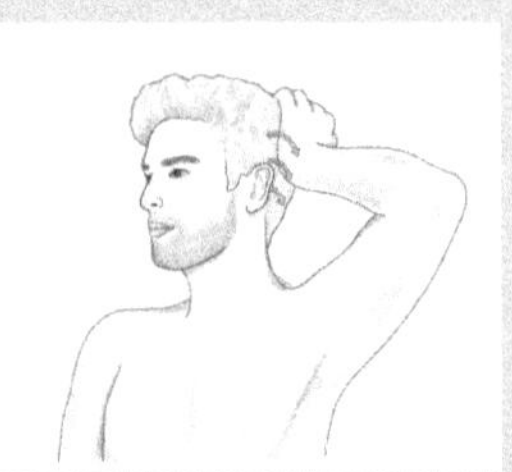

3. Legen Sie beide Hände auf den Hinterkopf. Machen Sie mit den Handballen C-Bewegungen den ganzen Nacken hinunter. Fünfmal wiederholen.

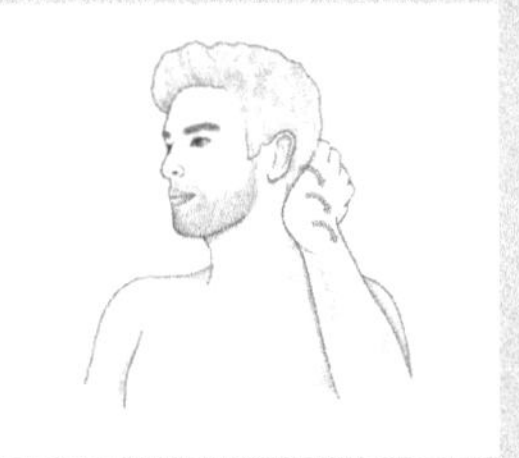

Schritt 9

Legen Sie die Hände hinter die Ohren, wobei die kleinen Finger in den hinteren Ohrfurchen liegen. Führen Sie die Handballen in einer **sanften** C-Bewegung **nach unten.** Zehnmal wiederholen.

Schritt 10

Wiederholen Sie Schritt 3 (»Spock-Griff«).

Schritt 11

Streichen Sie **leicht** von der Stirnmitte zu den Ohren, vom Haaransatz zu den Ohren und über den Hals zum Schlüsselbein. Dreimal wiederholen.

Schritt 12

Wiederholen Sie Schritt 1: Stimulieren Sie den rechten und den linken supraklavikulären Lymphknoten. Schlucken Sie einmal.

Schritt 13

Massieren Sie Ihr Ohr:

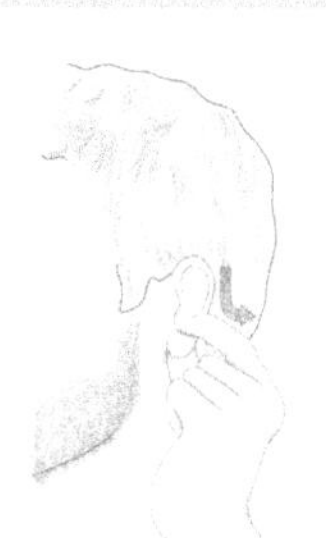

1. Dehnen Sie mit Zeigefinger und Daumen **sanft** den äußeren Ohrmuschelrand **nach unten und nach außen** in Richtung Hinterkopf. Zehn Sekunden halten und tief atmen. Lassen Sie das Ohr los. Dann öffnen und schließen Sie den Mund zweimal und schlucken einmal.
2. Führen Sie Zeigefinger und Daumen zu einer anderen Stelle der Ohrmuschel. Dehnen Sie das Ohr **sanft nach unten und nach außen** zum Hinterkopf hin. Zehn Sekunden halten und tief atmen. Lassen Sie das Ohrläppchen los, öffnen und schließen Sie den Mund zweimal und schlucken Sie einmal.
3. Arbeiten Sie weiter entlang der Ohrmuschel bis zum oberen Ende des Ohrs. Dehnen Sie das Ohr an jeder Stelle **sanft nach außen** in Richtung Hinterkopf, und bleiben Sie jeweils für zehn Sekunden so (möglichst keine Ohrringe tragen).

Schritt 14

Wiederholen Sie Schritt 13 am anderen Ohr.

Schritt 15

Wiederholen Sie Schritt 8: Zeichnen Sie Regenbögen auf Ihren Kopf.

Schritt 16

Streichen Sie von der Stirnmitte zu den Ohren, von den Augenbrauen zu den Ohren, von den Wangen zu den Ohren, vom Kinn zu den Ohren, von den Ohren zum Hals und auf jeder Kopfseite den Nacken abwärts.

Schritt 17

Wiederholen Sie Schritt 5: Stimulieren Sie die Nacken-Lymphzone.

Schritt 18

Wiederholen Sie Schritt 1: Stimulieren Sie den rechten und den linken supraklavikulären Lymphknoten. Schlucken Sie einmal.

Schritt 19

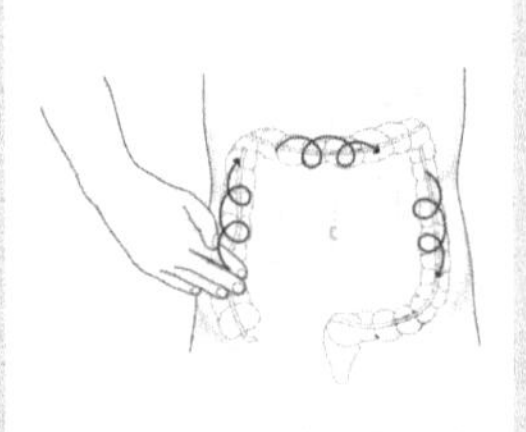

Bauchmassage zur Entgiftung der Leber und Entspannung des Bauchraums: Massieren Sie den gesamten Dickdarm mit kreisenden Bewegungen der ganzen Handfläche. Massieren Sie vom aufsteigenden Darm unten auf der rechten Körperseite hoch zum Querdarm und entlang des absteigenden Darms auf der linken Seite nach unten. Massieren Sie Kreise unterhalb des Nabels in Richtung der linken Hüfte. Massieren Sie sich in einfachen und wohltuenden Griffen unter Einsatz der ganzen Handfläche und Ihrer Finger. Umkreisen Sie den Bauchraum mindestens zehnmal.

Schritt 20

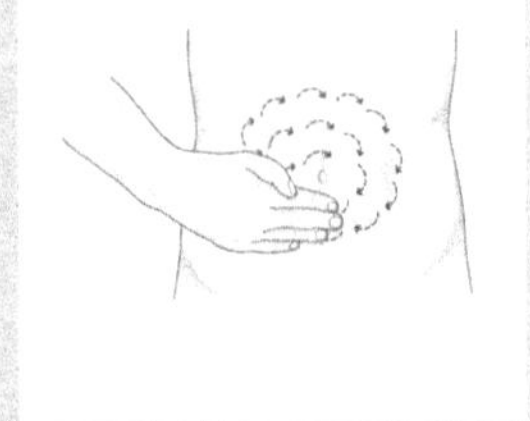

Führen Sie rund um Ihren Bauchnabel kleine, sich überlagernde Kreisbewegungen aus. Der Druck kann etwas stärker sein, da sich hier das tiefe Lymphsystem befindet. Sollten Sie verspannte Stellen spüren, nehmen Sie sich etwas mehr Zeit für ihre Behandlung.

Schritt 21

Wiederholen Sie Schritt 19: Massieren Sie Ihren Bauchraum so fröhlich, wie Sie eine schnurrende Katze streicheln würden. Behandeln Sie alle Bereiche, die mehr Aufmerksamkeit benötigen.

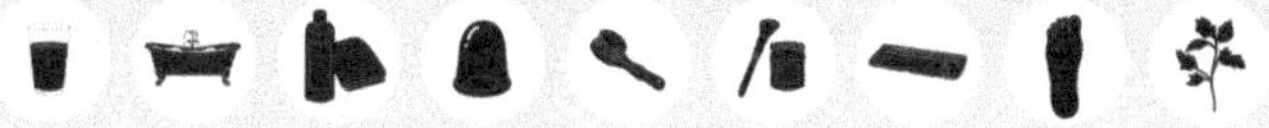

Herz- und Lungenöffner

Die Lunge ist ein schönes, konisch geformtes Organ, das auf beiden Seiten des Herzens liegt. Sie ist mit der Luftröhre verbunden und erstreckt sich von knapp unterhalb Ihres Schlüsselbeins bis zur sechsten Rippe.

Ihre Bronchial- und Lungenlymphknoten nehmen die Lymphe aus der Lunge auf. Die tiefe Zwerchfellatmung stimuliert den Ductus thoracicus, der die Lymphe aus den unteren Extremitäten und dem Bauchraum nach oben zum Herzen transportiert. Die tiefe Atmung erhöht ebenso Ihre Lungenkapazität und wirkt sich positiv auf Ihre Ruhe- und Verdauungsreaktion aus. Bevor ein Patient nach einer größeren Operation mit Narkose entlassen wird, muss die Sauerstoffsättigung im Blut stabil sein. Diese wird mit einem Sauerstoff-Pulsoxymeter gemessen.

Ein gesundes Atemsystem schützt Sie vor Infektionen, versorgt Ihre Zellen mit Sauerstoff und scheidet Kohlendioxid aus. Menschen, die eine COVID-19-Infektion überstanden haben, berichten, dass ihnen tiefes Atmen bei der Genesung geholfen habe. Seit Beginn der COVID-19-Pandemie ist wieder stärker ins Bewusstsein gerückt, wie wichtig eine gesunde und stabile Lungenfunktion ist. Als Spätfolge der Infektion kann sich eine Lungenfibrose entwickeln. Viele infizierte Menschen waren völlig symptomfrei und wussten gar nicht, dass ihr Lungenvolumen gefährlich niedrig war, bis das Virus bei ihnen schwere Lungenschäden verursachte. Durch die Bestrahlung der Brust (im Rahmen einer Krebsbehandlung) oder bei chronischen Atemwegserkrankungen ist das Risiko für Langzeitschäden deutlich höher.

Die Drainage der Lunge ist sehr komplex, wie Sie in Kapitel 2 nachlesen können. In der folgenden Sequenz üben Sie eine tiefe Atmung, um Ihre Lungenkapazität zu steigern, den Sauerstoffgehalt im Blut zu erhöhen und die intrinsischen Muskeln, die die Lymphe bewegen, anzuregen und zu erhalten.

Bei dieser Sequenz stimulieren Sie verschiedene Lymphknotengruppen, um die Lymphbahnen zu aktivieren, die an der Drainage der Lunge beteiligt sind. Sie liegen im lockeren Bindegewebe des Mittelfellraums (Mediastinum) in der Brusthöhle. Je mehr Sie den Lymphfluss im Brustkorb anregen, desto weniger Flüssigkeit staut sich. Das schützt Sie vor Entzündungen, Verklebungen und Lymphstauung.

Weil meine Mutter an Lungenkrebs erkrankte, war es mir schon immer eine Herzensangelegenheit, meiner Lunge eine Extraportion Streicheleinheiten zukommen zu lassen. Dazu gehört auch die Bewältigung des emotionalen Traumas dieses Verlustes. Wenn mich meine Emotionen überwältigen, greife ich oft auf die chinesische Fünf-Elemente-Lehre und auf Yoga zurück, um meine Chakren auszugleichen. Die Traditionelle Chinesische Medizin (TCM) ist eine weitere Möglichkeit, um körperliche und emotionale Blockaden zu überwinden, und die tiefe Zwerchfellatmung ist ein Grundpfeiler dieser Arbeit. Ich betrachte sie als Verbindung zwischen TCM und Lymphgesundheit.

Durch die Atemarbeit wird das vegetative Nervensystem reguliert. Sie versetzt uns in einen heilenden Zustand. In der TCM steht die Lunge für Traurigkeit. Wann immer ich Kummer habe oder der Todestag meiner Mutter oder ihr Geburtstag bevorstehen, führe ich die folgende Sequenz »Herz- und Lungenöffner« durch. (Und ich sehe mir einen lustigen Film an, denn Lachen ist hervorragend geeignet, um das Zwerchfell zu mobilisieren.) Dadurch öffnet sich das Herzchakra, wo sich der Atem festsetzt und die Körperhaltung beeinflusst.

Auch bei meinen Patient*innen stelle ich fest, dass schmerzhafte Gedanken sich weniger im Körper verankern, wenn sie ihre Gefühle zulassen und sich selbst den Raum geben, sie zu durchleben und zu verarbeiten.

Hinweis: Führen Sie diese Sequenz nicht durch, wenn Sie eine unbehandelte Lungenentzündung haben. Für optimale Ergebnisse sollten Sie auf Rauchen und E-Zigaretten verzichten.

Schritt 1

Stimulieren Sie den rechten und den linken supraklavikulären Lymphknoten, indem Sie die Fingerkuppen **nach unten** in die Schlüsselbeingruben drücken. Machen Sie eine J-Bewegung, während Sie **leicht nach unten und nach außen** in Richtung Ihrer Schultern drücken. Zehnmal wiederholen.

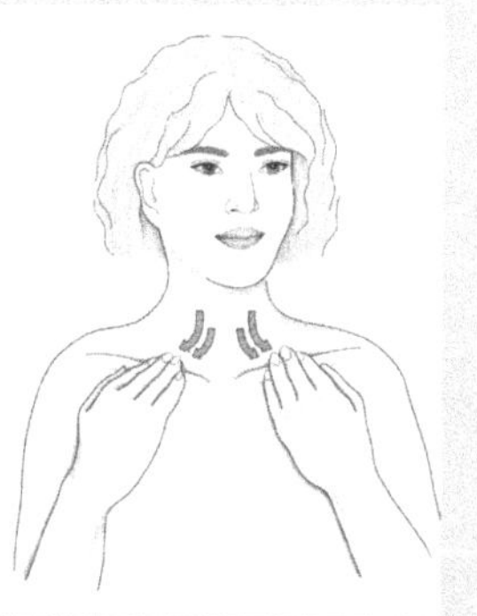

Schritt 2

Führen Sie die Hals-Sequenz durch. Sie besteht aus drei Schritten:

1. Legen Sie beide Handflächen auf den Halsansatz. Streichen Sie die Haut **sanft nach unten** in Richtung Schlüsselbein. Zehnmal wiederholen.
2. Legen Sie Ihre Hände höher, sodass Ihre kleinen Finger in den hinteren Ohrfurchen liegen. Ihre Fingerkuppen zeigen diagonal nach hinten. Dehnen Sie mit den Handflächen die Haut **nach unten** in Richtung Hals. Fünfmal wiederholen.
3. Streichen Sie sanft den ganzen Hals hinunter. Fünfmal wiederholen. Schlucken Sie einmal.

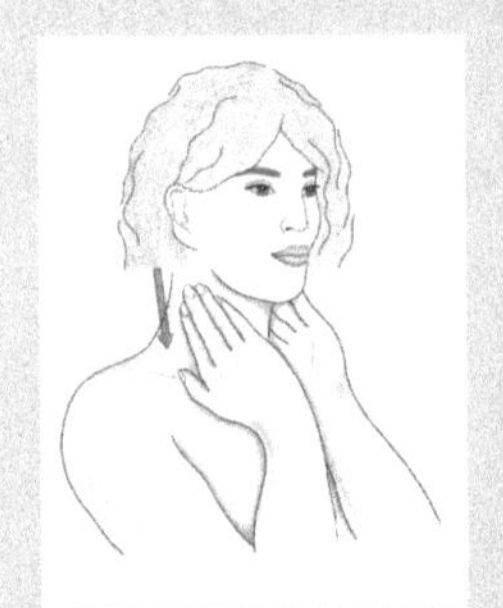
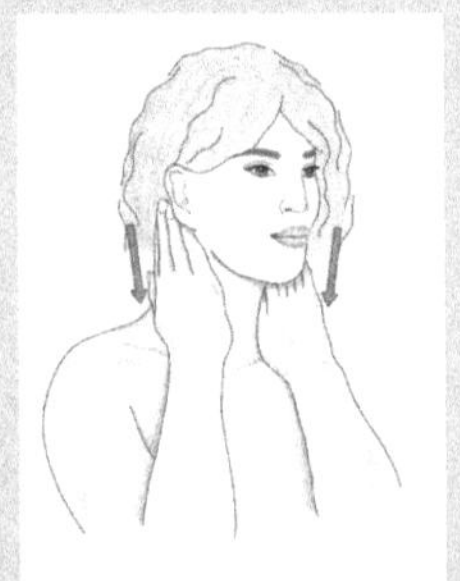
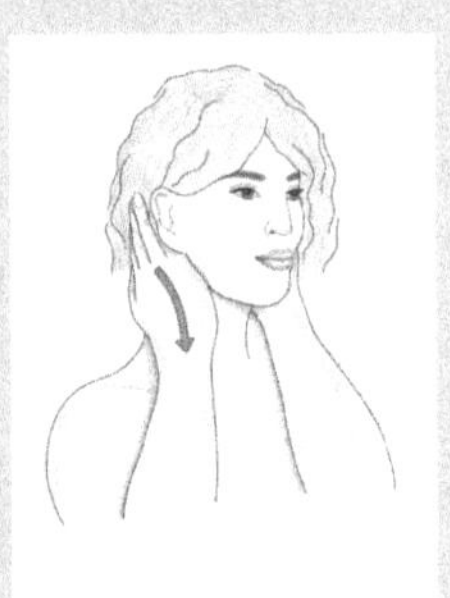

Schritt 3

Stimulieren Sie die Achsellymphknoten in den Achselhöhlen. Wenden Sie die folgenden drei Schritte an:

1. Legen Sie Ihre Hand in die Achselhöhle auf der anderen Körperseite. Der Zeigefinger ruht **entspannt** in der Hautfalte zwischen Brustwand und Oberarm. Pumpen Sie die Hand **nach oben** in die Achselhöhle. Zehnmal wiederholen.
2. Bewegen Sie die Hand seitlich am Oberkörper entlang **nach unten** bis zur Brust. Mit der Handfläche führen Sie C-Griffe **nach oben** in die Achselhöhle aus, um das Brustgewebe zu drainieren. Zehnmal wiederholen.
3. Heben Sie den Arm, und legen Sie die Hand in Ihre Achselhöhle. Pumpen Sie zehnmal über die Achselhöhle **nach unten.** Entspannen Sie den Arm.

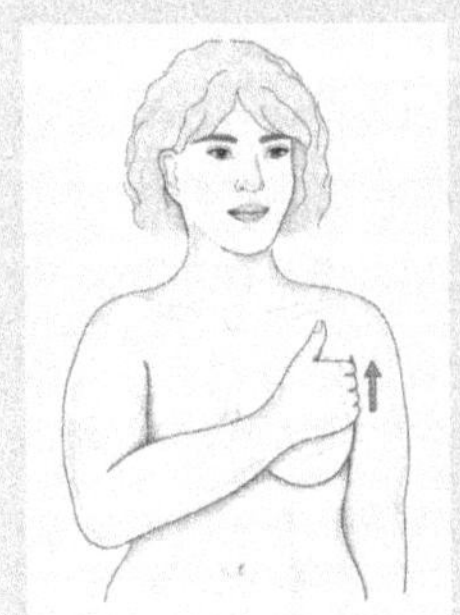
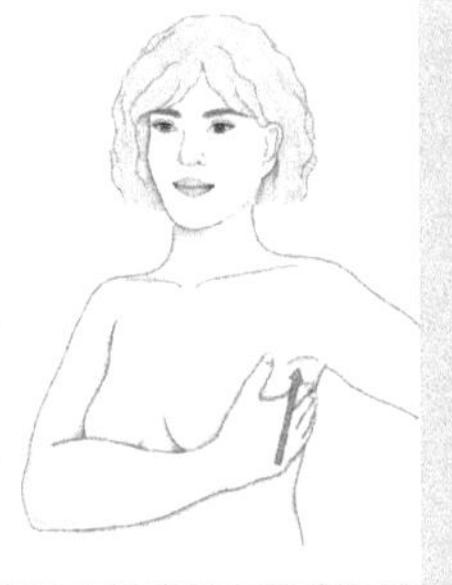
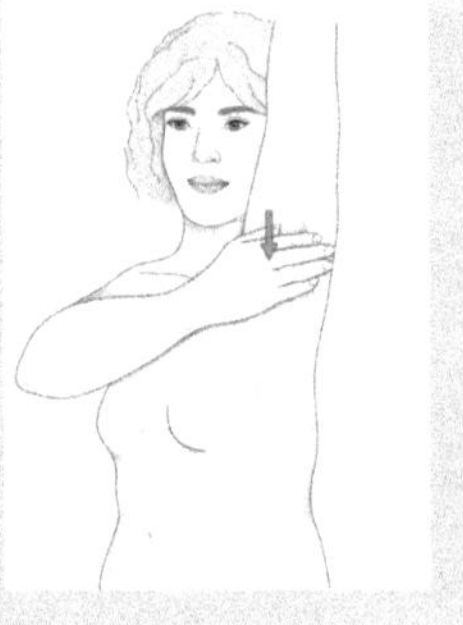

Schritt 4

Wiederholen Sie Schritt 3 auf der anderen Seite.

Schritt 5

Machen Sie große Kreise mit den Armen nach hinten und vorn, um die Beweglichkeit der Brust zu erhöhen. Zehnmal auf jeder Seite wiederholen.

Schritt 6

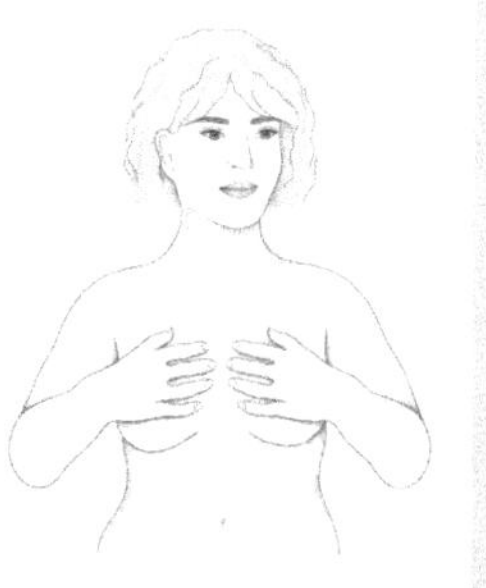

Ein Teil der Lymphflüssigkeit fließt zu den interkostalen Lymphknoten am Brustbein. Die Stimulierung dieser Lymphknoten erzeugt eine Sogwirkung. Legen Sie Ihre Fingerkuppen zwischen die Rippen am Brustbein, und drücken Sie dort **äußerst sanft** ins Gewebe. Atmen Sie tief ein und aus. Dadurch wird die Luft aus den Lungen gepresst. Da die Haut hier dünn ist und Sie nur im Gewebe arbeiten, nicht auf den Muskeln, drücken Sie nicht zu tief hinein. Hier liegt Ihr Herzchakra. Behandeln Sie es mit Wertschätzung. Zwanzigmal wiederholen.

Schritt 7

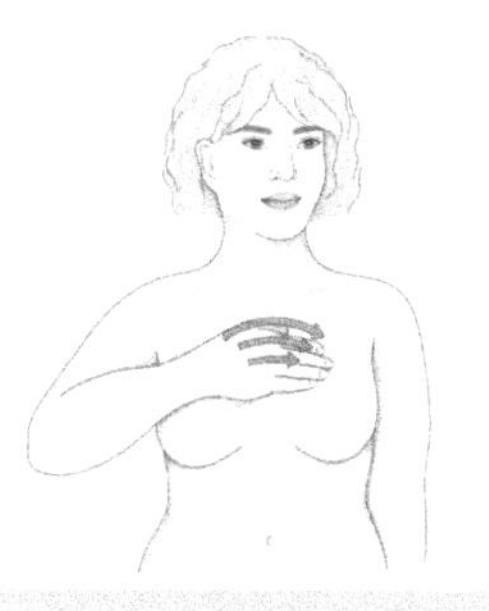

Zeichnen Sie Regenbögen auf Ihre Brust: Legen Sie eine Hand auf das Brustbein. Atmen Sie langsam und tief ein, und spüren Sie, wie sich Ihr Brustkorb in die Hand hebt. Atmen Sie langsam aus. Atmen Sie erneut ein, und spüren Sie die Bewegung des Brustkorbs. Beim Ausatmen entspannt sich

Ihr Brustkorb. Führen Sie über Herz und Lunge auf dem Kopf stehende C-Griffe aus. Beim Einatmen stellen Sie sich einen prächtigen Regenbogen in Ihrem Herzen vor. Beim Ausatmen löst sich eine Wolke aus Ihrer Brust. Zehnmal wiederholen.

Schritt 8

Klopfen Sie **leicht** mit den Fingerkuppen beider Hände über Ihr Brustbein auf die interkostalen Lymphknoten. Dadurch kann sich Schleim lösen. Die Klangtherapie hat nachweislich eine heilende Wirkung auf den Körper. Visualisieren Sie den Klang des Klopfens, der bis in Ihre Zellen hinein vibriert. Über Ihrem Herzen liegt der Thymus, in dem die T-Zellen heranreifen. Der Thymus speichert weiße Blutkörperchen und bereitet sie darauf vor, zu aktiven T-Zellen zu werden, die eine Immunantwort starten, um infizierte und schädliche Zellen (auch Krebszellen) zu vernichten. In diesem Bereich fließt ein Teil der Brustlymphe in die Brustlymphknoten. Während Sie auf Ihre Brust klopfen, stellen Sie sich die wichtige Funktion Ihres Thymus vor.

Schritt 9

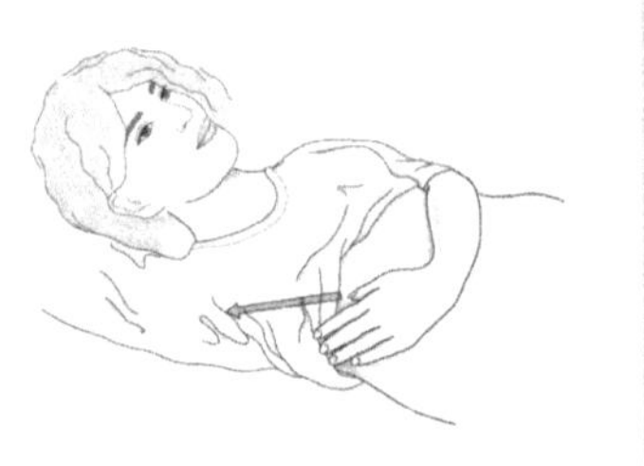

Legen Sie sich hin. In der Bauchlage ist es am einfachsten, den Brustkorb zu erreichen. Legen Sie Ihren rechten Arm hinter dem Kopf ab, wenn das für Sie bequemer ist. Geben Sie ein Kissen unter diesen Arm, damit er ganz entspannt ist. Legen Sie Ihre andere Hand auf Ihren Brustkorb, die Finger zeigen dabei in Richtung Ihrer Taille. Sie spüren die Abstände zwischen Ihren Rippen. Legen Sie Ihre Finger zwischen so viele Rippen, wie Sie erreichen können. Massieren Sie **sanfte C-Griffe nach innen**

und schräg nach oben zu Ihrer Achselhöhle. Atmen Sie tief in die Hand hinein, und lassen Sie beim Ausatmen die Luft langsam durch den Mund entweichen. Zehnmal wiederholen.

Schritt 10

Massieren Sie die Lymphe von der Taille mit überlappenden C-Griffen **nach oben** in Richtung der Achselhöhle. Fünfmal wiederholen.

Schritt 11

Wiederholen Sie die Schritte 3 und 4: Stimulieren Sie die Achsellymphknoten in den Achselhöhlen.

Schritt 12

Wiederholen Sie die Schritte 9 bis 11 auf der anderen Seite.

Schritt 13

Legen Sie beide Hände auf die unteren Rippenbögen. Sie spüren die Abstände zwischen den Rippen. Führen Sie Ihre Hände **zur Körpermitte und nach oben** zur Mitte des Brustkorbs. Das entspricht dem zweiten Drainagemuster der Lunge. Zehnmal wiederholen.

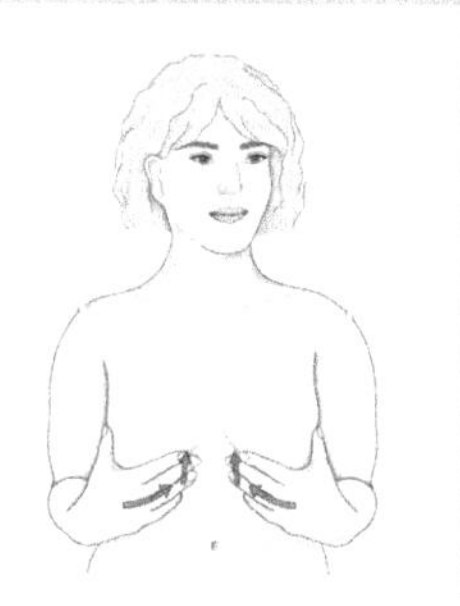

Schritt 14

Wiederholen Sie Schritt 7: Zeichnen Sie Regenbögen über Ihrer Brust.

Schritt 15

Wiederholen Sie Schritt 6: Stimulieren Sie die interkostalen Lymphknoten am Brustbein.

Schritt 16

Wiederholen Sie Schritt 8: Klopfen Sie **sanft** auf die interkostalen Lymphknoten am Brustbein.

Schritt 17

Führen Sie die tiefe Zwerchfellatmung im Sitzen, Stehen oder Liegen aus. Ich empfehle Ihnen, sich hinzulegen, da Sie dadurch länger und bequemer tief atmen können. Diese Übung ist wichtig, um mehr Sauerstoff in die Lunge zu bringen, vor allem, wenn Sie sich von einer Lungenkrankheit erholen. Legen Sie eine Hand auf die Brust, die andere auf den Bauch:

1. Atmen Sie tief durch die Nase ein, und dehnen Sie dabei die Bauchdecke bis in Ihre Hand aus. Atmen Sie durch den Mund aus, und lassen Sie Ihren Bauch weich werden und sich zur Wirbelsäule hin absenken. Atmen Sie wieder ein. Nutzen Sie Ihren Atem, um Ihren Bauch gedanklich mit Farbe zu füllen. Atmen Sie aus. Nehmen Sie Ihren Rücken wahr und die Unterlage unter Ihrem Körper. Zwischen Nabel und Brustbein liegt das Solarplexuschakra.
2. Atmen Sie in Ihre Flanken hinein. Spüren Sie beim Einatmen, wie sich Ihr Brustkorb auf beiden Seiten ausdehnt.
3. Atmen Sie nun noch tiefer ein, und bringen Sie den Atem ganz in Ihr Brustbein. Spüren Sie die Ausdehnung in Ihrem Herzen und im Brustbein. Erlauben Sie Ihrem Atem, die Vorderseite Ihres Körpers vom Bauch bis zur Brust anzuheben. Atmen Sie langsam aus, und stellen Sie sich dabei vor, alles loszulassen, was Ihnen nicht mehr dienlich ist. Dreimal wiederholen.

4. Visualisieren Sie in Ihrem Bauch einen Wattebausch. Lassen Sie ihn beim Einatmen an der Lunge vorbei in Ihr Herz aufsteigen. Beim Ausatmen massieren Sie mit der Hand Regenbögen auf Ihrer Brust, während Sie sich vorstellen, dass der Wattebausch wieder in Ihren Bauch zurücksinkt. Fünfmal wiederholen.
5. Atmen Sie bis zu den Schultern hinauf ein, und füllen Sie dabei Ihr Herz und Ihre Lungen mit Sauerstoff. Atmen Sie aus, und lassen Sie Ihren Körper sanft in die Unterlage sinken. Dreimal wiederholen.

Schritt 18

Wiederholen Sie Schritt 1: Stimulieren Sie den rechten und den linken supraklavikulären Lymphknoten.

Hinweis: Hilfreich ist auch eine Ernährung mit entzündungshemmenden Lebensmitteln und mit vielen Kräutern. (Listen finden Sie in Kapitel 5.) Trinken Sie grünen Tee, machen Sie Inhalationen mit Eukalyptus und gehen Sie in die Sauna.

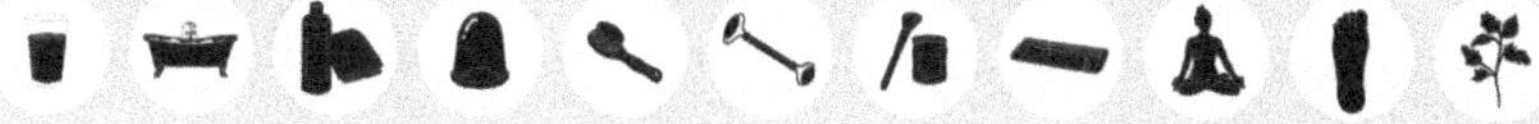

Gesunder Schlaf

Viele berichten von Schlafproblemen. Ich erkläre dann immer, dass durch gesunden Schlaf alle Körperfunktionen optimiert werden. Schlaf ist so unglaublich wichtig! Natürlich wissen wir das alle, aber wie viele von uns schlafen wirklich regelmäßig tief und fest? Schlafmangel kann Gedächtnisverlust, Gewichtszunahme, Reizbarkeit, Hormonschwankungen, Unfruchtbarkeit, Depressionen sowie Atemwegs- und Herzerkrankungen mit sich bringen und zu schweren Unfällen führen. Auch für die Gesundheit Ihres Immunsystems ist guter Schlaf notwendig.

Wie Sie in Kapitel 2 nachlesen können, verengen sich die glymphatischen Gefäße in Ihrem Gehirn mit zunehmendem Alter, wodurch es schwieriger wird, Plaque-Ablagerungen zu beseitigen. Mit ausreichend erholsamem Schlaf und Lymphdrainage entgiften Sie Ihr Gehirn.

Die folgende Sequenz ist um den Vagusnerv herum aufgebaut. Der längste Hirnnerv ist Teil des parasympathischen Nervensystems und verläuft vom Hirnstamm im Kopf durch das Gesicht in den Brustkorb und bis in den Bauchraum. Unterwegs verzweigt er sich zu den Organen im ganzen Körper und führt von dort zurück zum Hirn. Darüber hinaus ist der Vagusnerv Teil des vegetativen Nervensystems, das die Ruhe- und Verdauungsreaktion steuert. Der sogenannte Ruhe- oder Erholungsnerv steuert Funktionen im Körper, wie zum Beispiel die Herz- und Atemfrequenz, die dem Körper helfen zu entspannen. Er ist außerdem an Reflexen wie dem Niesen beteiligt.

Im Lateinischen bedeutet *vagus* »Wanderer«. Dies ist eine schöne Metapher, um den mäandernden Weg des Vagusnervs durch Ihren Körper zu beschreiben. Er ist auch mit Ihren Stimmbändern verbunden, da er durch Ihren Hals verläuft. Deshalb werden Sie in dieser Sequenz summen. Singen, Summen oder Chanten sind wunderbare Möglichkeiten, um diesen Nerv zu aktivieren.

Ein hoher Spannungszustand (Tonus) des Vagusnervs bedeutet, dass sich Ihr Körper nach einer stressigen Situation schneller entspannt und die Körperfunktionen optimal laufen. Ihr Vagotonus wird durch die Herzratenvariabilität erfasst. Das sind die Abstände zwischen den Herzschlägen, die durch den Atem beeinflusst werden. Ihre Herzfrequenz beschleunigt sich beim Einatmen und verlangsamt sich beim Ausatmen. Je größer die Differenz zwischen Ihrer Einatmungs- und Ihrer Ausatmungsherzfrequenz ist, desto höher ist Ihr Vagotonus. Das ist übrigens einer der Gründe, warum richtiges Atmen bei der Meditation so förderlich ist.

Die Erhöhung des Vagotonus ist der Schlüssel zur Stimulation des Vagusnervs. Er versetzt den Körper aus der Kampf-oder-Flucht-

Reaktion des Sympathikus (sympathisches Nervensystem) in den ruhigen Parasympathikus-Zustand. Herzfrequenz, Blutdruck und Verdauung normalisieren sich. Der erhöhte Vagotonus soll Ihnen helfen, künftig schneller ein- und durchzuschlafen.

Diese Sequenz wurde entwickelt, um Ihren Körper in den parasympathischen Zustand zu versetzen, damit er sich ausruhen, regenerieren und alle Nährstoffe und die Emotionen des Alltags besser verarbeiten kann. Die freie Zirkulation der Lymphe und der Abtransport von Giften und Abfallstoffen aus den Geweben und dem Verdauungstrakt verhilft Ihnen nicht nur zu einem besseren Schlaf, sondern stärkt auch Ihre Immungesundheit.

Für diese Sequenz empfehle ich Ihnen, sich hinzulegen. Wenn Sie mit Yoga vertraut sind, könnten Sie in die Haltungen Supta Baddha Konasana (Liegender Schmetterling) oder Savasana (Totenstellung) gehen. Legen Sie sich immer mit einigen Kissen unter dem Rücken hin, damit Ihr Kopf höher liegt als das Herz. Führen Sie die Fußsohlen in der Schmetterlingsposition zusammen oder strecken Sie die Beine gerade aus. Wenn Ihnen das unangenehm ist oder Sie nicht genügend Kissen haben, können Sie sich auch ganz flach hinlegen mit einem Kissen unter den Knien und einem weiteren unter dem Kopf. Machen Sie es sich einfach gemütlich!

Schritt 1

Stimulieren Sie den rechten und den linken supraklavikulären Lymphknoten, indem Sie die Fingerkuppen **nach unten** in die Schlüsselbeingruben drücken. Machen Sie eine J-Bewegung, während Sie **leicht nach unten und nach außen** in Richtung Ihrer Schultern drücken. Zehnmal wiederholen.

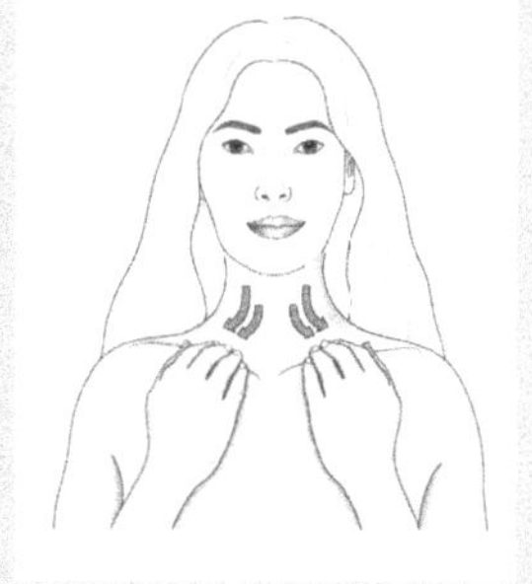

Schritt 2

Führen Sie die Hals-Sequenz durch. Sie besteht aus drei Schritten:

1. Legen Sie beide Handflächen auf den Halsansatz. Streichen Sie die Haut **sanft nach unten** in Richtung Schlüsselbein. Zehnmal wiederholen.
2. Legen Sie Ihre Hände höher, sodass Ihre kleinen Finger in den hinteren Ohrfurchen liegen. Ihre Fingerkuppen zeigen diagonal nach hinten. Dehnen Sie mit den Handflächen die Haut **nach unten** in Richtung Hals. Fünfmal wiederholen.
3. Streichen Sie sanft den ganzen Hals hinunter. Fünfmal wiederholen. Schlucken Sie einmal.

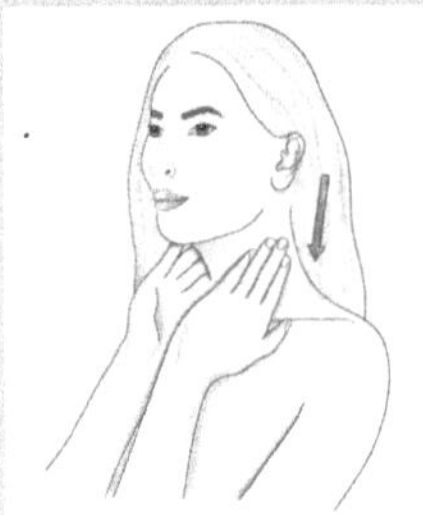
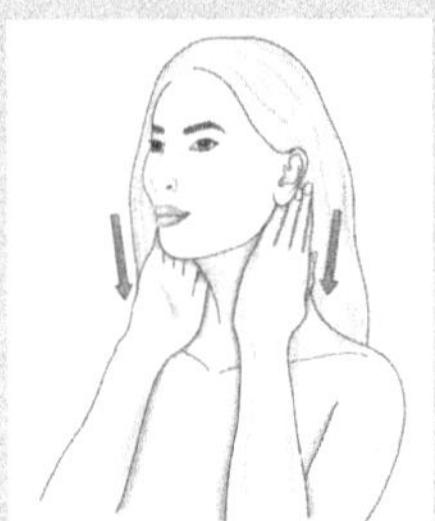
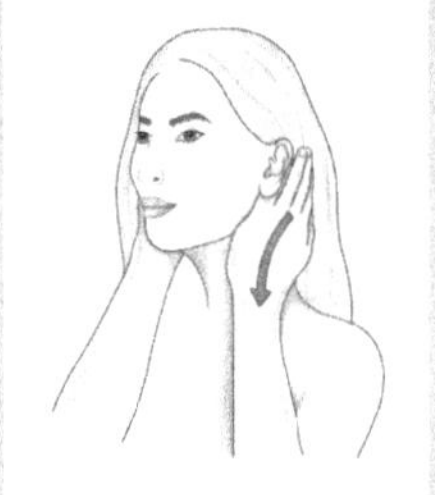

Schritt 3

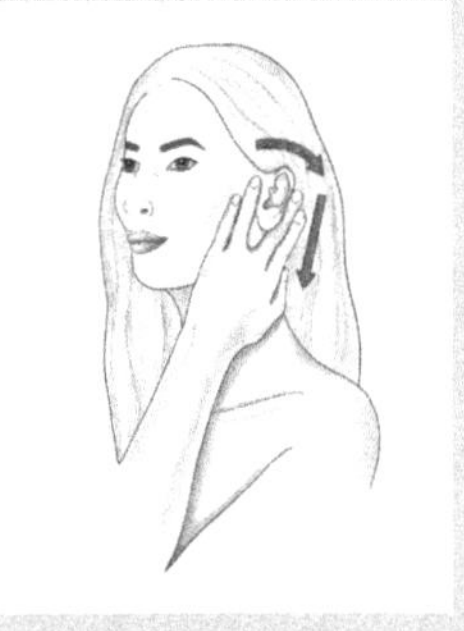

Spreizen Sie Mittel- und Ringfinger zu einem V wie im »Spock-Griff« beschrieben. Legen Sie Mittel- und Zeigefinger in die hintere Ohrfurche und Ring- und kleinen Finger vor die Ohren. Massieren Sie **sanft** in einem C-Griff **nach hinten und nach unten.** Zehnmal wiederholen. Dadurch werden die Lymphknoten vor und hinter den Ohren stimuliert. Die Bewegung sollte rhythmisch und wohltuend sein. Schlucken Sie einmal.

Schritt 4

Legen Sie die Hände hinter die Ohren, wobei die kleinen Finger in den hinteren Ohrfurchen liegen. Massieren Sie C-Griffe in Richtung Hinterkopf, dann **nach unten** in Richtung Hals. Zehnmal wiederholen.

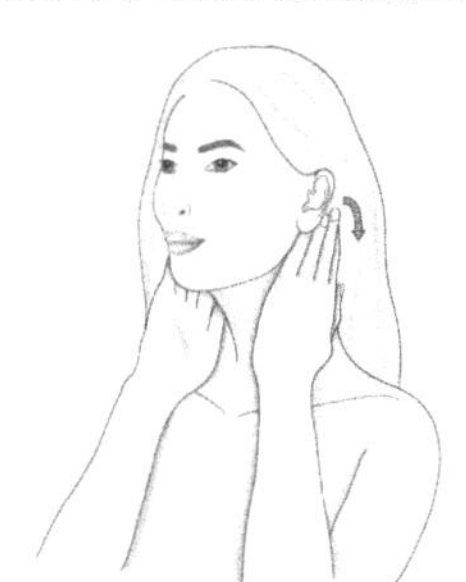

Schritt 5

Massieren Sie Ihr Ohr:

1. Dehnen Sie mit Zeigefinger und Daumen **sanft** den äußeren Ohrmuschelrand **nach unten und nach außen** in Richtung Hinterkopf. Zehn Sekunden halten und tief atmen. Öffnen und schließen Sie den Mund zweimal, schlucken Sie einmal.

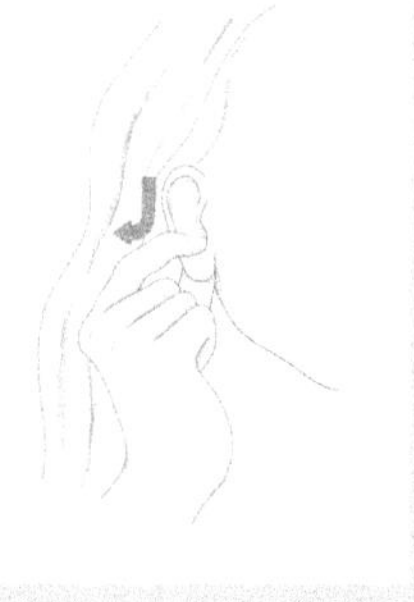

2. Führen Sie Zeigefinger und Daumen zu einer anderen Stelle der Ohrmuschel. Dehnen Sie das Ohr **sanft nach unten und nach außen** in Richtung Hinterkopf. Zehn Sekunden halten und tief atmen. Öffnen und schließen Sie den Mund zweimal. Lassen Sie das Ohrläppchen los, und schlucken Sie einmal.
3. Arbeiten Sie weiter entlang der Ohrmuschel bis zum oberen Ende des Ohrs. Dehnen Sie das Ohr an jeder Stelle **sanft nach außen** in Richtung Hinterkopf, und bleiben Sie jeweils für zehn Sekunden so (möglichst keine Ohrringe tragen).
4. Umfassen Sie mit Daumen und Zeigefinger den Tragus. Das ist der kleine, dickere Knorpelteil am Eingang des Gehörkanals. Dehnen Sie ihn sanft für zehn Sekunden in Richtung Wange. Bewegen Sie ihn auf und

ab, und dehnen Sie ihn nochmals zur Wange hin. Lassen Sie das Ohr los, öffnen und schließen Sie den Mund zweimal, und schlucken Sie einmal.

Schritt 6

Wiederholen Sie Schritt 5 am anderen Ohr.

Schritt 7

Wiederholen Sie Schritt 3 (»Spock-Griff«).

Schritt 8

Massieren Sie sich hinter dem Ohr und den Hals nach unten. Schlucken Sie zweimal. Da der Vagusnerv mit dem Karotissinus verbunden ist, aktiviert dies den Vagotonus.

Schritt 9

Legen Sie Ihre Fingerkuppen am Hinterhauptsbein des Kopfs an. Die Finger berühren sich, die Fingerkuppen wandern **behutsam nach unten** und gleiten dann wie ein sanfter Wasserfall den Hals hinab. Zehnmal wiederholen.

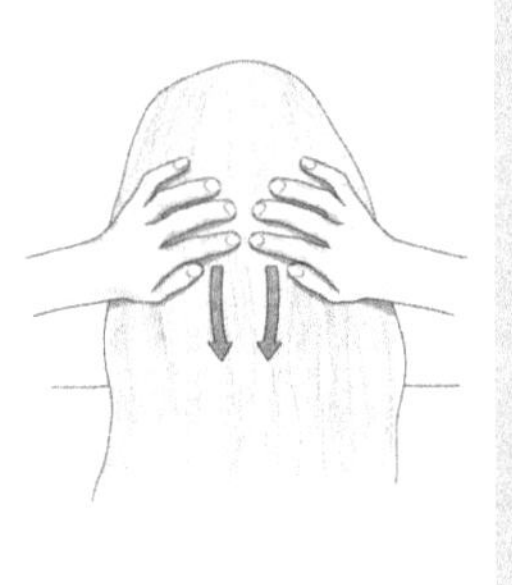

Schritt 10

Legen Sie eine Hand auf die Brust. Atmen Sie tief ins Herz hinein. Beim Ausatmen sagen Sie: »Hawwww.« Dreimal wiederholen. Klopfen Sie **leicht** auf das Brustbein. Zehnmal wiederholen.

Schritt 11

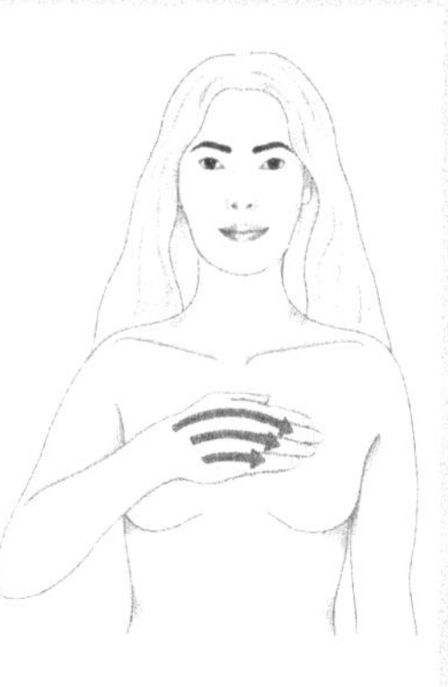

Zeichnen Sie Regenbögen auf Ihre Brust: Legen Sie eine Hand auf das Brustbein. Atmen Sie langsam und tief ein, und spüren Sie, wie sich Ihr Brustkorb in die Hand hebt. Atmen Sie langsam aus. Atmen Sie erneut ein, und spüren Sie die Bewegung des Brustkorbs. Beim Ausatmen entspannt sich Ihr Brustkorb. Führen Sie über Herz und Lunge auf dem Kopf stehende C-Griffe aus. Beim Einatmen stellen Sie sich einen prächtigen Regenbogen in Ihrem Herzen vor. Beim Ausatmen löst sich eine Wolke aus Ihrer Brust. Zehnmal wiederholen.

Schritt 12

Bauchatmung: Legen Sie Ihre Hände auf den Bauch. Atmen Sie langsam und tief ein, und dehnen Sie bei jedem Atemzug Ihre Bauchdecke in Ihre Hände. Beim Ausatmen entspannen Sie Ihren Bauch. Atmen Sie in die Flanken hinein. Spüren Sie, wie die Ein- und Ausatmung Ihren Brustkorb auf beiden Seiten erreicht.

Beim Einatmen führen Sie den Atem in Ihr Herz hinein. Stellen Sie sich vor, dass bei jedem Atemzug Ihre Lieblingsblume erblüht. Spüren Sie die Ausdehnung in Ihr Herz und Ihre Lunge. Beim Ausatmen visualisieren Sie, wie stark und fest die Pflanze in Ihrem Nabel verwurzelt ist. Atmen Sie wieder ein. Lassen Sie mit Ihrem Atem in Ihrem gesamten Bauchraum blühende Blumen wachsen. Beim langsamen Ausatmen sehen Sie, wie der Wind die Blumen tanzen lässt. Dreimal wiederholen.

Schritt 13

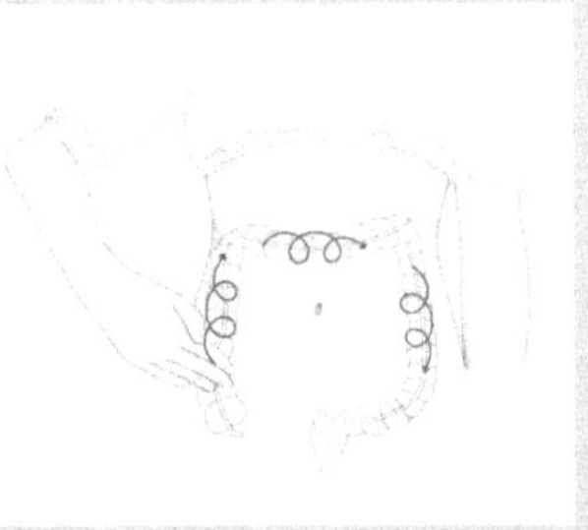

Massieren Sie den gesamten Dickdarm mit kreisenden Bewegungen der ganzen Handfläche: vom aufsteigenden Darm unten auf der rechten Körperseite hoch zum Querdarm und entlang des absteigenden Darms auf der linken Seite nach unten. Massieren Sie kleine Kreise unter dem Nabel in Richtung der linken Hüfte. Stellen Sie sich vor, dass Sie im ganzen Bauchraum Sonnen und Monde malen. Ihr Bauch leuchtet so hell wie der klare Himmel. Massieren Sie sich in einfachen und pflegenden Strichen. Arbeiten Sie mit der ganzen Handfläche und möglichst allen Fingern. Spüren Sie, wie das Gewebe unter Ihren Händen weich wird. Umkreisen Sie den Bauchraum mindestens zehnmal.

Schritt 14

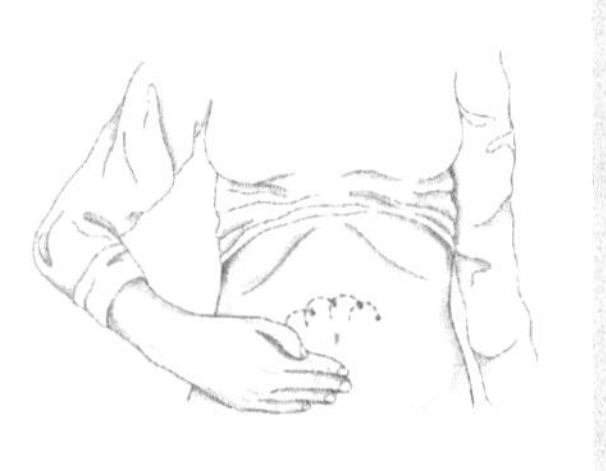

Führen Sie rund um Ihren Bauchnabel kleine, sich überlagernde Kreisbewegungen aus. Der Druck kann etwas stärker sein, da sich hier das tiefe Lymphsystem befindet. Sollten Sie verspannte Stellen spüren, nehmen Sie sich etwas mehr Zeit für ihre Behandlung.

Schritt 15

Wiederholen Sie Schritt 13: Massieren Sie Ihren Darm mit überlappenden Kreisen, kraulen Sie Ihren Bauch so fröhlich, wie Sie eine schnurrende Katze streicheln würden. Behandeln Sie nochmals alle Bereiche, die mehr Aufmerksamkeit benötigen.

Schritt 16

Atmen Sie vom Bauch in Ihr Herz hinein. Atmen Sie langsam aus. Wiederholen Sie die Silbe »Hum« dreimal. **Lächeln Sie!**

Schritt 17

Wiederholen Sie Schritt 1: Stimulieren Sie den rechten und den linken supraklavikulären Lymphknoten.

Schritt 18

Machen Sie leichte Bürstenstriche vom Kinn zu den Wangen und zu den Ohren, von der Stirn zu den Ohren und entlang des Halses.

Schritt 19

Reiben Sie Ihre Handflächen kräftig aneinander. Sobald sie sich erwärmt haben, legen Sie sie über Ihre Augen. Lassen Sie sie dort liegen, während Sie dreimal tief einatmen. Visualisieren Sie ein violettes Licht vom Scheitel bis zu den Zehen, das dort aus Ihrem Körper austritt. Nehmen Sie die Hände weg, und drücken Sie die Handflächen auf die Wangenknochen.

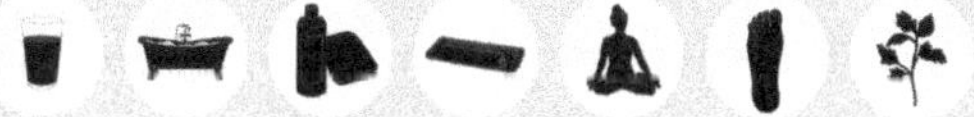

Frauengesundheit

Pflege der Brust
Prämenstruelles Syndrom und Wechseljahrsbeschwerden lindern
Schwangerschaft und Wochenbett

Pflege der Brust

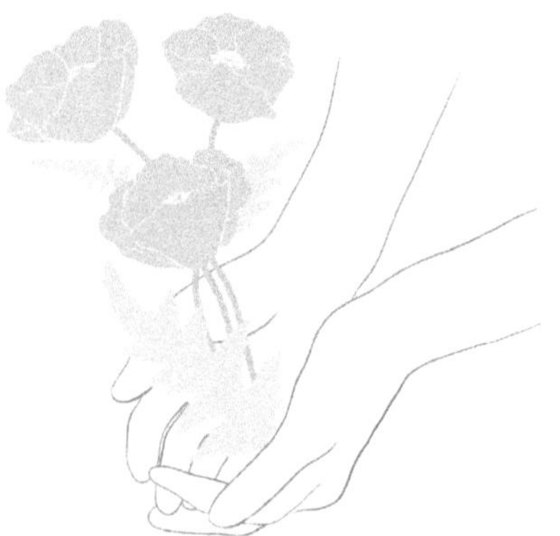

Die wenigsten Frauen berühren ihre Brüste regelmäßig, es sei denn, sie stillen oder sind beim Liebesspiel, obwohl dies meist der/die Partner*in tut. Sie sind es vielleicht gewohnt, Ihre Brüste nur bei Brustuntersuchungen zu berühren, und das kann Angst machen. Sie sollten mit der Landschaft Ihrer Brüste und mit Ihrem Brustgewebe viel vertrauter werden. Praktizieren Sie die liebende Güte, und erkennen Sie, dass die Massage Ihrer Brüste die Lymphzirkulation anregt, um Lymphstauungen im Gewebe aufzulösen. Gleichzeitig sorgen Sie für eine harmonischere und gesündere Landschaft in Ihrer Brust.

Wir alle kennen Verspannungen in den Schultern und im Nacken, aber diese Verspannungen können sich auch im übrigen Körper festsetzen. Ihre Brüste sind mit Ihrem vierten Chakra, dem Herzchakra, verbunden, das Ihre Emotionen repräsentiert. Denken Sie einen Moment darüber nach, wie leicht Stress Sie **emotional** aus dem Gleichgewicht bringen kann, und das wirkt sich **körperlich** aus. Auch wenn Sie sich mental mit Stress auseinandersetzen, ist es gut, sich um Ihren Körper zu kümmern.

Hormonschwankungen im Laufe des Zyklus können zu schmerzhaften Beschwerden in den Brüsten führen, insbesondere zu Druck-

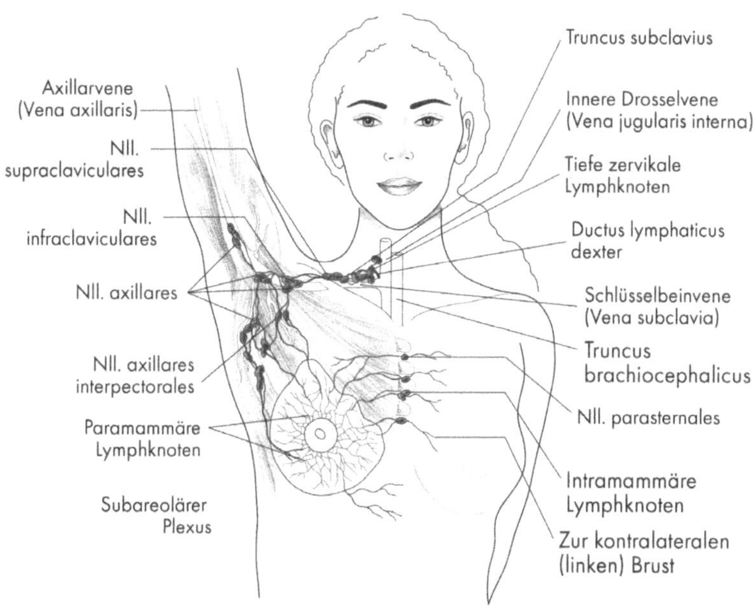

empfindlichkeit und Schwellungen. Verhütungsmittel wie die Pille können eine vorübergehende Vergrößerung Ihrer Brüste verursachen. Bewegungsmangel verstärkt Lymphstauungen. Bei Gewichtszunahme bildet sich mehr Fettgewebe in den Brüsten. Das erhöht den Östrogenspiegel, und es steigt das Risiko, an Brustkrebs zu erkranken. Auch der übermäßige Konsum von Alkohol stellt ein Krebsrisiko dar, da sich die DNA der Zellen und dadurch die Landschaft Ihrer Brüste verändern kann.

Es ist schwierig, die Lymphe in Ihren Brüsten durch körperliche Bewegung anzuregen. Die Lymph-Selbstmassage ist eine hervorragende Methode, um Lymphstauungen in der Brust aufzulösen. Die professionell durchgeführte manuelle Lymphdrainage wird ärztlich verordnet bei Brustkrebs, Lumpektomie, Lymphknotenentfernung, nach ausgedehnten Bestrahlungen, Biopsien oder einer Brustverkleinerung, -anhebung oder -vergrößerung. Die sanfte Lymphdrainage eignet sich sehr gut für die Behandlung von Traumen im Gewebe, auch bei einer elektiven Brustvergrößerung. Sie ist aber wirkungsvoll für alle, die an der Erhaltung der Brustgesundheit interessiert sind.

Bitte lesen Sie die Kapitel über Lymphödeme in diesem Buch, einschließlich »Armbehandlung bei Lymphödem« und »Brustbehandlung bei Lymphödem« zur Regulierung des Lymphflusses und für die Behandlung von Entzündungen.

Viele Frauen weisen eine hohe mammografische Dichte der Brüste auf mit weniger Fett und mehr Bindegewebe. Ein dichtes Brustgewebe macht es unabhängig von der Größe der Brüste schwieriger, Krebs auf Röntgenbildern (Mammogramme) zu erkennen. In den letzten zwanzig Jahren habe ich überwiegend Krebspatientinnen behandelt. Der Prozentsatz der Frauen, bei denen Brustkrebs diagnostiziert wird, ist erschütternd hoch. Derzeit erkrankt eine von vier Frauen daran. Unzählige junge Frauen sind zu mir gekommen, weil Krebs in ihrer Familie auftritt oder sie eine Krebsgenmutation haben. Sie wollen sich auf jede erdenkliche Weise prophylaktisch um ihre Gesundheit kümmern – in der Hoffnung, nicht an Krebs zu erkranken.

Brustspannen, Brustdichte und Kalkablagerungen im Gewebe sind nichts, womit Sie für immer leben müssen. Sie können die Landschaft Ihrer Brüste mit sanften, pflegenden Berührungen auflockern. Bei einigen meiner Patientinnen haben die Mammogramme eine deutliche Verringerung der Brustdichte im Vergleich zum Vorjahr gezeigt – dank ihrer Selbstmassage-Routine. Ein guter Lymphfluss in Ihren Brüsten ist nicht nur notwendig, um toxische Ablagerungen auszuleiten. Auch werden Krebsgeschwüre auf Mammogrammen leichter erkannt.

Sollten Sie stillen, sprechen Sie bitte mit Ihrer Ärztin beziehungsweise Ihrem Arzt, bevor Sie die folgende Sequenz durchführen. Die Anwendung kann die Milchbildung fördern und Mastitis und verstopfte Milchkanäle verhindern. Berühren Sie Ihre Brüste nur ganz leicht, und machen Sie weniger Wiederholungen.

Durch die Selbstmassage mit Ihren Händen erhöhen Sie Ihre Sensibilität und spüren selbst Veränderungen Ihres Brustgewebes. Einige Patientinnen berichteten, dass die Druckempfindlichkeit während ihrer Periode nachließ. Anderen half die Massage, Schwellungen in der Achselhöhle zu lindern, die sich in der Menopause gebildet hatten. Ich habe selbst gesehen, dass sich Narbengewebe verbesserte.

Viele Frauen (und auch Männer) haben in einer Phase ihres Lebens Gefühle von Selbstverurteilung, Angst und Enttäuschung darüber erlebt, wie ihre Brüste aussehen und sich anfühlen – für sich selbst und für andere. Meine Hoffnung ist, dass Sie Ihren Körper mit der Zeit immer mehr zu akzeptieren lernen. Ich lade Sie dazu ein, eine neue Beziehung zu Ihren Brüsten aufzubauen, die von Dankbarkeit und Güte geprägt ist. Bei der Lymph-Selbstmassage geht es darum, unter die Oberfläche der Haut hineinzuspüren, in die nährstoffreiche Umgebung, wo Ihre Zellen, die Flüssigkeiten und Ihre Abwehrkraft ein erstaunliches Ökosystem der Gesundheit bilden.

Die Brust pflegen

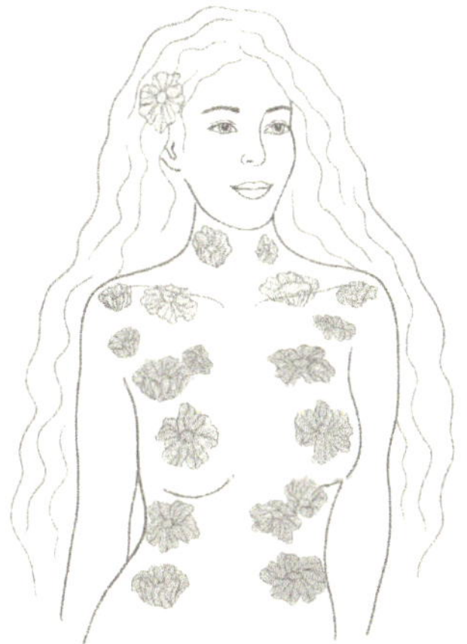

Falls Sie wegen Brustkrebs in Therapie sind oder einen Knoten in der Brust haben, konsultieren Sie bitte Ihren Arzt oder Ihre Ärztin, bevor Sie mit dieser Sequenz beginnen. Falls Sie ein Lymphödem haben oder aufgrund einer Krebsbehandlung anfällig dafür sind, lesen Sie bitte das Kapitel »Brustbehandlung bei Lymphödem«. Arbeiten Sie möglichst auf der nackten Haut. Natürlich können Sie sich auch über der Kleidung massieren, aber der Nutzen der Massage ist direkt auf der Haut höher.

Schritt 1

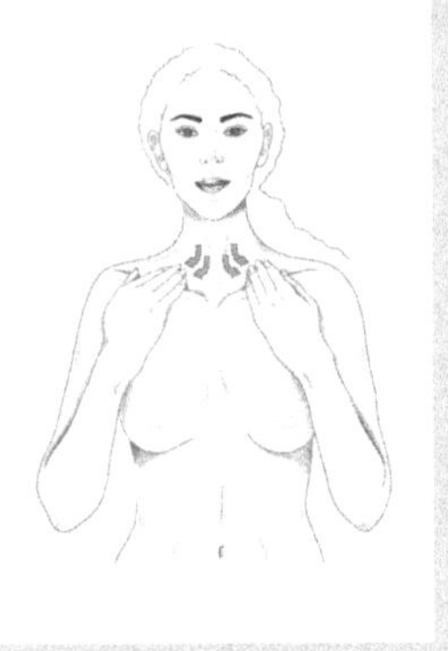

Stimulieren Sie den rechten und den linken supraklavikulären Lymphknoten, indem Sie die Fingerkuppen **nach unten** in die Schlüsselbeingruben drücken. Machen Sie eine J-Bewegung, während Sie **leicht nach unten und nach außen** in Richtung Ihrer Schultern drücken. Zehnmal wiederholen.

Schritt 2

Stimulieren Sie die Achsellymphknoten in den Achselhöhlen. Wenden Sie die folgenden drei Schritte an:

1. Legen Sie Ihre Hand in die Achselhöhle auf der anderen Körperseite. Der Zeigefinger ruht **entspannt** in der Hautfalte zwischen Brustwand und Oberarm. Pumpen Sie die Hand **nach oben** in die Achselhöhle. Zehnmal wiederholen.
2. Bewegen Sie die Hand seitlich am Oberkörper entlang **nach unten** bis zur Brust. Mit der Handfläche führen Sie C-Griffe **nach oben** in die Achselhöhle aus, um das Brustgewebe zu drainieren. Zehnmal wiederholen.
3. Heben Sie den Arm, und legen Sie die Hand in Ihre Achselhöhle. Pumpen Sie zehnmal über die Achselhöhle **nach unten.** Nehmen Sie den Arm herunter. Auf der anderen Seite wiederholen.

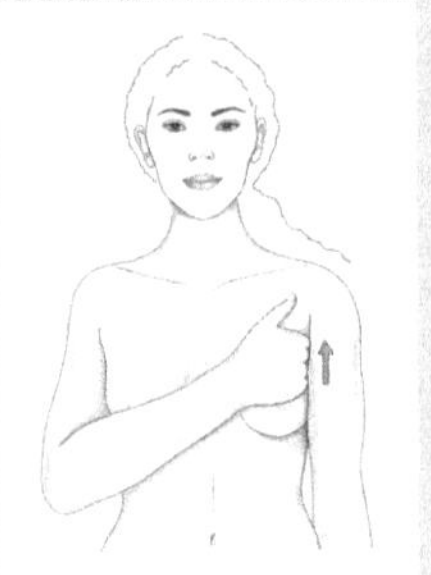

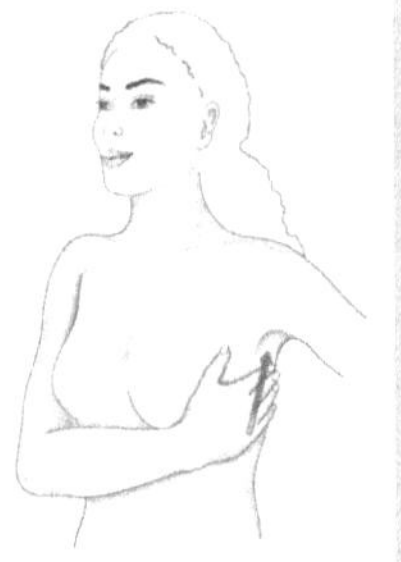

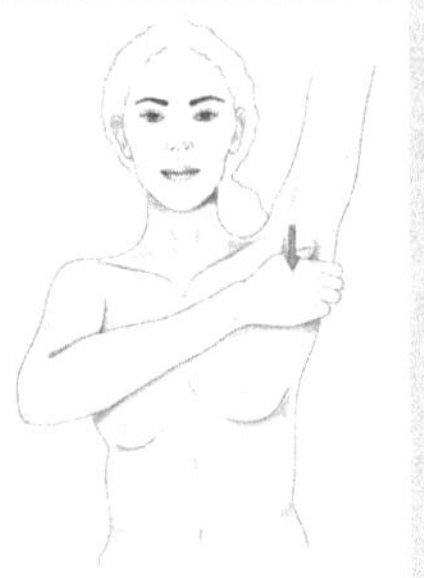

Schritt 3

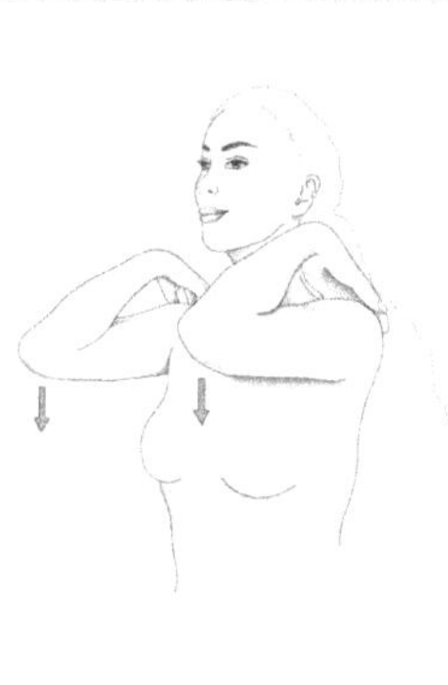

Stimulieren Sie die Nacken-Lymphzone: Legen Sie die Hände auf die Schultern, die Ellbogen zeigen gerade nach vorn. Atmen Sie ein, und lassen Sie beim Ausatmen die Ellbogen sinken, wobei die Fingerkuppen auf den Schultern bleiben. Fünfmal wiederholen. Dadurch wird die Lymphflüssigkeit vom Hals zu den Knoten oberhalb des Schlüsselbeins transportiert.

Schritt 4

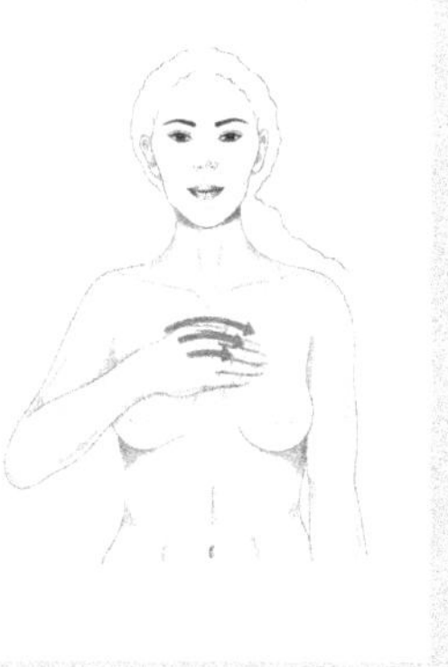

Zeichnen Sie Regenbögen auf Ihre Brust: Legen Sie eine Hand auf das Brustbein. Atmen Sie langsam und tief ein, und spüren Sie, wie sich Ihr Brustkorb in die Hand hebt. Atmen Sie langsam aus. Ihr Brustkorb entspannt sich. Atmen Sie erneut ein, und spüren Sie die Bewegung des Brustkorbs. Beim Ausatmen entspannt sich Ihr Brustkorb. Führen Sie über Herz und Lunge auf dem Kopf stehende C-Griffe aus. Beim Einatmen stellen Sie sich einen prächtigen Regenbogen in Ihrem Herzen vor. Beim Ausatmen löst sich eine Wolke aus Ihrer Brust. Hier befindet sich Ihr Herzchakra. Behandeln Sie es mit Selbstakzeptanz, Selbstliebe und Zärtlichkeit. Zehnmal wiederholen.

Schritt 5

Legen Sie die Handfläche über die Brust, die Fingerkuppen zeigen zur Achselhöhle. Massieren Sie **sanfte** C-Griffe über Ihrer Brust in Richtung Achselhöhle. Fünfmal wiederholen.

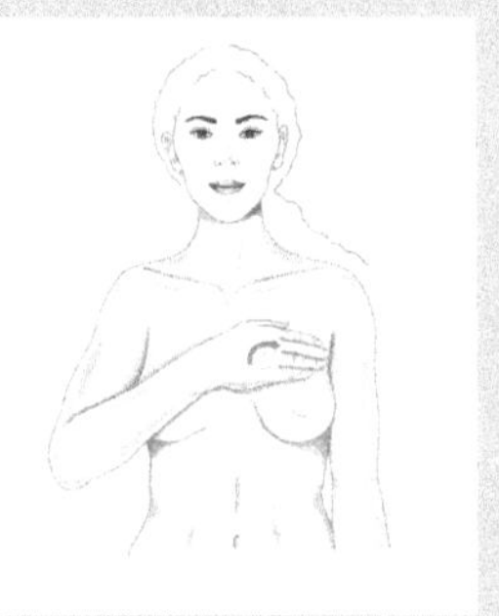

Schritt 6

Wiederholen Sie Schritt 2: Stimulieren Sie die Achsellymphknoten in den Achselhöhlen.

Schritt 7

Massieren Sie Ihre Brust unter der BH-Linie: Legen Sie Ihre Handfläche unter die Brust, die Fingerkuppen zeigen zur Rumpfseite. Massieren Sie **sanft,** wie in einer Welle, C-Griffe zur Rumpfseite hin. Massieren Sie die Flüssigkeit **seitlich nach oben** in Ihre Achselhöhle. Dreimal wiederholen.

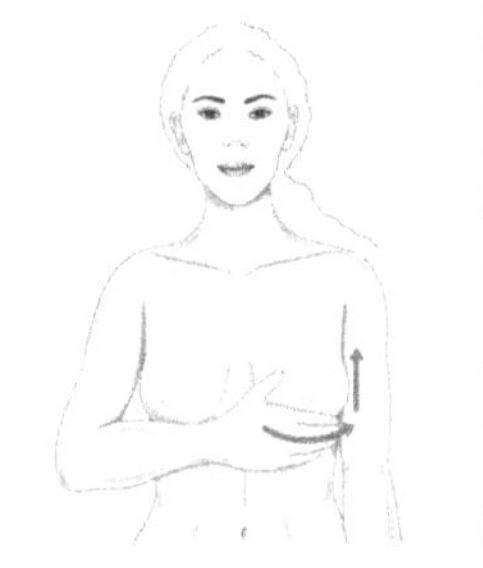

Schritt 8

Legen Sie die Hände in die Vertiefungen der Zwischenrippen. Drücken Sie **äußerst sanft hinein, und lassen Sie wieder los.** Da Sie nur an der Flüssigkeitsschicht arbeiten, sollten Sie nicht zu tief drücken. Einatmen und ausatmen. Ein Teil der Brustlymphe fließt in die Lymphknotenkette der Brust ab. Diese Bewegung hilft auch, die Luft aus Ihrer Lunge zu pressen. Zehnmal wiederholen.

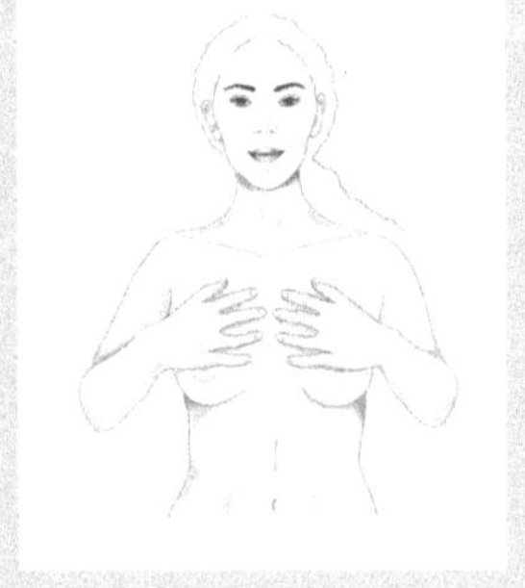

Schritt 9

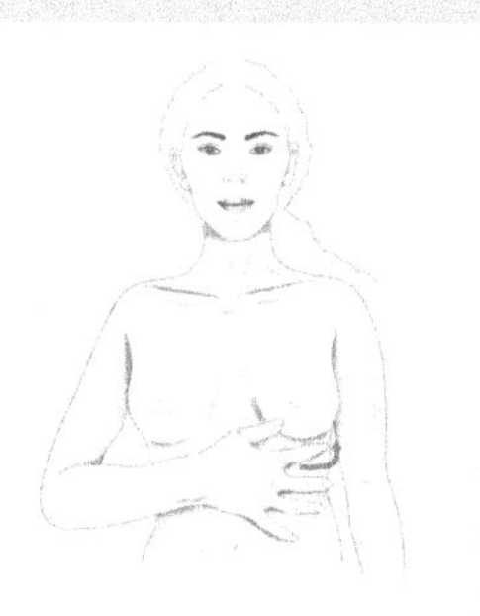

Bewegen Sie Ihren Brustkorb: Die Anwendung ist einfacher, wenn Sie sich anlehnen oder hinlegen, obwohl dies nicht notwendig ist. Legen Sie Ihre Hand auf die andere Seite des Brustkorbs. Ihre Finger liegen in den Vertiefungen zwischen den Rippen. Beim Einatmen weiten Sie die Rippen. Beim Ausatmen massieren Sie mit der Hand **sanfte** C-Griffe **nach oben** in die Muskeln zwischen den Rippen. Dieser Bereich kann manchmal druckempfindlich sein. Nehmen Sie sich ein paar Minuten Zeit, um Ihre Rippen ein wenig zu »wiegen«. Der Brustkorb schützt Ihre lebenswichtigen Organe. Lösen Sie die Spannung ohne Krafteinwirkung auf.

Schritt 10

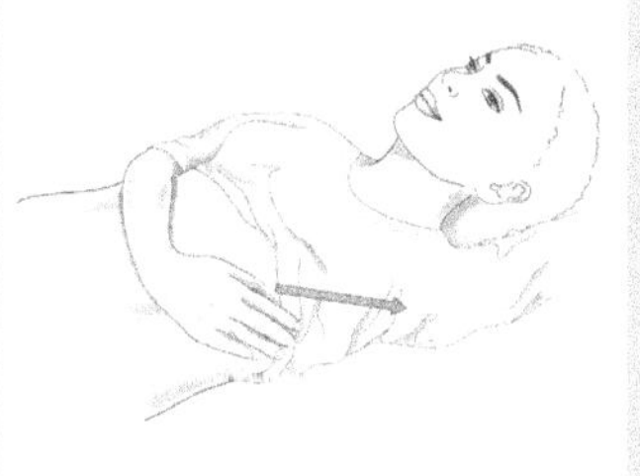

Ihre Hand liegt noch auf dem Brustkorb unter Ihrer Brust. Pumpen Sie das Brustgewebe **nach schräg oben** in Richtung Achselhöhle. Das geht am besten im Liegen. Die Lymphe sollte nicht zur Brustwarze fließen. Fünfmal wiederholen.

Schritt 11

Klopfen Sie **leicht** auf Ihr Brustbein. Visualisieren Sie, wie der Klang des Klopfens Ihre Zellen erreicht. Über Ihrem Herzen liegt der Thymus, in dem die T-Zellen heranreifen. Der Thymus speichert weiße Blutkörperchen und bereitet sie darauf vor, zu aktiven T-Zellen zu werden, die eine Immunantwort starten, um infizierte und schädliche Zellen zu zerstören. Während Sie auf Ihre Brust klopfen, stellen Sie sich die wichtige Funktion Ihres Thymus vor.

Schritt 12

Wiederholen Sie Schritt 5: Massieren Sie den oberen Bereich Ihrer Brust.

Schritt 13

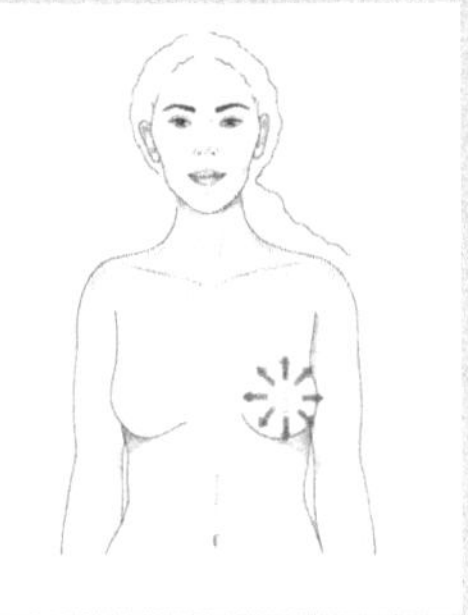

Kneten Sie **sanft** die gesamte Brust mit der ganzen Hand oder nur mit den Fingerkuppen – ganz, wie Sie sich wohlfühlen. Massieren Sie überlappende C-Griffe, um die Flüssigkeit von Ihrer Brustwarze wegzuleiten. Visualisieren Sie, dass sich rund um die Brustwarze Sonnenstrahlen **nach außen** ausdehnen. Ein Teil der Lymphe fließt von der Mitte der Brust in die parasternalen Lymphknoten entlang des Brustbeins. Der Hauptanteil der Lymphe auf der Seite der Brust fließt über die axilläre Abflussbahn in die Achsellymphknoten. Bewegen Sie die Lymphe nicht zu den Brustwarzen hin. Nehmen Sie sich Zeit, um sich mit Ihrem Brustgewebe vertraut zu machen. Manche Brüste sind praller als andere, manche sind vergleichsweise kleiner. Ich möchte gern, dass Sie Ihre Brüste kennenlernen. Genießen Sie die Berührung. Im Laufe des Zyklus werden Sie höchstwahrscheinlich Unterschiede feststellen. Achten Sie auf das, was Sie spüren und fühlen. Wenn die Brust empfindlich ist oder Sie eine harmlose Zyste bemerken, **drücken Sie nicht darauf.** Fokussieren Sie Ihre Gedanken und Ihre Aufmerksamkeit vielmehr darauf, den Bereich um die Zyste herum weicher zu machen. Schaffen Sie hier eine weiche, nährende Umgebung. Nur keine Scheu! Nehmen Sie sich so viel Zeit, wie Sie brauchen, damit Sie sich wohlfühlen. Wie ich oft sage: Je mehr Zeit Sie sich nehmen, um Ihren Körper kennenzulernen, desto mehr sorgen Sie für eine neue Landschaft.

Hinweis: Bitte wenden Sie sich an Ihren Arzt respektive Ihre Ärztin, falls Sie einen ungewöhnlichen Knoten ertasten.

Schritt 14

Wiederholen Sie Schritt 9: Bewegen Sie Ihren Brustkorb.

Schritt 15

Wiederholen Sie Schritt 7: Massieren Sie Ihre Brust unter der BH-Linie.

Schritt 16

Wiederholen Sie Schritt 5: Massieren Sie den oberen Bereich Ihrer Brust.

Schritt 17

Wiederholen Sie Schritt 2: Stimulieren Sie die Achsellymphknoten.

Schritt 18

Wiederholen Sie Schritt 3: Stimulieren Sie die Nacken-Lymphzone.

Schritt 19

Wiederholen Sie Schritt 1: Stimulieren Sie den rechten und den linken supraklavikulären Lymphknoten.

Schritt 20

Wiederholen Sie die Schritte 2 bis 17 an der anderen Brust.

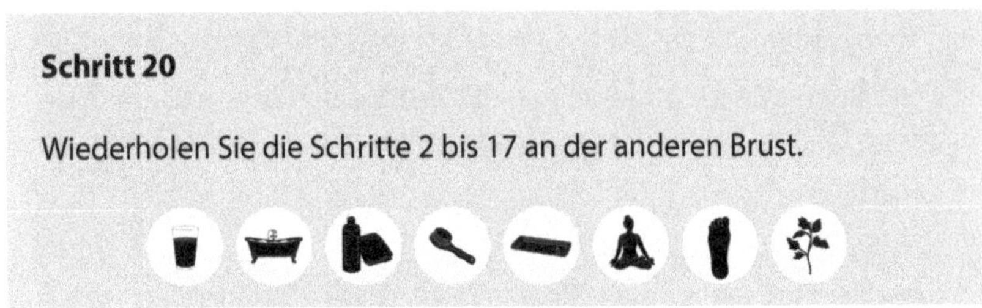

Prämenstruelles Syndrom und Wechseljahrsbeschwerden lindern

Prämenstruelles Syndrom (PMS)

In früherer Zeit wurde die Menstruation von Frauen und Mädchen als heilige Zeit des Monats gefeiert. Sie war und ist in vielen Kulturen eine willkommene Auszeit, um sich im Einklang mit den Mondphasen zu erholen und dann gestärkt und offen für neue Energie zu sein. Heutzutage fühlen sich viele Frauen unwohl während ihrer Periode oder sie leiden unter Schmerzen, Krämpfen und Stimmungsschwankungen.

Das zweite Chakra (Sakralchakra) steht für Sinnlichkeit, Empfinden, Intimität, Emotionen und Verbundenheit. Oft wissen wir gar nicht, wie wir mit unserem emotionalen Körper, den Chakren, umgehen oder sie in unser Leben einbinden sollen. Wir haben uns angewöhnt, diese Seite von uns im Berufsleben zu unterdrücken oder unseren eigenen Gefühlen zu misstrauen, wenn sie uns etwas anderes signalisieren als unser Verstand. Diese Abspaltung kann sich wie zu einer Welle aufbauen. Sie erreicht ihren Höhepunkt während des Eisprungs oder der Menstruation.

Im Becken liegt ein Netzwerk aus Lymphgefäßen und Lymphknoten, die die Lymphe in die lumbalen Lymphstämme und dann in den Ductus thoracicus ableiten. Es ist nicht notwendig, diesen Bereich innerlich zu stimulieren. Allein die Massage von außen erhöht die Lymphzirkulation:

- Die *äußeren und inneren Beckenlymphknoten (Nll. iliaci externi et interni)* sind Sammellymphknoten für die Beckenorgane (Gebärmutter, oberer und mittlerer Abschnitt der Vagina, Harnblase). Sie nehmen außerdem Lymphe von den *Leistenlymphknoten (Nll. inguinales)* auf, bevor sie die Flüssigkeit zu den *Sammellymphknoten des Beckens (Nll. iliaci communes)* weiterleiten. Deshalb massieren Sie die Lymphknoten in dieser Reihenfolge.
- Die *Sammellymphknoten des Beckens (Nll. iliaci communes)* erhalten darüber hinaus Lymphe von den Sakralknoten sowie vom unteren Abschnitt der Vagina, von der Beckenwand und von der Gesäßmuskulatur. Diese Lymphknoten drainieren in die *Lendenlymphknoten (Nll. lumbales),* wo die Flüssigkeit auf die Lymphe von den Eierstöcken und den Eileitern (beziehungsweise den Hoden) trifft.
- Die oberflächlichen *Leistenlymphknoten (Nll. inguinales superficiales)* drainieren die untere Körperhälfte und nehmen Lymphe der äußeren Genitalien, des Lenden- und Gesäßbereichs und des Damms auf.

Als ich selbst mit der Lymphmassage begann, war eine der überraschendsten Wirkungen, dass die Schmerzen und Blähungen verschwanden, die ich jeden Monat vor meiner Periode hatte. Fast alle meine Patientinnen kreuzen auf meinem Aufnahmeformular mehrere der mit dem prämenstruellen Syndrom (PMS) verbundenen Beschwerden an. Krämpfe, Brustspannen, Gewichtszunahme, Stimmungsschwankungen und andere unangenehme Symptome sind sehr verbreitet und können durch die Spirale, die Antibabypille und andere Verhütungsmethoden verschlimmert werden.

Viele Frauen sind der Meinung, dass sich schmerzhafte Krämpfe nur durch die Einnahme von Schmerzmitteln lindern lassen, aber ein großer Teil meiner Patientinnen empfindet die folgende Sequenz als sehr wirkungsvoll. Man kann sie wunderbar bei allen Beschwerden anwenden, egal, ob während des Eisprungs, der Menstruation oder an irgendeinem beliebigen Zeitpunkt dazwischen. Sollten Sie ein sexuelles Trauma, ein Geburtstrauma oder eine andere Art von Trauma oder Verletzung im Unterleib erlebt haben (als Folge einer Operation oder einer chronischen Erkrankung wie Endometriose), kann Ihr Lymphfluss beeinträchtigt sein und Entzündungen verursachen. Durch Lympharbeit werden sowohl aufgestaute Giftstoffe als auch Emotionen, die im Körper gespeichert sind, gereinigt.

Traumatische Erlebnisse brennen sich ins Gehirn ein. Das bei Gefahr ausgeschüttete Alarmhormon Adrenalin sorgt dafür, dass in der Amygdala (Mandelkern) im Gehirn die emotionalen Folgen eines solchen Ereignisses gespeichert werden. In der Amygdala findet die emotionale Bewertung einer Situation statt, einschließlich der damit verbundenen Emotionen und ihrer Intensität. Wird aus einer Erfahrung heraus eine Situation als bedrohlich wahrgenommen, schüttet die Amygdala Nervenbotenstoffe aus und signalisiert Gefahr, etwa wenn das Fortpflanzungssystem bedroht ist. Die Amygdala steht in Verbindung mit dem Hippocampus. In dieser Hirnregion werden Erfahrungen gespeichert und vom Kurzzeit- ins Langzeitgedächtnis überführt.

Ich habe in den letzten Jahrzehnten mit vielen Patientinnen gearbeitet, die durch die Anwendung der Lymph-Selbstmassage eine positive Veränderung ihres Gefühls im Unterleib feststellen konnten.

Beschwerden der Perimenopause und der Wechseljahre lindern

Der Beginn und die Symptome der Perimenopause und der Menopause sind nicht vorhersehbar und bei jeder Frau anders. Ausgelöst durch den mit zunehmendem Alter natürlichen Rückgang der weiblichen Hormone, kann es zu plötzlichen Hitzewallungen, nächtlichen Schweißausbrüchen, Hautveränderungen, dünner werdendem Haar, Gewichtszunahme, Schwankungen der Libido, vaginaler Trockenheit, Brain Fog, Schlafstörungen, Stimmungsschwankungen und Depressionen kommen.

Ich spreche mit meinen Patientinnen darüber, was diesen Symptomen zugrunde liegt: der Wechsel der Lebensphasen. Mit der Menopause (letzte Menstruation) endet die Zeit des »Ausscheidens«, in der die Gebärmutter durch die Menstruation ihre Schleimhaut abstößt. Für manche ist das Ende der Menstruation eine willkommene Erleichterung. Viele Frauen entfalten in diesem Alter ihre besondere Kraft. Denken Sie nur an den Archetyp der weisen alten Frau in Märchen und Geschichten.

Ich unterstütze die Frauen darin, diese Zeit anzunehmen und ihre innere Kraft und Selbstakzeptanz zu finden. Brustspannen, Blähungen, Gewichtszunahme und Stimmungsschwankungen klingen in den Wechseljahren nicht mehr so leicht ab. Deshalb haben manche Frauen das Gefühl, dass ihre Brüste größer werden und sie mehr Spannungsgefühle haben als während der Menstruation.

Ich möchte Sie daran erinnern, dass Sie ein natürliches System zur Verfügung haben, um Hormone und überschüssige Flüssigkeit aus Ihrem Körper zu spülen. Betrachten Sie Ihre Lymphbahnen als Ihr Instrumentarium für den Flow. Nur weil eine Frau keine Periode mehr hat, bedeutet das nicht, dass sie keine Symptome mehr hat, die mit dem Zyklus verbunden sind.

Es kann eine Herausforderung sein, die Brustspannungen wegzutrainieren, und diese Symptome können mit der Zeit chronische Beschwerden verursachen. Die folgende Sequenz habe ich entwickelt, um verklebtes, verhärtetes oder vernarbtes Bindegewebe zu lockern. Indem der Lymphfluss durch die Kraft der Berührung angeregt wird, beginnt ein ganz natürlicher Abfluss.

Viele Patientinnen, die regelmäßig die Lymph-Selbstmassage durchführen, berichten, dass sie während oder nach dem Zyklus weniger Schmerzen und Beschwerden haben. Ähnliches teilten mir auch viele andere Frauen mit, deren Brustspannen, Schmerzen und Entzündungen durch die regelmäßige Lymph-Selbstmassage nachließen.

Die folgende Sequenz ist eine Kombination der Kapitel »Brustbehandlung bei Lymphödem« und »Bauchmassage«.

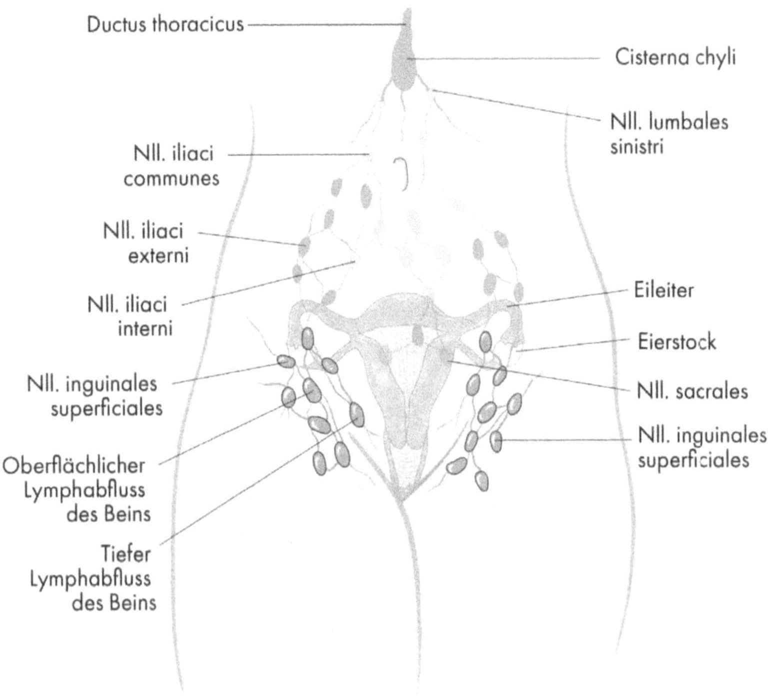

Da der Bauch zu Blähungen neigt und bei Hormonveränderungen reagiert, haben manche Frauen Verstopfung. Deshalb möchte ich Sie ermuntern, auch Ihren Bauch zu massieren. Sobald Sie diese Sequenz beherrschen, können Sie zwischen der »Brustsequenz bei Lymphödem« und der »Bauchmassage« wechseln.

Hilfe bei PMS

Patientinnen berichten, dass durch Selbstmassage die gefürchteten monatlichen Menstruationsschmerzen schwächer ausfallen und Hormonschwankungen ausgeglichen werden. (Sie erinnern sich bestimmt daran, dass eine der Aufgaben des Lymphsystems darin besteht, überschüssige Hormone aufzunehmen, die für den Blutkreislauf zu groß sind.) Allgemein lassen die Brustschmerzen vor der Menstruation, aber auch chronische Beschwerden und PMS-Symptome nach. Ich empfehle die folgende Sequenz je nach Bedarf ein- bis zweimal pro Woche während des Eisprungs, direkt vor Beginn der Menstruation oder bei Menstruationsbeschwerden. Selbstmassage ist eine großartige Methode, um Heilung und Flow in Ihrem Körper in Gang zu setzen.

Schritt 1

Stimulieren Sie den rechten und den linken supraklavikulären Lymphknoten, indem Sie die Fingerkuppen leicht **nach unten** in die Schlüsselbeingruben drücken. Machen Sie eine J-Bewegung, während Sie **leicht nach unten und nach außen** in Richtung Ihrer Schultern drücken. Zehnmal wiederholen.

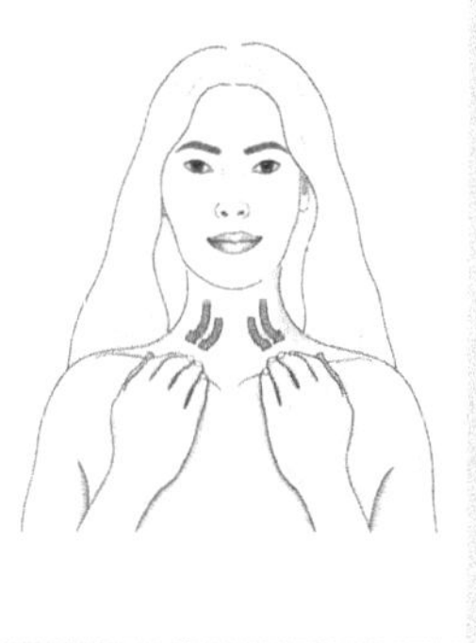

Schritt 2

Führen Sie die Hals-Sequenz durch. Sie besteht aus drei Schritten:

1. Legen Sie beide Handflächen auf den Halsansatz. Streichen Sie die Haut **sanft nach unten** in Richtung Schlüsselbein. Zehnmal wiederholen.

2. Legen Sie Ihre Hände höher, sodass Ihre kleinen Finger in den hinteren Ohrfurchen liegen. Ihre Fingerkuppen zeigen diagonal nach hinten. Dehnen Sie mit den Handflächen die Haut **nach unten** in Richtung Hals. Fünfmal wiederholen.
3. Streichen Sie sanft den ganzen Hals hinunter. Fünfmal wiederholen. Schlucken Sie einmal.

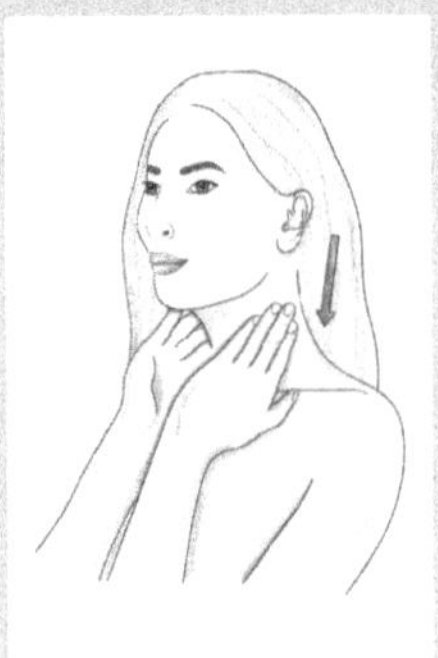

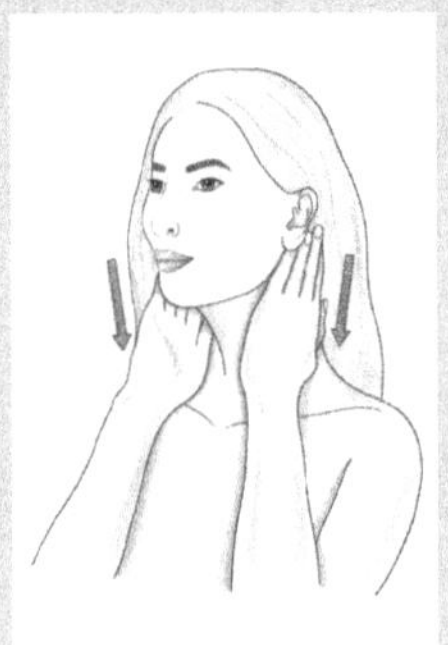

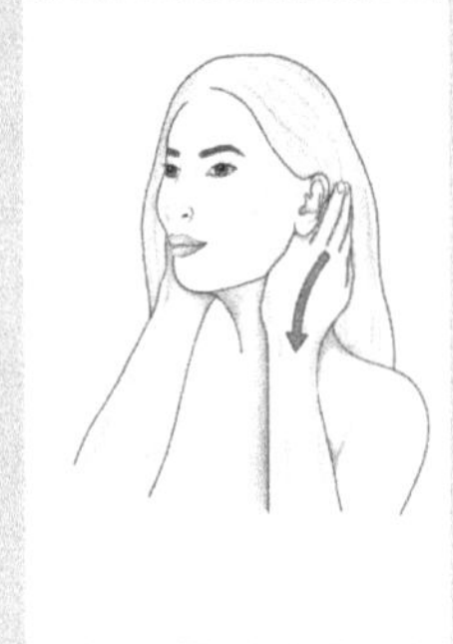

Schritt 3

Stimulieren Sie die Achsellymphknoten in den Achselhöhlen. Legen Sie Ihre Hand in die Achselhöhle. Der Zeigefinger ruht entspannt in der Hautfalte zwischen Brustwand und Oberarm. Pumpen Sie die Hand **nach oben** in die Achselhöhle. Zehnmal wiederholen.

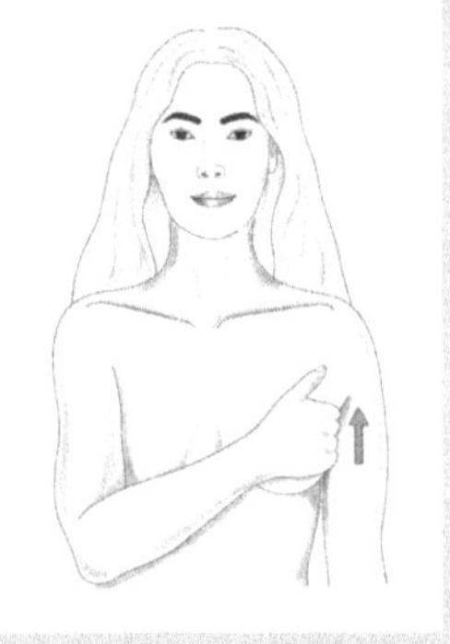

Schritt 4

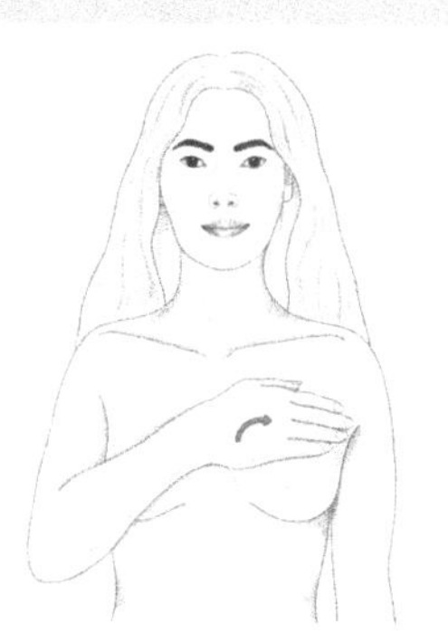

Legen Sie die Handfläche über die Brust, die Fingerkuppen zeigen zur Achselhöhle. Massieren Sie **sanfte** C-Griffe über Ihrer Brust in Richtung Achselhöhle. Fünfmal wiederholen.

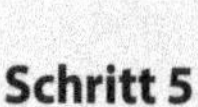

Schritt 5

Wiederholen Sie Schritt 3: Stimulieren Sie die Achsellymphknoten.

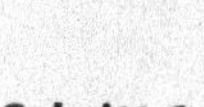

Schritt 6

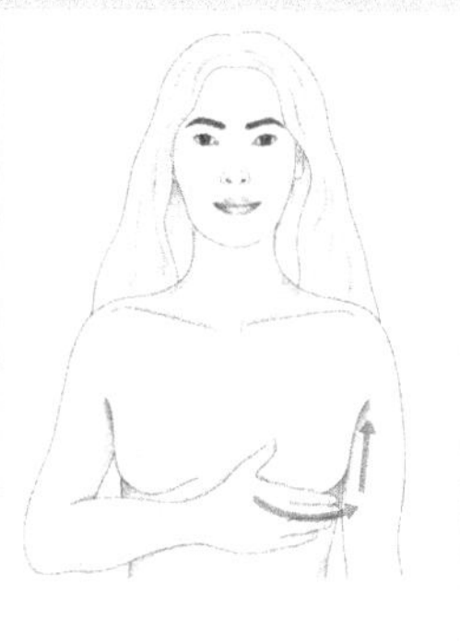

Massieren Sie Ihre Brust unter der BH-Linie: Legen Sie Ihre Handfläche unter die Brust, die Fingerkuppen zeigen zur Rumpfseite. Massieren Sie **sanft,** wie in einer Welle, C-Griffe zur Rumpfseite hin. Massieren Sie die Flüssigkeit **seitlich nach oben** in Ihre Achselhöhle. Dreimal wiederholen.

Schritt 7

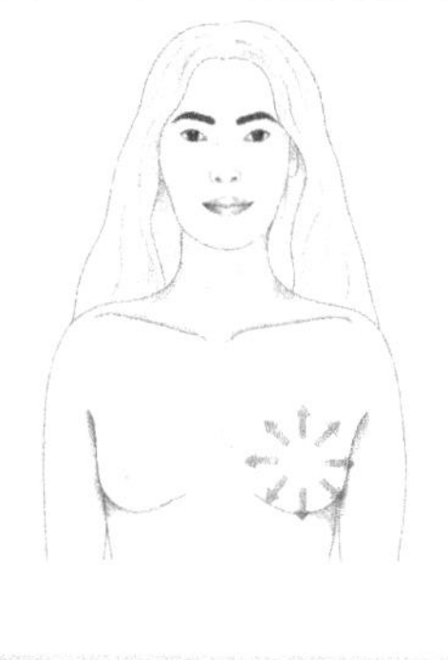

Kneten Sie **sanft** die ganze Brust, um die Lymphe nach außen von Ihrer Brustwarze wegzuleiten wie Sonnenstrahlen. Massieren Sie die Lymphe nicht zu den Brustwarzen hin. Nehmen Sie sich Zeit, um sich mit Ihrem Brustgewebe vertraut zu machen. Genießen Sie die Berührung. Vielleicht berühren Sie Ihre Brüste sonst nur bei der

Selbstuntersuchung auf Tumoren. Das kann Ängste auslösen. Aber im Laufe des Zyklus werden Sie Unterschiede an Ihrer Brust feststellen. Achten Sie auf das, was Sie spüren und fühlen. Behandeln Sie Ihre Brüste mit einer weichen, pflegenden Berührung. Falls Sie empfindlich sind oder eine kleine Zyste bemerken, **drücken Sie nicht darauf.** Fokussieren Sie Ihre Gedanken darauf, den Bereich um die Zyste zu lockern. Schaffen Sie hier eine weiche und nährende Umgebung.

Hinweis: Bitte wenden Sie sich an Ihren Arzt respektive Ihre Ärztin, falls Sie einen ungewöhnlichen Knoten ertasten.

Schritt 8

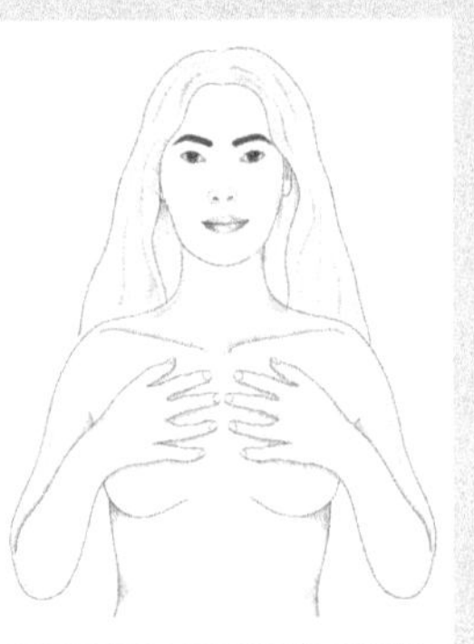

Ein Teil der Lymphflüssigkeit fließt zu den interkostalen Lymphknoten am Brustbein in der Brusthöhle. Die Stimulierung dieser Lymphknoten erzeugt eine Sogwirkung. Legen Sie Ihre Fingerkuppen zwischen die Rippen am Brustbein, drücken Sie dort **äußerst sanft** ins Gewebe und lassen Sie wieder los. Atmen Sie tief ein und aus. Dadurch wird die Luft aus den Lungen gepresst. Da die Haut hier dünn ist und Sie nur im Gewebe arbeiten, drücken Sie nicht tief hinein. Hier liegt Ihr Herzchakra. Behandeln Sie es mit Wertschätzung, Selbstliebe und Zärtlichkeit. Zehnmal wiederholen.

Schritt 9

Klopfen Sie **leicht** auf Ihr Brustbein. Visualisieren Sie, wie der Klang des Klopfens Ihre Zellen erreicht. Über dem Herzen liegt der Thymus, in dem die T-Zellen heranreifen. Der Thymus speichert weiße Blutkörperchen und bereitet sie darauf vor, zu aktiven T-Zellen zu werden, die eine Immunantwort starten, um infizierte und schädliche Zellen zu zerstören. Während Sie auf Ihre Brust klopfen, stellen Sie sich die wichtige Funktion Ihres Thymus vor.

Schritt 10

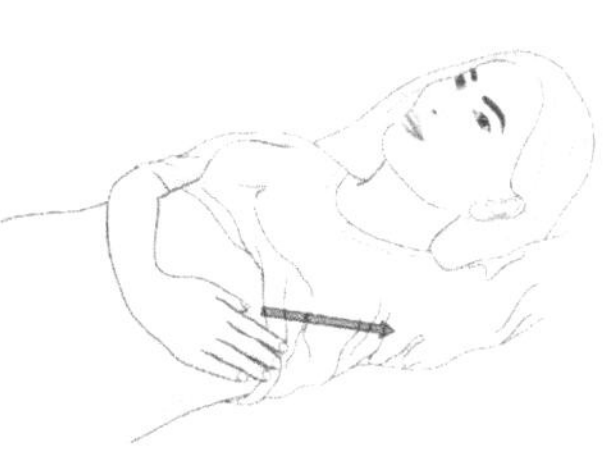

Stimulieren Sie Ihren Brustkorb: Legen Sie Ihre Hand auf die andere Seite des Brustkorbs. Das geht am einfachsten, wenn Sie sich hinlegen. Ihre Finger liegen in den Vertiefungen zwischen den Rippen. Beim Einatmen weiten Sie die Rippen. Beim Ausatmen massieren Sie mit der Hand **sanfte** C-Griffe nach oben in die Muskeln zwischen den Rippen. Schieben Sie Ihre Brust **diagonal nach oben** zur Achselhöhle. Massieren Sie die Lymphe nicht in Richtung der Brustwarze. Zehnmal wiederholen. Dieser Bereich kann empfindlich sein. Nehmen Sie sich ein paar Extraminuten Zeit, um Ihre Rippen ein wenig zu »wiegen«. Lösen Sie Verspannungen ohne Krafteinwirkung auf.

Schritt 11

Wiederholen Sie Schritt 3: Stimulieren Sie die Achsellymphknoten.

Schritt 12

Wiederholen Sie die Schritte 3 bis 8 und Schritt 10 an der anderen Brust.

Schritt 13

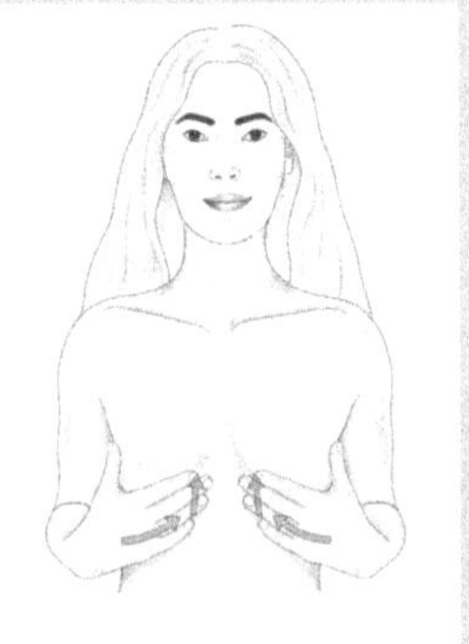

Legen Sie Ihre beiden Hände unter Ihre Brüste, die Finger zeigen zueinander. Sie können die Zwischenräume zwischen Ihren Rippen spüren. Drücken Sie Ihre Hände **sanft nach oben** zur Mitte Ihrer Brust. Dadurch wird der Lymphfluss zur inneren Brustlymphknotenkette angeregt. Zehnmal wiederholen.

Schritt 14

Bauchatmung: Legen Sie sich bequem auf den Rücken. Ihre Hände liegen auf dem Bauch. Atmen Sie fünfmal tief in den Bauch hinein. Atmen Sie langsam und bewusst aus. Nehmen Sie wahr, wie sich die Bauchdecke bei Einatmen hebt und beim Ausatmen senkt. Visualisieren Sie, wie ihr Ductus thoracicus Ihre Lymphflüssigkeit aus dem Becken und aus dem unteren Bereich Ihres Körpers zur Körpermitte transportiert und gereinigt und frisch wieder in den Blutkreislauf zurückführt.

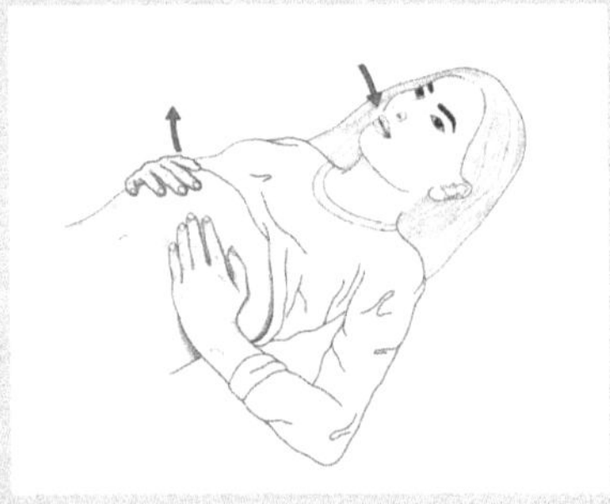

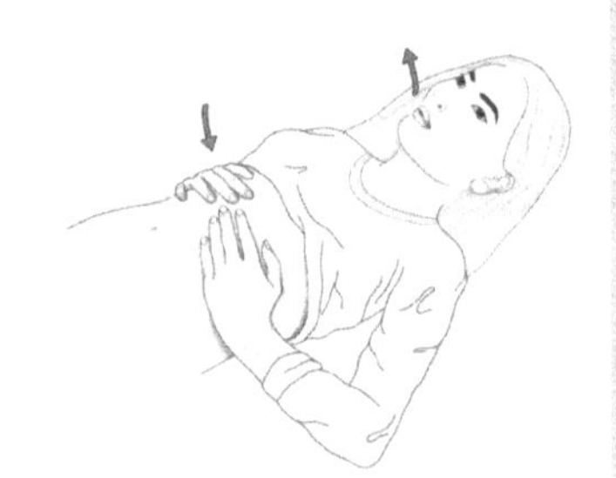

Schritt 15

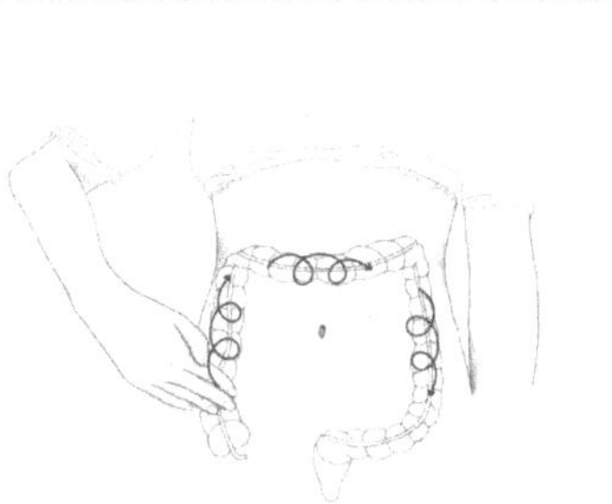

Bauchmassage: Massieren Sie Ihren Bauch im Uhrzeigersinn in überlappenden Kreisbewegungen. Ihr Darm hat die Form eines auf dem Kopf stehenden C. Folgen Sie dem Verlauf des Darms. Der aufsteigende Teil des Dickdarms beginnt auf Höhe der rechten Hüfte und führt nach oben zu den Rippen auf der rechten Seite. Der Querdarm zieht sich unter Ihrem Nabel vom rechten zum linken Rippenbogen. Der absteigende Dickdarm verläuft von den Rippen auf der linken Seite nach unten zur linken Hüfte in den Unterbauch. Danach folgt der Mastdarm (Rektum). Massieren Sie den gesamten Dickdarm: nach oben, quer hinüber, nach unten. Hier liegt Ihr Sakralchakra, das für Sensibilität, Kreativität, Intimität und Selbstausdruck steht.

Schritt 16

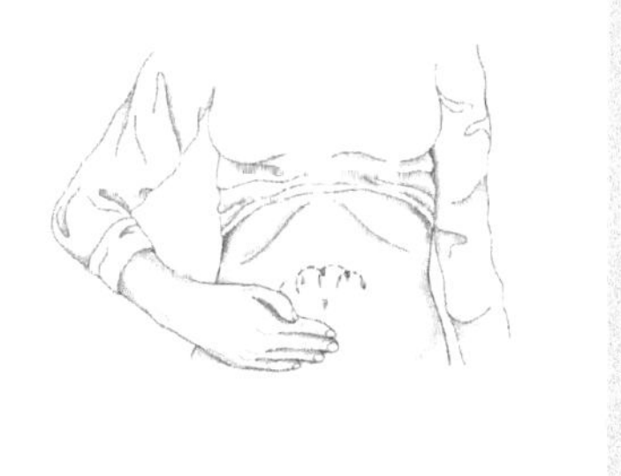

Führen Sie rund um Ihren Bauchnabel kleine Kreisbewegungen aus. Tief ein- und ausatmen. Fünfmal wiederholen.

Schritt 17

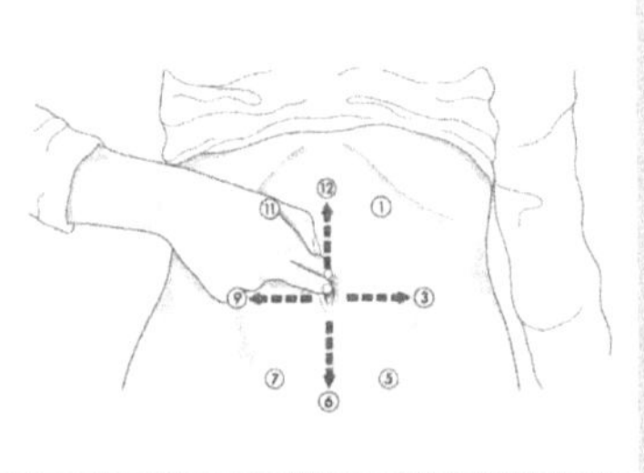

Bewegen Sie die Haut Ihres Bauchnabels. Das lässt kleine Verspannungen und Fehlbelastungen im Bauchraum verschwinden, die Muskeln und Organe strapazieren. Ziehen Sie dafür den Nabelrand mit den Fingerkuppen einer Hand (egal, welche) **sanft nach außen.** Stellen Sie sich den Nabel wie eine Uhr vor. Ziehen Sie den Nabel **nach oben** auf 12 Uhr (dieser Punkt entspricht dem Herzen). Dehnen Sie die Haut jeweils mindestens eine Minute lang. Dabei atmen Sie bewusst ein und aus. Bewegen Sie sich dann auf 3 Uhr (linke Niere), 6 Uhr (Blase und Geschlechtsorgane), 9 Uhr (rechte Niere) und zu jeder anderen »Zeit«, die Ihre Aufmerksamkeit benötigt: 1 Uhr (Magen und Milz), 5 Uhr (Darm), 7 Uhr (innere Organe), 11 Uhr (Leber und Gallenblase). Vielleicht verspüren Sie auch in anderen Bereichen des Magens Entlastung. Ich mag diese Übung sehr, wenn ich Zeit dafür habe. Dieser Teil der Sequenz lässt den gesamten Bauchraum weicher werden. Denn er löst Spannungen und emotionale Blockaden, die sich hier aufstauen, wenn das Bindegewebe um die Organe herum verhärtet ist.

Schritt 18

Wiederholen Sie Schritt 15: Bauchmassage.

Schritt 19

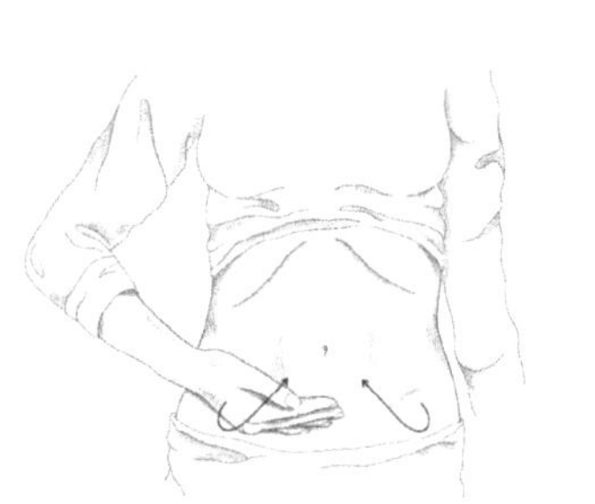

Schieben Sie den Bauch zwischen Ihren Hüften in einem Schöpfgriff (dabei wird die Hand gewölbt) **von unten nach oben** zum Bauchnabel. Beginnen Sie auf Höhe des rechten Hüftknochens. Hier liegen Blinddarm, Wurmfortsatz und der Anfang des aufsteigenden Dickdarms. Dieser beginnt am Ende des Dünndarms. Dieser Bereich kann verspannt sein, wenn Sie *längere Zeit* chronische Verstopfung hatten. Nun schieben Sie den Bauch mit der Handfläche zum Bauchnabel. Das Ganze auf der linken Seite wiederholen. Hier liegt das Ende des absteigenden Dickdarms, wo der Colon sigmoideum im Rektum endet. Diese Seite kann empfindlich sein, wenn Sie *kürzlich* Verstopfung hatten, seien Sie also vorsichtig. Dehnen Sie die Haut nicht, das kann schmerzhaft sein. Sie können die Haut lockern, indem Sie sie zuerst in Richtung Hüfte verschieben, dann **nach unten** massieren und sie anschließend in Richtung Bauchnabel schieben. Fünfmal auf jeder Seite wiederholen.

Schritt 20

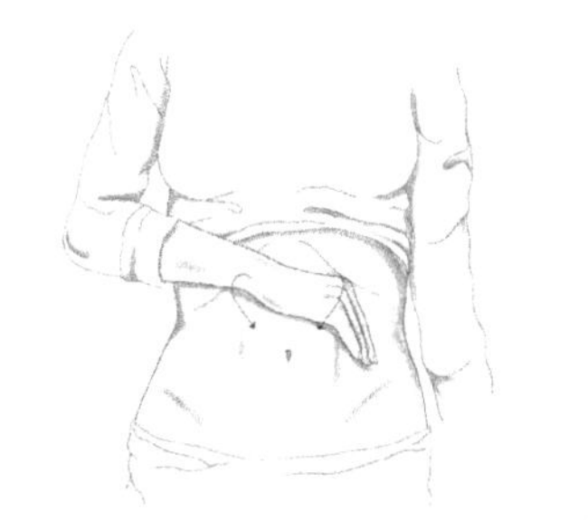

Sie bewegen den Bereich unterhalb des Brustkorbs in Richtung Bauchnabel. Leber und Gallenblase liegen unter dem rechten Rippenbogen nahe der Stelle, an welcher der aufsteigende Dickdarm in den Querdarm übergeht. Lösen Sie den Griff, und bewegen Sie dann den Bauch ähnlich wie in Schritt 19 in einem Schöpfgriff von der linken Seite **sanft nach unten und außen.** Unter dem linken Rippenbogen liegen Magen und Milz. Hier geht der Querdarm in den absteigenden Dickdarm über. Legen Sie die Handfläche unter den Brustkorb, und drücken Sie den Bauch **nach unten und außen** zum Bauchnabel. Fünfmal auf jeder Seite wiederholen.

Schritt 21

Wiederholen Sie die Schritte 15 und 16: Massieren Sie Ihren gesamten Bauchraum und den Nabel. Visualisieren Sie genau die richtige Temperatur in Ihrem Bauch: Die Sonne scheint, eine leichte Brise ist zu spüren, alles ist ruhig und entspannt. Beenden Sie die Anwendung mit ein paar reinigenden Atemzügen.

Schritt 22

Legen Sie eine Hand auf Ihr Schambein. Atmen Sie tief in Ihre Handfläche hinein. Visualisieren Sie in Ihrem Becken einen ruhigen See, der von prächtigen Bäumen gesäumt ist. Stellen Sie sich vor, dass die Sonne untergeht und ein leuchtender orangefarbener Schein am Himmel zu sehen ist. Lassen Sie Ihre Handfläche für ein paar Atemzüge liegen, während Sie alle Muskeln in diesem Bereich anspannen. Verweilen Sie, bis Sie spüren, dass der See ruhig und still wird.

Schritt 23

Stimulieren Sie Ihre Leistenlymphknoten. Legen Sie Ihre Hand auf die Innenseite Ihres Oberschenkels. Massieren Sie C-Griffe nach oben zur Leiste. Auf jedem Bein fünfmal wiederholen.

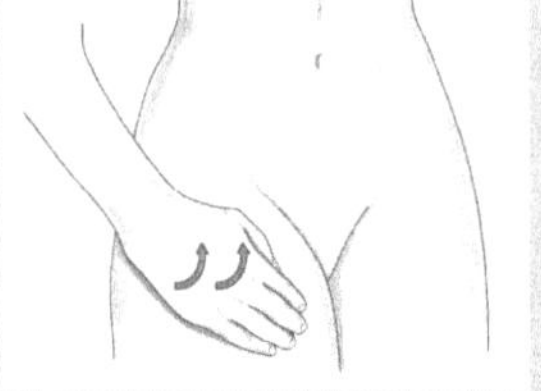

Schritt 24

Wiederholen Sie Schritt 3: Stimulieren Sie die Achsellymphknoten.

Schritt 25

Wiederholen Sie Schritt 1: Stimulieren Sie den rechten und den linken supraklavikulären Lymphknoten.

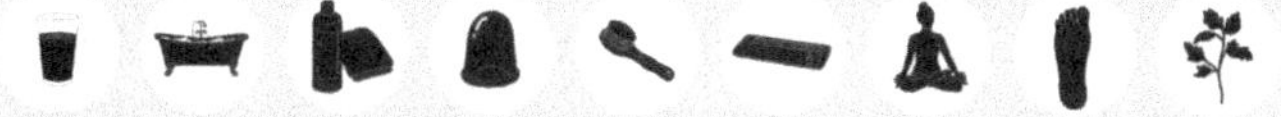

Schwangerschaft und Wochenbett

Erstes Trimenon

Während dieser Phase Ihrer Schwangerschaft rate ich von Selbstmassagen ab. Es ist eine heilige Zeit für die Entwicklung Ihres Babys. Als erfahrene Yogalehrerin für Schwangerschaft und Rückbildung empfehle ich meinen Kursteilnehmerinnen, diese Phase zu nutzen, um nach innen und auf ihren sich entwickelnden Körper und seine sich verändernden Bedürfnisse zu lauschen. Auch wenn Sie überglücklich über Ihre Schwangerschaft sind, ist es auch völlig normal, dass Sie sich Sorgen darüber machen, wie sich Ihr Körper anfühlt, über die hormonellen Veränderungen, die Gewichtszunahme oder über die Akne, die in dieser Zeit auftreten kann. Wenn Sie die Lymph-Selbstmassage schon eine Weile praktiziert haben, können Sie mit ärztlicher Erlaubnis ganz intuitiv weiterarbeiten und dabei noch sanfter mit sich selbst umgehen. Vermeiden Sie bei Schwangerschaft die Sequenz »Bauchmassage«.

Zweites und drittes Trimenon

In dieser Phase können Sie die nachstehenden Sequenzen durchführen. Bitte wenden Sie die Bauchmassage nur mit **äußerst sanften**

Berührungen an. Machen Sie **ganz leichte** Bürstenstriche über Ihren Bauch. Nutzen Sie diese Massage Ihres Bauchs, um sich mit Ihrem heranwachsenden Kind zu verbinden. Ich rate schwangeren Frauen, es sich so vorzustellen, dass sie Platz für ihr größer werdendes Baby schaffen. Da sich Ihre Bauchorgane in der Schwangerschaft verschieben, kommt es häufig zur Verstopfung. Sanfte Massagestreichungen in Richtung Ihres Dickdarms helfen Ihrer Verdauung. Aber auch hier gilt: **so leicht wie möglich!**

Zu den empfohlenen Sequenzen gehören »Ängste überwinden«, »Pflege der Brust« (vereinfachen, kürzen und ganz leicht arbeiten, damit keine neu gebildete Muttermilch austritt), »Lymphstauung und Halsschmerzen«, »Ohrenschmerzen«, »Kopfschmerzen«, »Strahlende Haut«, »Herz- und Lungenöffner«, »Gesunder Schlaf«, »Selbstmassage der Arme« und »Selbstmassage der Beine«.

Wochenbett (Postpartum)

Nach der Entbindung möchten sich die Frauen wieder wie sie selbst fühlen. Ich rate Ihnen, Geduld mit sich selbst zu haben und diese magische Zeit zu nutzen, um eine Beziehung zu Ihrem Baby aufzubauen. Am häufigsten werde ich gefragt: »Ab wann ist eine Lymphdrainage nach der Geburt unbedenklich?« Die Antwort lautet: »Das kommt darauf an.«

Sie sollten immer erst die Zustimmung Ihres Arztes beziehungsweise Ihrer Ärztin einholen, bevor Sie sich selbst massieren. Außerdem ist zu berücksichtigen, ob Sie eine vaginale Geburt oder einen Kaiserschnitt hatten und ob Sie stillen oder nicht. Nach einem Kaiserschnitt sollte die Wundheilungsphase abgeschlossen und die Narbe geschlossen sein. Holen Sie vorher ärztlichen Rat ein.

Beim Stillen müssen Sie auf die Gefahr einer Mastitis achten, eine meist durch Bakterien hervorgerufene Brustdrüsenentzündung. Typische Anzeichen sind geschwollene Lymphknoten unterhalb der Achselhöhle, Entzündungen der Außenseite der Brust, Schmerzen, Unwohlsein, Verhärtungen, Rötungen, Überwärmung, Fieber und Schüttelfrost. Eine Mastitis muss sofort ärztlich behandelt werden (meist mit Antibiotika). Bei einer akuten Infektion massieren Sie sich besser nicht.

Während der Stillzeit sollten Sie sich nicht zu lange massieren, damit Ihr Körper nicht zu schnell entgiftet. Führen Sie die Selbstmassage am besten kurz nach dem Stillen oder Abpumpen durch. Nach ärztlicher Rücksprache können Sie die folgenden empfohlenen Sequenzen ausprobieren:

- Um die Lymphzirkulation in Ihren Brüsten anzuregen, eignet sich die Sequenz »Brustbehandlung bei Lymphödem«.
- Bei Verstopfung führen Sie die Sequenz »Bauchmassage« durch.
- Gegen Cellulite hilft die Sequenz »Cellulite reduzieren«.
- Nach einem Kaiserschnitt oder einer Bauchdeckenstraffung massieren Sie sich erst, wenn die Narben vollständig verheilt sind. Das dauert zwischen acht und zehn Wochen. Holen Sie vorher ärztlichen Rat ein. Ich empfehle die Sequenz »Erholung von Sportverletzungen, Vorbereitung und Nachbehandlung von Operationen, Narben und chronische Erkrankungen«.

Erholung von Sportverletzungen, Vorbereitung und Nachbehandlung von Operationen, Narben und chronische Erkrankungen

Selbstmassage der Arme

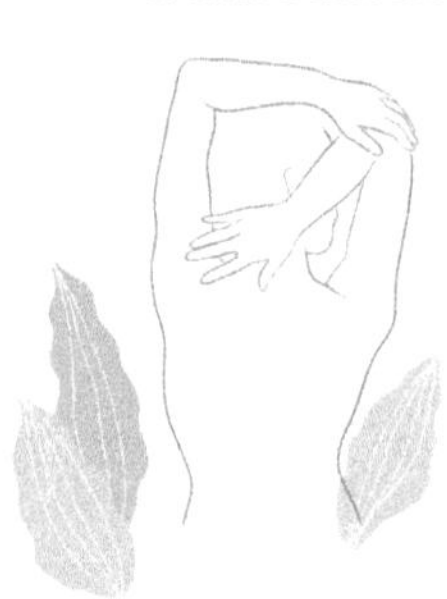

Wir gebrauchen unsere Arme jeden Tag bei fast allem, was wir tun. Wir nehmen sie als selbstverständlich hin und werden erst dann daran erinnert, wie wichtig sie sind, wenn wir eine Verletzung haben.

Ihre Arme sind mit Ihrem Herzchakra verbunden. Diese neurologische Verbindung ist bekannt, weil bestimmte Empfindungen in den Armen Gesundheitswarnungen sein können (etwa für einen drohenden Herzinfarkt oder Schlaganfall, für Nervenschäden oder eine entzündliche Erkrankung wie Diabetes).

Unsere Arme spielen auch eine Rolle beim Kontakt zu anderen Menschen: Wir geben und empfangen, helfen (arbeiten) und pflegen (beschützen) mit ihnen. Mit unseren Armen schaffen wir etwas, geben und empfangen Liebe, mit den Armen kochen wir und halten unsere Kinder. Unsere Arme verdienen Wertschätzung, Aufmerksamkeit und Anerkennung!

Es ist normal, dass Ihre Finger von Zeit zu Zeit anschwellen, etwa nach dem Verzehr von salzigen Speisen, in den wärmeren Monaten, bei rheumatoider Arthritis, im Flugzeug oder in großen Höhen (Gebirge). Wer den ganzen Tag auf einer Tastatur tippt oder Daumen und Zeigefinger beim Scrollen überbeansprucht, kennt womöglich das Karpaltunnelsyndrom und andere Bewegungseinschränkungen der Arme (Repetitive Strain Injury). Sportverletzungen wie eine Ruptur der Rotatorenmanschette der Schulter, ein Tennisarm und verstauchte Handgelenke können auch noch lange nach dem Abheilen der Verletzung für Flüssigkeitsstauungen sorgen. Die folgende Sequenz ist eine ausgezeichnete Möglichkeit, um die Stauung zu lindern, die Beweglichkeit zu verbessern und die Lymphzirkulation in Ihren Armen, Händen und Fingern zu verbessern.

Hinweis: Wenn Sie Brustkrebs, eine Lymphknotenentfernung oder Bestrahlungen hinter sich haben, beachten Sie bitte das Kapitel »Armbehandlung bei Lymphödem«. Konsultieren Sie Ihren Arzt oder Ihre Ärztin, falls bei Ihnen das Risiko für ein Lymphödem vorliegt.

Schritt 1

Stimulieren Sie den rechten und den linken supraklavikulären Lymphknoten, indem Sie die Fingerkuppen **nach unten** in die Schlüsselbeingruben drücken. Machen Sie eine J-Bewegung, während Sie **leicht nach unten und nach außen** in Richtung Ihrer Schultern drücken. Zehnmal wiederholen.

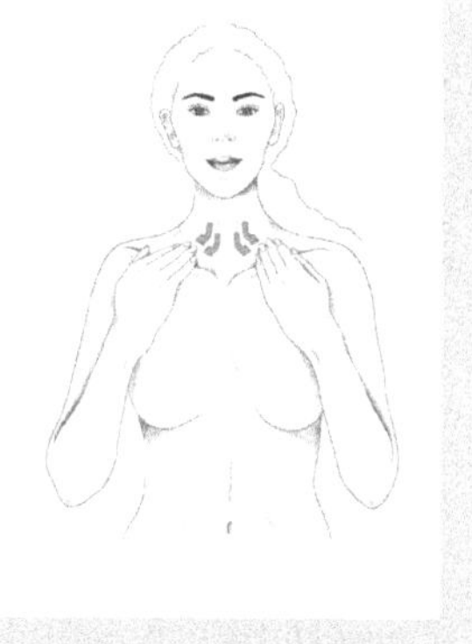

Schritt 2

Stimulieren Sie die Achsellymphknoten. Wenden Sie die folgenden drei Schritte an:

1. Legen Sie Ihre Hand in die Achselhöhle auf der anderen Körperseite. Der Zeigefinger ruht **entspannt** in der Hautfalte zwischen Brustwand und Oberarm. Pumpen Sie die Hand **nach oben** in die Achselhöhle. Zehnmal wiederholen.
2. Bewegen Sie die Hand seitlich am Oberkörper entlang **nach unten** bis zur Brust. Mit der Handfläche führen Sie C-Griffe **nach oben** in die Achselhöhle aus, um das Brustgewebe zu drainieren. Zehnmal wiederholen.
3. Heben Sie den Arm, und legen Sie die Hand in Ihre Achselhöhle. Pumpen Sie zehnmal über die Achselhöhle **nach unten.** Senken Sie den Arm wieder.

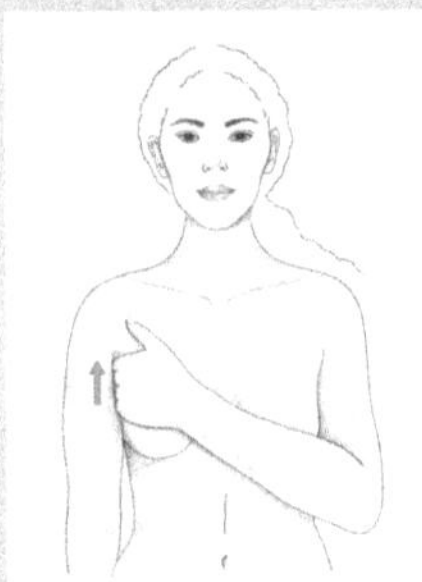

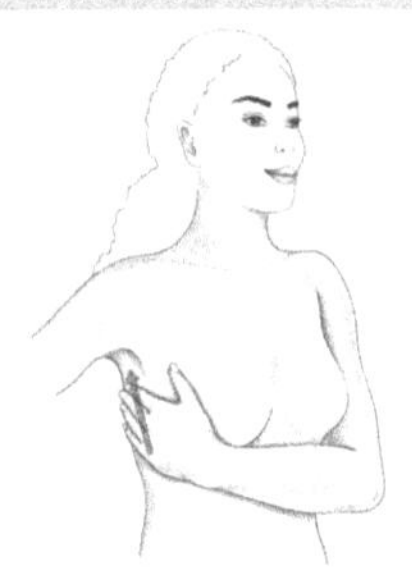

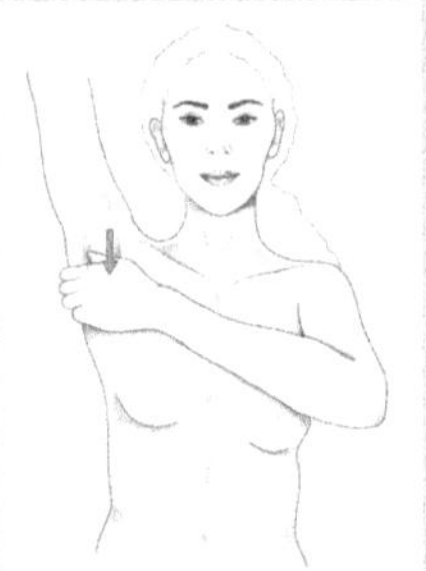

Schritt 3

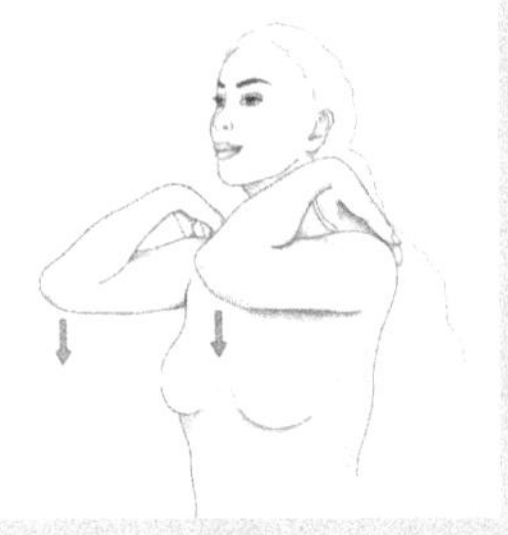

Stimulieren Sie die Nacken-Lymphzone: Legen Sie die Hände auf die Schultern, die Ellbogen zeigen gerade nach vorn. Atmen Sie ein, und lassen Sie beim Ausatmen die Ellbogen sinken, wobei die Fingerkuppen auf den Schultern bleiben. Fünfmal wiederholen. Dadurch wird die Lymphflüssigkeit vom Hals zu den Lymphknoten oberhalb des Schlüsselbeins transportiert.

Schritt 4

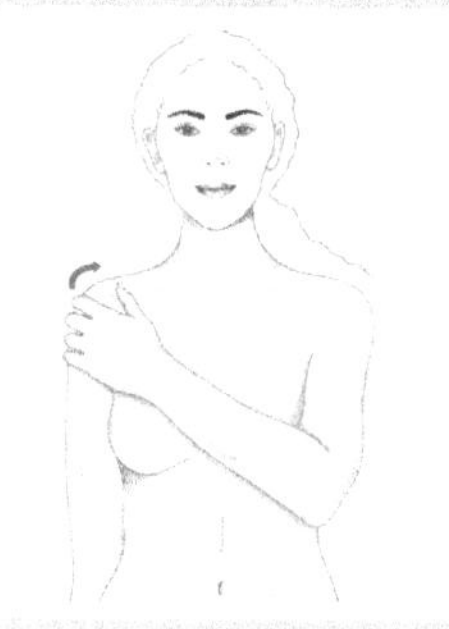

Legen Sie die Hand auf Ihre Schulterkappe. Massieren Sie C-Griffe auf und über Ihre Schulter in Richtung Hals. Fünfmal wiederholen. Das Drainagemuster verläuft hier in Richtung der supraklavikulären Lymphknoten in Ihrer Schüsselbeingrube.

Schritt 5

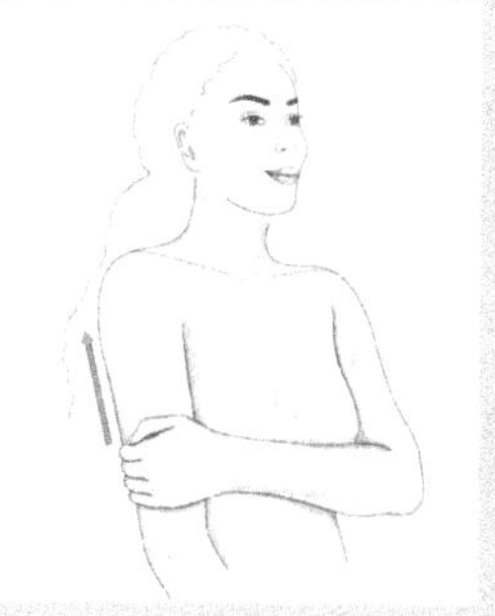

Machen Sie leichte Bürstenstriche auf der Außenseite Ihres Oberarms vom Ellbogen **nach oben** zur Schulterkappe. Fünfmal wiederholen.

Schritt 6

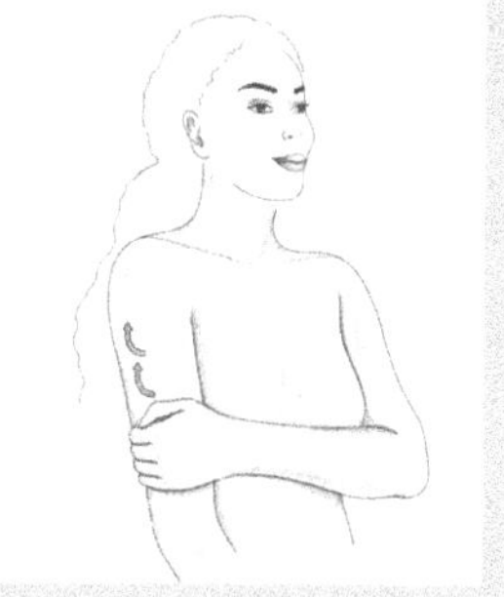

Massieren Sie überlappende C-Griffe in Wellenform entlang der Außenseite Ihres Oberarms, beginnend beim Ellbogen und über den Trizeps- und den Deltamuskel **nach oben** in Richtung Schulter. Fünfmal wiederholen.

Schritt 7

Wiederholen Sie Schritt 4: Massieren Sie Ihre Schulterkappe.

Schritt 8

Streichen Sie auf der Innenseite Ihres Oberarms leicht von der Ellenbeuge **nach oben** in die Achselhöhle. Fünfmal wiederholen.

Schritt 9

Massieren Sie überlappende C-Griffe entlang der Innenseite Ihres Oberarms von der Ellenbeuge zu den Achsellymphknoten. Fünfmal wiederholen.

Schritt 10

Wiederholen Sie Schritt 2: Stimulieren Sie die Achsellymphknoten.

Schritt 11

Massieren Sie mit der Handfläche C-Griffe stationär auf der Ellenbeuge in Richtung Oberarm. Hier liegen Lymphknoten, welche die Lymphe aus dem Unterarm und der Hand aufnehmen. Deshalb ist es wichtig, diesen Bereich zu stimulieren, bevor Sie Ihren Unterarm massieren. Zehnmal wiederholen.

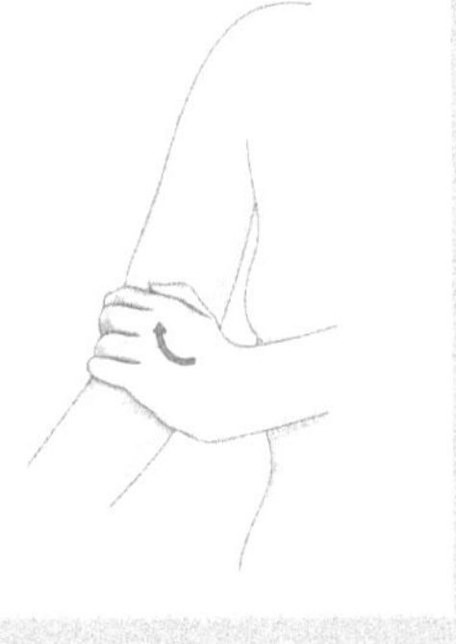

Schritt 12

Machen Sie leichte Bürstenstriche vom Handgelenk zur Ellenbeuge. Fünfmal wiederholen.

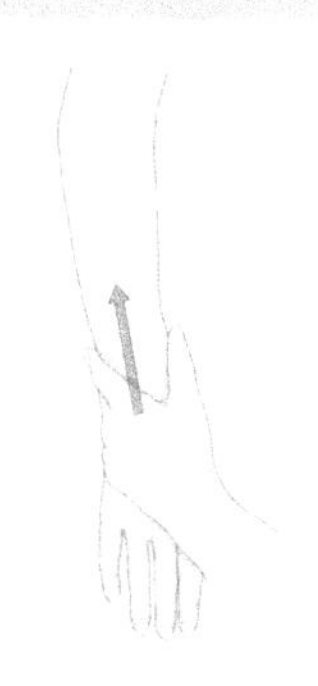

Schritt 13

Massieren Sie mit dem Pumpgriff die Oberseite Ihres Unterarms vom Handgelenk bis zur Ellenbeuge. Dreimal wiederholen.

Schritt 14

Massieren Sie die Unterseite Ihres Oberarms vom Handgelenk bis zur Ellenbeuge. Dreimal wiederholen.

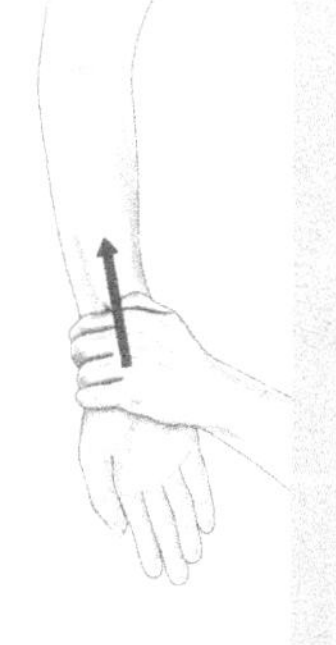

Schritt 15

Wiederholen Sie Schritt 11: Massieren Sie mit der Hand Ihre Ellenbeuge. Fünfmal wiederholen.

Schritt 16

Massieren Sie mit der Handfläche stationäre C-Griffe auf der Ober- und der Unterseite Ihres Handgelenks. Falls Ihr Handgelenk geschwollen ist, können Sie vielleicht den Abfluss der Flüssigkeit spüren. Das ist gut, denn Sie haben eine Stauung aufgelöst. Die permanente Überbeanspruchung durch monotone Bewegungen und Fehlhaltungen bei der Nutzung von Handy- und Computertastaturen und Verletzungen können zu schmerzhaften Bewe-

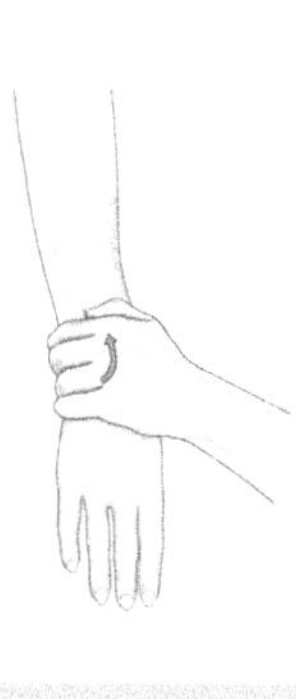

gungseinschränkungen (Repetitive Strain Injury, »Mausarm«) führen. Fünfmal wiederholen.

Schritt 17

Massieren Sie C-Griffe auf Ihrer Handfläche in Richtung Handgelenk. Fünfmal wiederholen.

Schritt 18

Heben Sie Ihren Arm über den Kopf, wenn das möglich ist. Kreisen Sie ihn ein paarmal im Uhrzeigersinn, dann in die andere Richtung. Beginnen Sie mit kleinen Kreisen, die immer größer werden, so wie es sich für Sie gut anfühlt.

Schritt 19

Verschränken Sie die Finger beider Hände miteinander. Massieren Sie die Fingerseiten bis zum Fingeransatz.

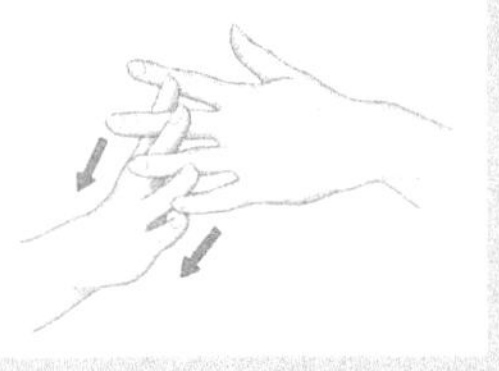

Schritt 20

Massieren Sie jeden einzelnen Finger. Setzen Sie dazu die Finger der anderen Hand wie eine Kappe auf die Fingerkuppe, und massieren Sie jeden Finger von der Nagelspitze zum Fingeransatz. Zehnmal wiederholen.

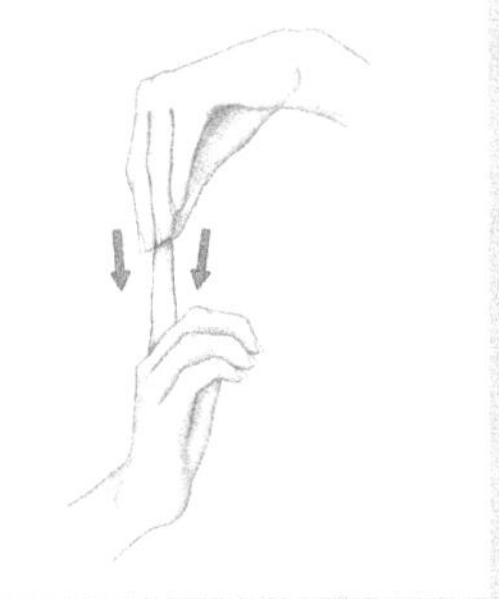

Schritt 21

Wiederholen Sie Schritt 17: Massieren Sie Ihre Handfläche.

Schritt 22

Wiederholen Sie Schritt 16: Massieren Sie Ihr Handgelenk.

Schritt 23

Wiederholen Sie Schritt 13: Massieren Sie Ihren Unterarm vom Handgelenk bis zur Ellenbeuge.

Schritt 24

Wiederholen Sie Schritt 11: Massieren Sie Ihre Ellenbeuge.

Schritt 25

Wiederholen Sie Schritt 9: Massieren Sie überlappende C-Griffe entlang der Innenseite Ihres Oberarms.

Schritt 26

Wiederholen Sie Schritt 2: Stimulieren Sie die Achsellymphknoten.

Schritt 27

Wiederholen Sie Schritt 3: Stimulieren Sie die Nacken-Lymphzone.

Schritt 28

Wiederholen Sie Schritt 1: Stimulieren Sie den rechten und den linken supraklavikulären Lymphknoten.

Schritt 29

Wiederholen Sie die Schritte 1 bis 28 am anderen Arm, so wie es nötig ist.

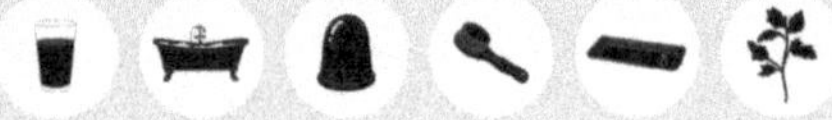

Selbstmassage der Beine

Ihre Beine sind Ihr Fundament, die Wurzeln Ihres Körpers. Sie richten Sie morgens auf und bringen Sie abends zu Bett. Sie ermöglichen Ihnen den ganzen Tag über Beweglichkeit, leiten die vom Gehirn übermittelten Signale weiter und erden Sie physisch mit Ihren Füßen. Aus emotionaler Sicht betrachtet, repräsentieren die Beine Bewegung, das Eintreten in Ihre Rolle im Leben und Ihre Fähigkeit, Herausforderungen durchzustehen. Ihre Beine können starke, athletische Trägersäulen sein, aber sie sind auch die ersten Gliedmaßen, die schmerzen und schwach werden, wenn Sie eine schwere Erkältung bekommen. Knieoperationen gehören zu den häufigsten Eingriffen, und Hüftprothesen sind wie Arthrose ab einem gewissen Alter quasi an der Tagesordnung.

In den Gelenken liegen Lymphknoten, die Flüssigkeitsablagerungen bei Entzündungen abtransportieren. Sie sind aber anfällig für Lymphstauungen und eine eingeschränkte Transportkapazität, da die Lymphe entgegen der Schwerkraft bis zu Ihrem Herzen fließen muss. Vor allem bei chronischen Entzündungen und anderen Beschwerden können die Lymphknoten erhebliche Probleme in Ihren Beinen verursachen.

Inzwischen wissen Sie schon, dass sich Bewegungsarmut negativ auf den Lymphfluss auswirkt, etwa wenn die Muskeln nicht optimal arbeiten. Studien haben ergeben, dass Stress und Angst Verspannungen und Verengungen in den Beinmuskeln zur Folge haben können, die mit der Zeit möglicherweise zu Leistungsschwäche und Ermüdungszuständen führen. Darüber hinaus kann Narbengewebe nach Operationen die Lymphbahnen durchtrennen, was den Abtransport der Lymphflüssigkeit aus diesen Bereichen erschwert und sie anfälliger für chronische Entzündungen macht.

In den Beinen kommt es oft zu Lymphstauungen. Die meisten Menschen sitzen überwiegend, auch im Beruf. Menschen, die im Stehen arbeiten müssen, klagen abends über geschwollene Beine. Unsere Beine haben die Funktion von Pumpen für unser Kreislaufsystem. Die Gelenkflüssigkeit in den Knie- und Hüftgelenken sorgt für eine reibungsfreie Bewegung der Knochen. In den Kniekehlen und in den Leisten liegen sehr viele Lymphknoten. Ungesunde Ernährung, Bewegungsmangel und genetische Faktoren (wie etwa beim Lipödem in den Beinen) können den Lymphfluss behindern. Dies spüren Sie spätestens, wenn Ihre Beine durch langes Stehen oder in großer Höhe und im Flugzeug anschwellen. Vergessen Sie nicht, dass die Lymphe entgegen der Schwerkraft aus der unteren Hälfte des Körpers nach oben zum Herzen fließen muss.

Durch Lympharbeit leiten Sie nicht nur Giftstoffe aus, sondern arbeiten auch an Emotionen, die in Ihrem Körper gespeichert sind. Wie bereits erwähnt, spielt die Amygdala bei (sexuellen) Traumen eine wichtige Rolle: Sie bewertet die emotionale Bedeutung eines Erlebnisses, einschließlich der Intensität und des Impulses der damit verbundenen Emotionen. Sie kann auch Hormone freisetzen, die vom Körper als Bedrohung wahrgenommen werden und sich über einen längeren Zeitraum negativ auf das Verdauungs- und das Fortpflanzungssystem sowie die körpereigene Zellreparatur auswirken.

Die Yogaposition der Taube öffnet unsere Brust besonders stark; hier speichern wir Emotionen. In dieser Haltung werden Gefühle freigesetzt, und vielleicht kamen Ihnen dabei auch schon einmal die

Tränen. Auch wenn Sie ein Erlebnis bereits mental verarbeitet haben, kann Ihr emotionaler Körper wieder aktiviert werden, und die in Gehirn und Nervensystem noch gespeicherten Emotionen treten zutage.

Ich habe festgestellt, dass die Behandlung der Lymphknoten in den Leisten oder im Unterleib bei Patient*innen, die sexuellen Missbrauch erlebt haben, problematisch sein kann. Ich möchte Ihnen durch die Anleitung zur Selbstmassage wieder Kontrolle über Ihren Körper geben. Je mehr Sie diese sensiblen Bereiche für sich zurückgewinnen, desto besser können Sie das Trauma, das in Ihren Sehnen und Geweben gespeichert ist, umwandeln, Ihren Körper ins Gleichgewicht bringen und physisch wie auch emotional heilen.

Hinweis: Bei Lymphödemen der Beine, nach der Entfernung von Lymphknoten im Bauch oder in der Leiste wie auch nach Bestrahlungen der unteren Körperhälfte sollten Sie unbedingt ergänzend die Anwendungen im Kapitel »Beinbehandlung bei Lymphödem« durchführen.

Heilung von sexuellen Traumen mithilfe der Lymph-Selbstmassage

Lucy war eine sehr an Wellness interessierte Onlineklientin. Sie wollte mehr über das Lymphsystem erfahren und wie sie die Lymph-Selbstmassage in ihre tägliche Pflegeroutine einbauen könnte. Sie wandte bereits die Trockenbürstenmassage an und massierte ihr Gesicht mit einem Jade-Roller, hatte aber schon so viel über Lymphmassage gehört, dass ihre Neugierde geweckt war.

Bei unserer virtuellen Sitzung erklärte ich ihr, dass die Lymphgefäße ein Netzwerk bilden, das sich durch den ganzen Körper zieht, einschließlich des Beckens und der Beine. Dabei vertraute Lucy mir an, dass sie in ihrer Jugend ein sexuelles Trauma erlebt habe. Sie sei schon seit Jahren in Therapie, doch sie fühle sich immer noch nicht wohl dabei, massiert zu werden, weil das schlimme Erinnerungen auslöse.

Ich erklärte ihr, die Erinnerungen würden im Körper gespeichert und einer der Vorteile der lymphatischen Selbstmassage bestehe darin, dass sie die Gewebeflüssigkeit in Bewegung bringe. Dadurch würde der Körper von Zelltrümmern befreit werden, die sich an Stellen ansammeln, die wenig bewegt werden.

Ein weiterer Vorteil liegt darin, dass wir durch die Selbstmassage unseren Körper pflegen und ein positives Verhältnis zu ihm aufbauen. Auf der Zellebene werden Schmerz und Schmerzlinderung durch zwei unterschiedliche Signalketten weitergeleitet, die in Verbindung miteinander stehen. Bei Schmerzen sind Neuronen in der Amygdala aktiv, welche die Erinnerung an traumatische Erlebnisse speichert. Die Neuronen sind auch mit negativen Emotionen verbunden. Die Amygdala registriert die unangenehmen Gefühle bei einem körperlichen Trauma, und der Körper erinnert sich daran. Durch die Verabreichung von Schmerzmitteln wird die Schmerzaktivität im Gehirn verändert und dadurch die schmerzhafte Erinnerung im Körper gedämpft.

Aus diesem Grund ermutige ich immer dazu, bei der Selbstmassage mit Mediations- und Visualisierungstechniken zu arbeiten. Deshalb bezeichne ich die Massagegriffe auch als »Regenbogen« und »Halbmond«. Das soll Ihrer Amygdala signalisieren, dass Sie Ihrem Körper positive Energie zuführen, wenn Sie Massagegriffe anwenden, die auf wissenschaftlichen und physiologischen Erkenntnissen beruhen. Ich sage gern, dass die Massage das Beste aus beiden Welten miteinander verbindet.

Zwei Monate nach unserer Sitzung schrieb mir Lucy, die regelmäßige Lymph-Selbstmassage habe ihre Beziehung zu ihrem Körper verändert und unterstütze sie dabei, heil zu werden. Ich bin äußerst dankbar, dass ich ihr helfen durfte.

Schritt 1

Stimulieren Sie den rechten und den linken supraklavikulären Lymphknoten, indem Sie die Fingerkuppen **nach unten** in die Schlüsselbeingruben drücken. Machen Sie eine J-Bewegung, während Sie **leicht nach unten und nach außen** in Richtung Ihrer Schultern drücken. Zehnmal wiederholen.

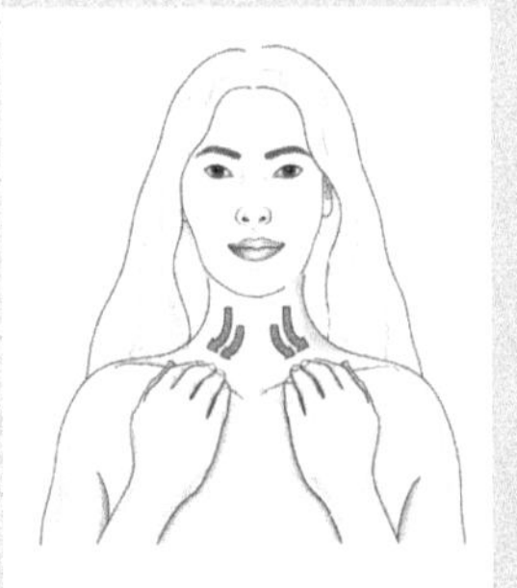

Schritt 2

Legen Sie Ihre linke Hand in die Achselhöhle auf der anderen Körperseite. Der Zeigefinger ruht **entspannt** in der Achselhöhle. Pumpen Sie mit der Hand **nach oben** in die Achselhöhle. Zehnmal wiederholen.

Schritt 3

Stimulieren Sie Ihre Leistenlymphknoten in zwei Schritten:

1. Legen Sie Ihre Hand auf die Innenseite des Oberschenkels. Massieren Sie C-Griffe **nach oben** zur Leiste hin. Auf der anderen Seite wiederholen. Je zehnmal wiederholen.
2. Legen Sie Ihre Hand auf die Außenseite des Oberschenkels. Massieren Sie C-Griffe **nach oben** zur Leiste hin. Auf der anderen Seite wiederholen. Je zehnmal wiederholen.

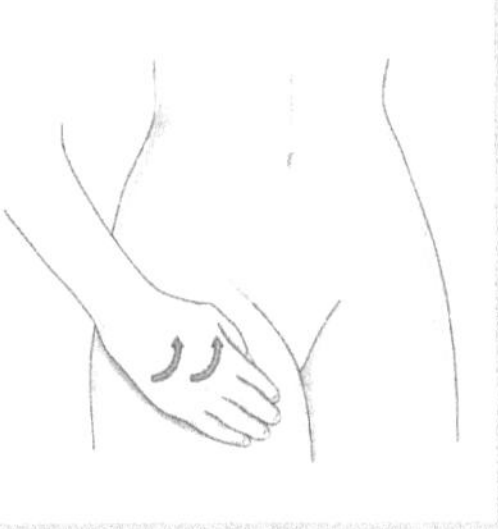

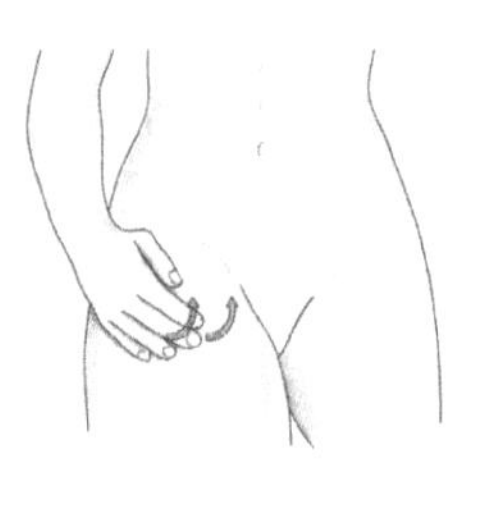

Schritt 4

Heben Sie jedes Bein sechsmal an. Diese Bewegung stimuliert Ihre Leistenlymphknoten.

Schritt 5

Bauchatmung: Beginnen Sie mit ein paar tiefen Atemzügen, um eine Sogwirkung für Ihre unteren Gliedmaßen zu erzeugen. Legen Sie Ihre Hände auf den Bauch. Atmen Sie tief in den Bauch hinein. Dehnen Sie bei jedem Atemzug Ihre Bauchdecke in Ihre Hände, als ob Sie einen Ballon aufblasen würden. Beim Ausatmen entspannen Sie Ihren Bauch. Zehnmal wiederholen.

Schritt 6

Nachdem Sie »den Abfluss frei gemacht« haben, können Sie Ihre Beine, Knie (über der Kniescheibe und Kniekehle), Unterschenkel, Knöchel und Füße massieren. Verwenden Sie ein wenig Lotion oder Öl, wenn Sie möchten.
Massieren Sie Ihren Oberschenkel mit einer oder mit beiden Händen in vier Schritten:

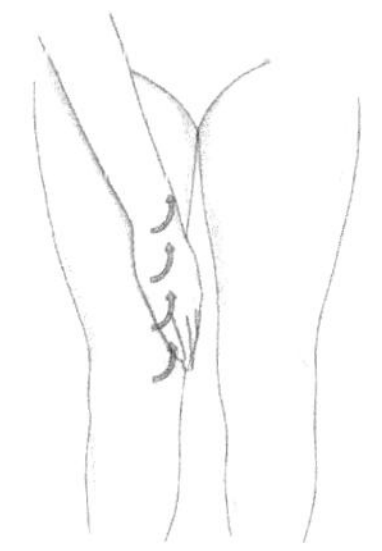

1. Innenseite Oberschenkel: Massieren Sie überlappende C-Griffe von der Innenseite des Knies **nach oben** zur Leiste hin. Fünfmal wiederholen.
2. Außenseite Oberschenkel: Massieren Sie überlappende C-Griffe von der Außenseite des Knies **nach oben** zur Leiste hin. Fünfmal wiederholen.
3. Oberschenkelmitte: Massieren Sie überlappende C-Griffe von der Mitte des Knies **nach oben** zur Leiste hin. Fünfmal wiederholen.

4. Oberschenkelrückseite: Beugen Sie das Bein, um die Rückseite Ihres Oberschenkels massieren zu können. Streichen Sie mit beiden Händen die Lymphe von den Kniesehnen (hinten) nach vorn und nach oben zur Leiste hin. Zehnmal wiederholen. Pumpen Sie Ihre Leistenlymphknoten dreimal.

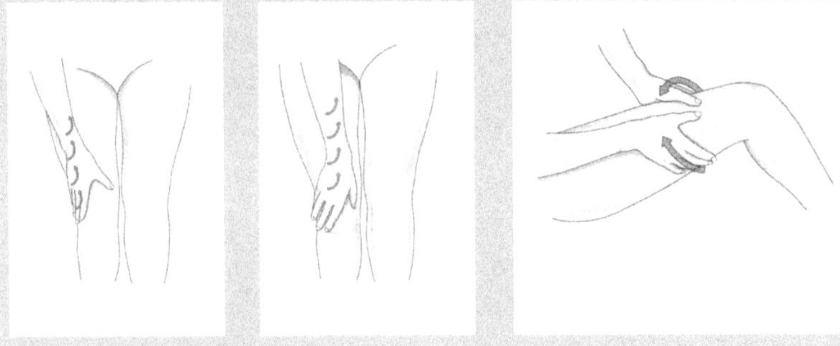

Schritt 7

Massieren Sie Ihre Knie in drei Schritten:

1. Legen Sie Ihre Hand in die Kniekehle. Pumpen Sie direkt in Ihre Lymphknoten in der Kniekehle. Zehnmal wiederholen.
2. Legen Sie beide Hände um Ihre Kniescheibe. Fassen Sie die Haut auf beiden Seiten des Knies, und massieren Sie C-Griffe **nach oben.** Zehnmal wiederholen.
3. Legen Sie eine Hand über die Kniescheibe. Streichen Sie die Haut **nach oben und über** das Knie. Zehnmal wiederholen.

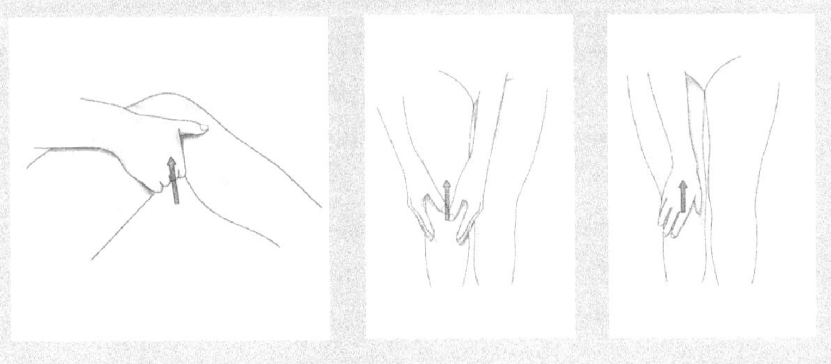

Schritt 8

Massieren Sie Ihren Unterschenkel in vier Schritten:

1. Außenseite: Massieren Sie mit beiden Händen die Außenseite Ihres Beins vom Knöchel bis zum Knie mit dem Pumpgriff und mit überlappenden C-Griffen. Fünfmal wiederholen.
2. Innenseite: Massieren Sie mit beiden Händen die Innenseite Ihres Beins vom Knöchel bis zum Knie mit dem Pumpgriff und überlappenden C-Griffen. Fünfmal wiederholen.

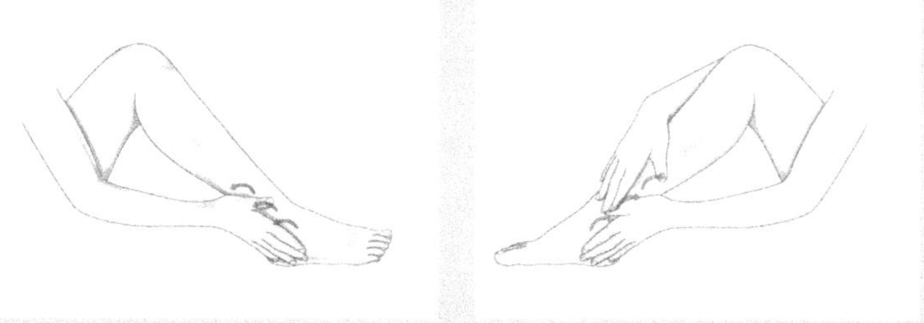

3. Mitte: Massieren Sie mit beiden Händen die Mitte des Beins vom Knöchel bis zum Knie mit dem Pumpgriff und überlappenden C-Griffen. Fünfmal wiederholen.
4. Rückseite: Massieren Sie mit beiden Händen Ihre Wade bis in die Kniekehle. Pressen Sie die Rückseite Ihrer Kniekehle, um die Lymphknoten zu stimulieren. Fünfmal wiederholen.

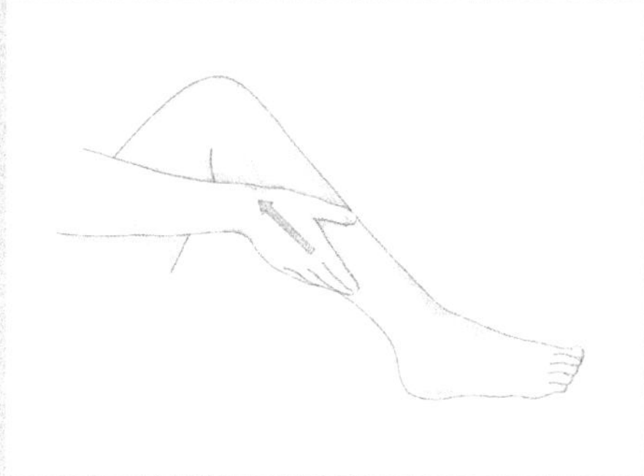

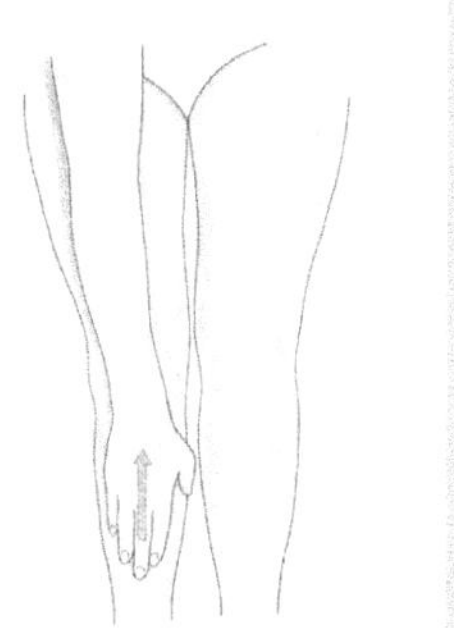

Schritt 9

Massieren Sie den Bereich um Ihren Knöchel. In diesem Bereich kommt es leicht zu Stauungen, daher sollten Sie sich hier besonders viel Zeit nehmen, um überschüssige Lymphe abzutransportieren. Die Massage besteht aus drei Schritten:

1. Legen Sie beide Hände auf die Außenseite Ihres Knöchels. Massieren Sie überlappende C-Griffe **nach oben.** Fünfmal wiederholen.
2. Legen Sie beide Hände auf die Innenseite des Knöchels. Massieren Sie überlappende C-Griffe **nach oben.** Fünfmal wiederholen.

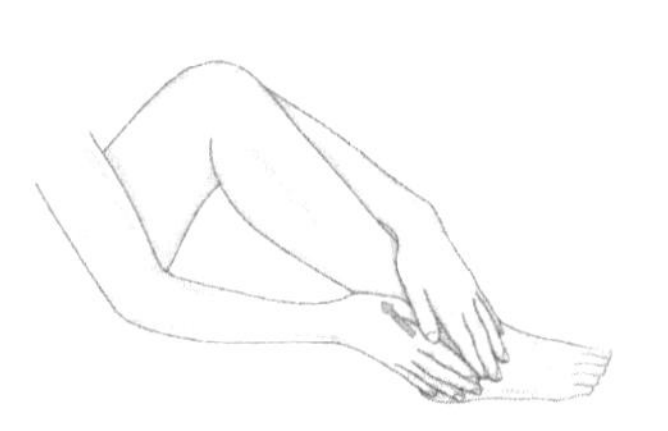

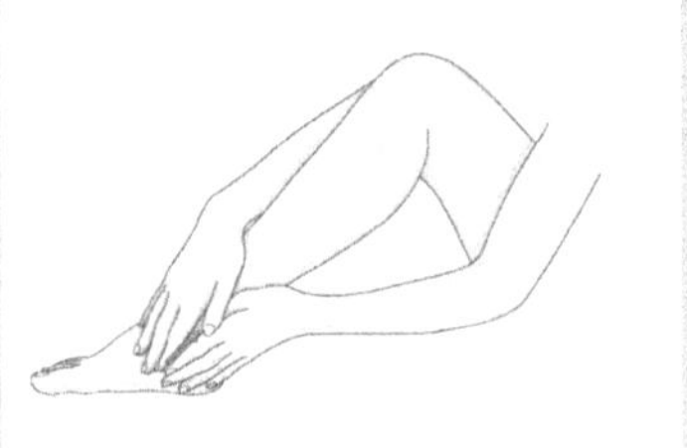

3. Legen Sie eine Hand auf die Innen- und eine Hand auf die Außenseite Ihres Knöchels. Massieren Sie beide Seiten gleichzeitig **nach oben.** Fünfmal wiederholen.

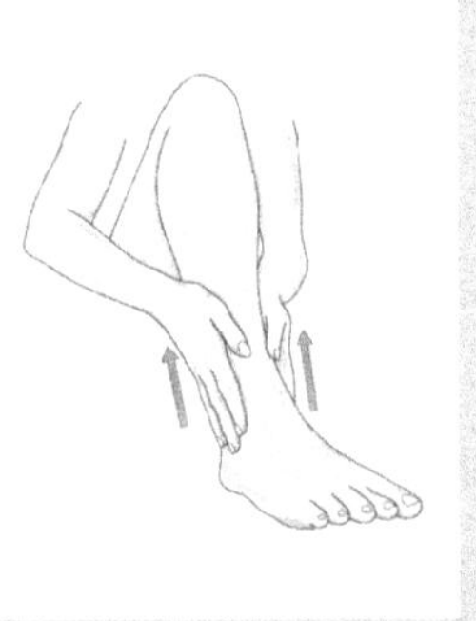

Schritt 10

Massieren Sie Ihren Fuß: Legen Sie Ihre Handfläche auf die Oberseite Ihres Fußes. Massieren Sie C-Griffe **nach oben** in Richtung Ihrer Fußknöchel. Zehnmal wiederholen.

Schritt 11

Drücken Sie die Fingerkuppen in die Zehenzwischenräume aller fünf Zehen. Dies sind wichtige Reflexzonenpunkte für die Lymphe. Fünfmal wiederholen.

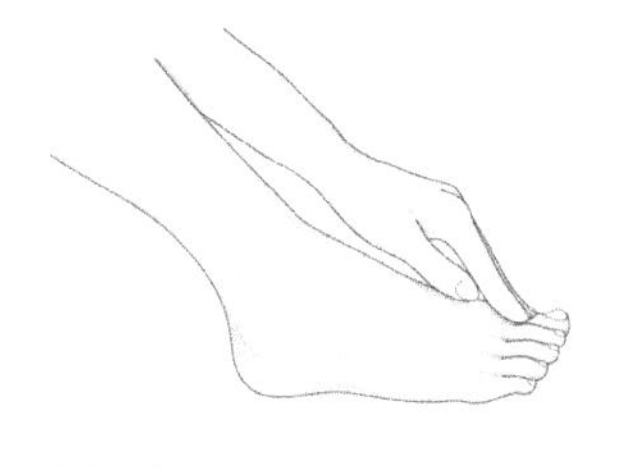

Schritt 12

Wiederholen Sie Schritt 10: Massieren Sie Ihren Fuß.

Schritt 13

Legen Sie eine Hand auf den Fußballen und die andere Hand auf den Fußrücken. Massieren Sie mit den Fingern beider Hände gleichzeitig zwanzigmal.

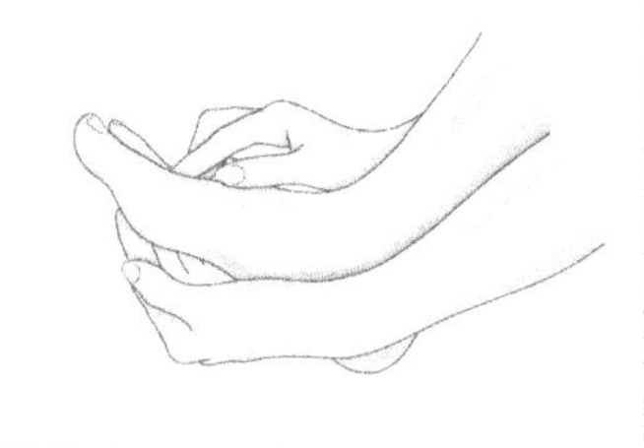

Schritt 14

Wiederholen Sie die Schritte 6 bis 10 in umgekehrter Reihenfolge: Massieren Sie Ihr Bein vom Fuß ausgehend nach oben bis in die Leistenlymphknoten.

Schritt 15

Wiederholen Sie Schritt 3: Stimulieren Sie Ihre Leistenlymphknoten.

Schritt 16

Wiederholen Sie Schritt 1: Stimulieren Sie den rechten und den linken supraklavikulären Lymphknoten.

Schritt 17

Wiederholen Sie die Schritte 1 bis 15 am anderen Bein.

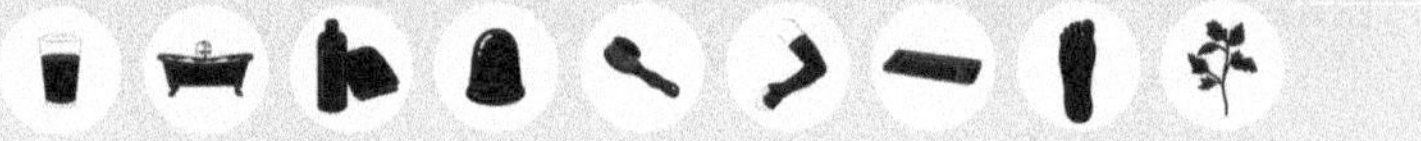

Sportverletzungen, Vorbereitung und Nachbehandlung von Operationen und Narbenpflege

Alle Verletzungen haben eines gemeinsam: Entzündungen. Wenn Sie sich schon einmal den Knöchel verstaucht oder einen Knochen gebrochen haben, kennen Sie die Schwellung, die natürlicherweise als Teil des Heilungsprozesses auftritt. Doch bei einer Operation oder einer operativen Lymphknotenentfernung können Lymphgefäße beeinträchtigt oder durchtrennt worden sein. Die daraus resultierenden Schwellungen, Schmerzen, Taubheitsgefühle und Reizempfindlichkeit können oft über einen längeren Zeitraum anhalten.

Sportverletzungen, Muskelkater und Regeneration

Im Leistungssport kommt seit Jahrzehnten nach Trainingseinheiten, Wettkämpfen und bei Verletzungen zur Unterstützung der körperlichen Regeneration und Rehabilitation die manuelle Lymphdrainage zum Einsatz. Auch seitens der Medizin und der Physiotherapie wird die manuelle Lymphdrainage empfohlen, um Genesungsprozesse zu beschleunigen.

Für eine Studie wurde der Einfluss der manuellen Lymphdrainage auf den Spiegel der Muskelenzyme im Blutserum nach dem Laufbandtraining untersucht. Muskelenzyme versorgen die Zellen mit Energie für Bewegung und den Stoffwechsel. Bei starker körperlicher Belastung steigt der Serumspiegel und kann zu Muskelkater führen. Die Untersuchung ergab, dass Muskelenzyme nach einer manuellen Lymphdrainage schneller abgebaut werden. Gemessen wurde auch die Regenerationszeit nach einer manuellen Lymphdrainage im Vergleich zur klassischen Massage (»Schwedische Massage«). Es konnte nachgewiesen werden, dass nach einer manuellen Lymphdrainage schneller die Erholung eintrat und weniger Entzündungen vorkamen als nach einer klassischen Massage.

Wir wissen, wie wichtig Sport und Bewegung für unsere Gesundheit sind. Allerdings bleiben auch Sportverletzungen nicht aus. Der Körper kompensiert die durch eine Verletzung verminderte Leistung von Muskeln oder eines Körperteils durch eine gesteigerte Aktivität anderer Muskeln oder Körperteile. Nach anstrengenden Trainingseinheiten kann es zu entzündlichen Prozessen im Körper kommen, wenn die Gelenke und die Muskulatur überlastet wurden. Entzündungen nehmen wir in Form von Muskelschmerzen und Muskelkater wahr.

Eine plötzliche Trainingspause wegen einer Verletzung kann belastend sein, besonders wenn Sie die positive körperliche und emotionale Wirkung Ihres regelmäßigen Trainings gewohnt sind. Muskelabbau und ein reduzierter Spiegel des Stresshormons Cortisol können weitere Herausforderungen sein. Zudem wird das Lymphsystem durch Muskelkontraktionen angetrieben, sodass Bewegungsmangel zu einer Lymphstauung führen kann. Wenden Sie nach Rücksprache mit Ihrem Arzt oder Ihrer Ärztin die Lymph-Selbstmassage an, um schneller wieder gesund zu werden. Entzündungen können noch lange nach einer Verletzung bestehen bleiben, und auch Narbengewebe kann die Genesung beeinträchtigen.

Je nach Ihrem Gesundheitszustand und Ihrer Beweglichkeit können Sie die Selbstmassage gewinnbringend dafür einsetzen, um das

Wachstum neuer Zellen anzuregen und schneller wieder auf die Beine zu kommen. Ebenso werden Stresshormone ausgeleitet, was die Stimmung deutlich aufhellt. Sobald der akute Schmerz abgeklungen ist, folgen Sie der Massagesequenz, die auf Ihre Verletzung zugeschnitten ist. Bei einem verstauchten Knöchel hilft zum Beispiel die Sequenz »Selbstmassage der Beine« weiter, bei einem verletzten Handgelenk der Abschnitt »Selbstmassage der Arme«.

Vorbereitung und Nachbehandlung von Operationen

Ein chirurgischer Eingriff ist einer der Hauptgründe für eine Lymphdrainage. Durch Selbstmassagen vor und nach einer Operation unterstützen Sie Ihr Nervensystem. Gleichzeitig steigern Sie die Zirkulation der Immunzellen in Ihrem Körper. Das beschleunigt Ihre Genesung und schützt Sie vor Infektionen.

Bei Operationen wird neben dem Gewebe das komplizierte Netzwerk der Lymphgefäße durchtrennt. Das ist bei elektiven Eingriffen (wie zum Beispiel Facelifting, Fettabsaugung, Bauchdeckenstraffung oder Nasenkorrektur) und bei gesundheitlich erforderlichen Operationen (wie zum Beispiel eine Knie- oder Hüftoperation, ein Kaiserschnitt oder die Entfernung von Krebsgewebe oder von Lymphknoten) gleichermaßen der Fall.

Wenn Sie schon einmal operiert wurden, wissen Sie, dass die Genesung langsam voranschreitet. Nach einer Operation kann es zu Blutergüssen und Schmerzen kommen, auch Entzündungen sind mögliche Folgeerscheinungen. Häufig wird vor und nach einer Operation Lymphdrainage verschrieben, um den Heilungsprozess zu beschleunigen. Durch die Selbstmassage vor einer Operation regen Sie die Lymphzirkulation an. Dies fördert die spätere Wundheilung und die Bildung von neuem Hautgewebe. Nach der Operation sollten Sie mit der Selbstmassage aber so lange warten, bis ärztlicherseits bestätigt wurde, dass die Wunde vollständig geschlossen und verheilt ist. Massieren Sie die Operationsstelle nicht, solange Ihre Nähte frisch sind.

Danach können Sie mit ärztlicher Erlaubnis die Sequenz im Buch anwenden, die für Sie am besten geeignet ist: Wenn Sie beispielsweise an der Brust operiert wurden, eignet sich »Brustbehandlung bei Lymphödem«. Nach einer Bauchdeckenstraffung führen Sie die Sequenz »Bauchmassage« durch. Nach einer Hüftoperation können Sie die Sequenz »Selbstmassage der Beine« anwenden. Wurden Sie im Gesicht operiert, könnten Ihnen folgende Sequenzen helfen: »Ohrenschmerzen«, »Strahlende Haut«, »Kopfschmerzen« und »Lymphstauung und Halsschmerzen«.

Hinweis: Nach einer Lymphknotenentfernung, Lumpektomie oder Bestrahlung oder falls das Risiko eines Lymphödems besteht, wenden Sie sich bitte an eine(n) Lymphtherapeut*in. Bevor Sie mit der Selbstmassage beginnen, sollte die jeweilige Sequenz fachlich begutachtet und freigegeben werden.

Narbenpflege

Ich erhielt einmal den Rat, einen Brief an eine Person zu schreiben, mit der ich keinen Kontakt mehr haben wollte, und diese Nachricht anschließend zu verbrennen. Das würde verhindern, dass ich weiterhin Kraft und Energie an den betreffenden Menschen verschwendete. Also schrieb ich den Brief und verbrannte ihn und landete im Krankenhaus mit einer Verbrennung dritten Grades an meinem Finger. (Falls Sie sich von jemandem abgrenzen möchten, empfehle ich Ihnen stattdessen, den Namen der jeweiligen Person auf ein Stück Papier zu schreiben, es zu einem ordentlichen kleinen Quadrat zu falten und in den Gefrierschrank zu legen. Das friert die Person aus Ihrem Energiefeld heraus und ist viel sicherer.)

Bei mir blieb eine sehr tiefe Narbe mit faserigem Granulationsgewebe zurück. Da ich in meiner Praxis jeden Tag an Narben arbeite, machte ich mich über Monate hinweg dreimal täglich an die Arbeit. Die Ergebnisse waren verblüffend. Ich habe keine Narbe mehr und erinnere mich kaum noch daran.

Narbenbehandlung durch manuelle Lymphdrainage ist notwendig, weil Operationsnarben den Lymphfluss ins Stocken bringen. Ich habe in meiner Praxis Tausende von Narben behandelt und vermittle regelmäßig, wie man dieses Problem selbst angehen kann.

Krankheiten, Operationen, Unfälle hinterlassen nicht nur tiefe körperliche Narben. Bei vielen habe ich neben den körperlichen Narben auch seelische Wunden festgestellt. Denn schwere physische Verletzungen führen oft zu emotionalen Traumatisierungen, mit deren Verarbeitung Ihr Nervensystem zu kämpfen hat. Nicht verarbeitete Traumen setzen sich auch in Ihrem Gewebe fest. Deshalb kann es sein, dass bei der Behandlung Ihrer Narben starke Emotionen aufkommen. Ich möchte Sie ermutigen, sich professionell helfen zu lassen, damit auch die seelischen Wunden heilen dürfen.

Schlecht verheilte Narben können nicht nur den Lymphfluss, sondern auch die Beweglichkeit einschränken. Sie können sich sogar um Organe wickeln. In der folgenden Sequenz behandeln Sie Ihr Unterhautgewebe. Verklebtes und verhärtetes Gewebe rund um die Narbe wird gelöst, und Narbenwucherungen (Keloide) werden reduziert. Außerdem wird Ihr Körper angeregt, die Lymphbahnen neu zu verlegen und die Lymphzirkulation zu erhöhen.

Bevor Sie den Bereich einer Narbe massieren, vergewissern Sie sich, dass die Wunde verheilt ist. Die Regenerationsphase beginnt etwa ab dem vierten Tag, und es kann bis zu drei Wochen dauern, bis sich die Wunde vollständig geschlossen hat. Holen Sie sich das Einverständnis Ihres Arztes respektive Ihrer Ärztin ein, bevor Sie mit der Lymph-Selbstmassage beginnen.

Schritt 1

Bestimmen Sie die Lymphknoten, die die Lymphflüssigkeit aus dem Bereich Ihrer Narbe aufnehmen sollen. Wenn sich Ihre Narbe zum Beispiel am Fuß befindet, sind die Lymphknoten der Leisten und der Kniekehlen die wichtigsten Abflussstellen, die Sie stimulieren sollten. Bei einer Narbe an der Hand sollten Sie die Lymphknoten im Ellenbogengelenk und die Achsellymphknoten stimulieren. Die Sequenz auf der gegenüberliegenden Seite erklärt die Behandlung einer Narbe an der

Brust. Ich empfehle Ihnen außerdem die Sequenz »Brustbehandlung bei Lymphödem«. (Eine Übersicht der Lymphknoten finden Sie in Kapitel 3, »Die Grundprinzipien der Lymph-Selbstmassage«.)

Schritt 2

Massieren Sie sanft über, unter und um Ihre Narbe herum in Richtung der Lymphknoten.

Schritt 3

Massieren Sie die Narbe. Hier dürfen Sie mit etwas mehr Druck arbeiten als bei anderen Sequenzen. Verwenden Sie gern ein wenig Öl. Je nachdem, wie lange Sie die Narbe schon haben, spüren Sie vielleicht verhärtetes Gewebe unter der Haut. Mit der Zeit wird das verklebte Narbengewebe weicher. Die Sequenz besteht aus fünf Schritten:

1. Oberhalb des Schnitts: Massieren Sie über der Narbe mit den Fingerkuppen ein Zickzackmuster zu den Enden der Narbe hin. Wiederholen Sie dies mit überlappenden C-Griffen.
2. Unterhalb des Schnitts: Massieren Sie unter der Narbe mit den Fingerkuppen ein Zickzackmuster zu den Enden der Narbe hin. Wiederholen Sie dies mit überlappenden C-Griffen.
3. Direkt auf dem Schnitt: Massieren Sie mit den Fingerkuppen kreuz und quer über die Narbe zu den Enden hin.

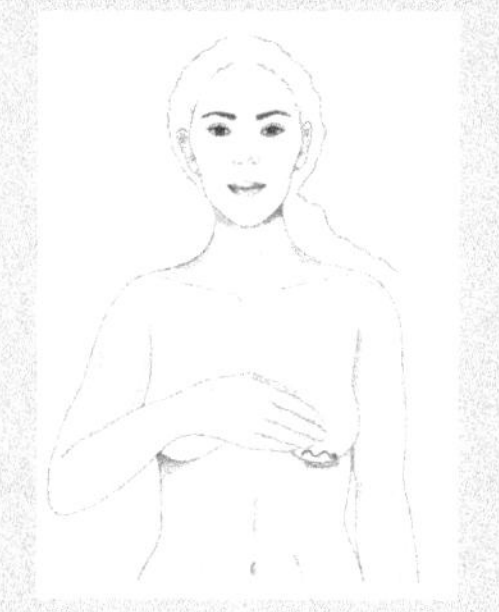
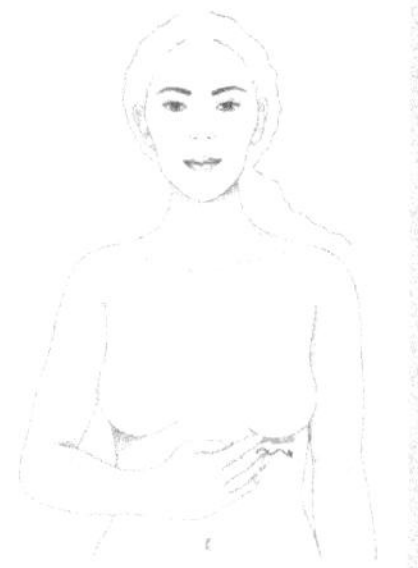
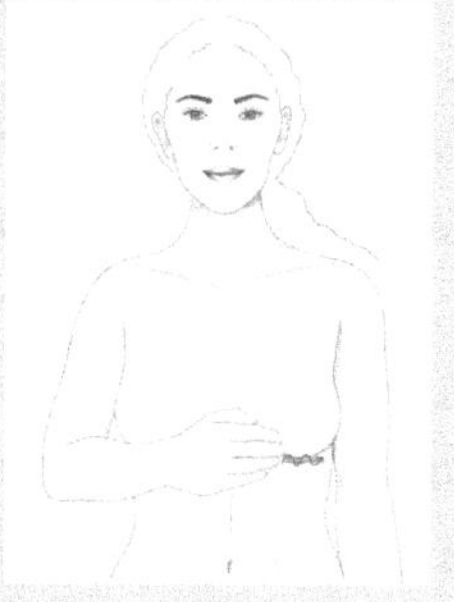

4. Massieren Sie beide Enden des Schnitts. Hier sammeln sich meist überschüssige Lymphe und Narbengewebe an.
5. Wiederholen Sie Schritt 3: Massieren Sie direkt auf dem Schnitt.

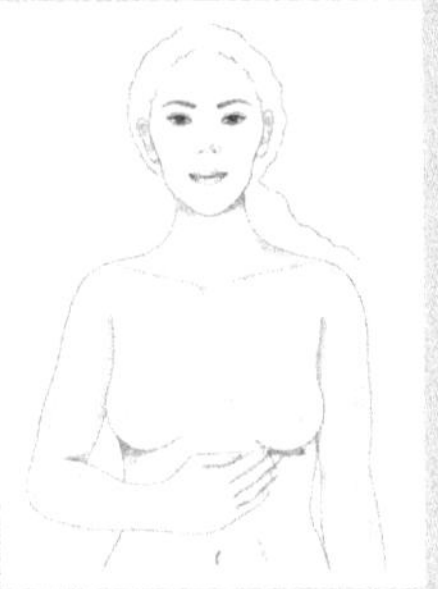
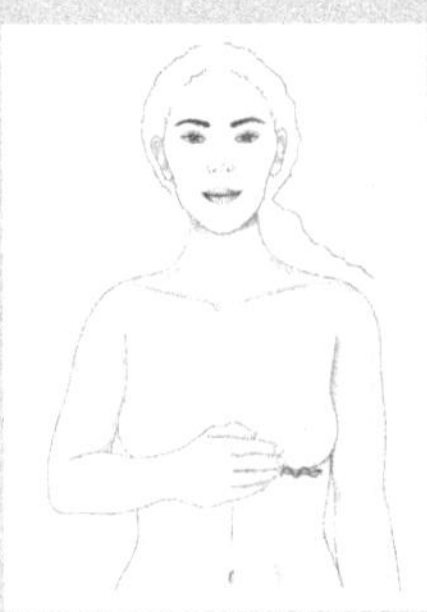

Schritt 4

Wiederholen Sie Schritt 2: Massieren Sie über, unter und um Ihre Narbe herum.

Schritt 5

Wiederholen Sie Schritt 1: Stimulieren Sie die entsprechenden Lymphknoten.

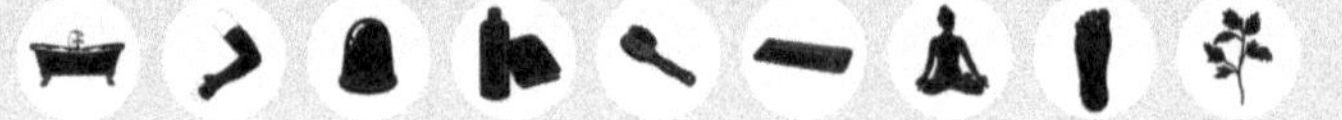

Lymphödeme

Während meiner Tätigkeit als Lymphödemtherapeutin am UCLA Medical Center erkannte ich die wahre Kraft der Lymphe. Bei einem Lymphödem handelt es sich um eine eiweißreiche Flüssigkeitsansammlung im Gewebe, die eine chronische Schwellung zur Folge hat. Ursache ist eine Abflussstörung der Lymphgefäße oder der Lymphknoten. Meist treten Ödeme an den Gliedmaßen auf, können aber auch Rumpf, Kopf und andere Körperteile betreffen. Ein primäres Lymphödem ist angeboren und bei Menschen mit einem unter- oder fehlentwickelten Lymphsystem genetisch bedingt. Sekundäre Lymphödeme bilden sich durch ein Trauma, einen Tumor oder als Nebenwirkung einer Krebsbehandlung, bei der Lymphknoten bestrahlt oder operativ entfernt wurden.

Auch durch Lipödeme oder die lymphatische Filariose bilden sich Lymphödeme. Ein Lipödem ist eine angeborene krankhafte Fettverteilungsstörung, vor allem an den Beinen. Die Fettablagerungen können Lymphgefäße blockieren. Die lymphatische Filariose ist eine Infektion des Lymphsystems. Sie wird in tropischen und subtropischen Regionen Afrikas und Asiens von Stechmücken übertragen, die die Larven einer Fadenwurmart in der Haut ablegen. Die Würmer wachsen im Lymphsystem heran und legen Wurmlarven, die sich im Blut und durch das Lymphsystem durch den Körper bewegen.

Laut dem US-amerikanischen Lymphatic Education & Research Network (LE&RN), New York, liegt das Risiko für ein Lymphödem nach einer Operation, bei der nicht mehr als vier Lymphknoten entfernt wurden, bei etwa sechs Prozent. Bei mehr als vier Lymphknoten erhöht sich das Risiko auf 15 bis 25 Prozent. Mindestens 30 Prozent der Krebspatient*innen haben ein Lymphödem, und zehn Millionen US-Bürger*innen leiden an einem Lymphödem. Diese Zahl ist höher als die aller Parkinson-, Alzheimer-, ALS- und Aidspatient*innen zusammen. Die weltweiten Zahlen sind schockierend: 140 bis 250 Millionen Menschen können von einem Lymphödem betroffen sein.

Mir fiel sehr schnell auf, dass die Lymphödeme meiner Patient*innen, die schon bald nach ihrer Diagnose die Lymphdrainage aufnahmen und konsequent dabeiblieben beziehungsweise Kompressionsbandagen verwendeten, oft nur schwach ausgeprägt waren – ganz unabhängig davon, wie viele Lymphknoten entfernt wurden. Dadurch verringerte sich nicht nur die Gefahr eines schweren Lymphödems. Auch die Nebenwirkungen fielen weniger ins Gewicht, zum Beispiel Taubheitsgefühle, Neuropathie, Blähungen, Verdauungsstörungen und eine eingeschränkte Beweglichkeit. Heutzutage wird die frühzeitige Behandlung eines Lymphödems von medizinischer Seite empfohlen, um eine Ausweitung der Krankheit möglichst zu begrenzen.

Ich ermutige jeden mit Lymphödemen, sich ergänzend mit dem eigenen Stresslevel zu befassen. Im Laufe der Zeit haben einige von ihnen ihren Job oder toxische Beziehungen aufgegeben oder sich mit Gefühlen und dem Groll auseinandergesetzt, den sie hegten. Ich rate ihnen ebenso dringend, sich gegebenenfalls einen gesunden Lebensstil anzugewöhnen, einschließlich guter Ernährung, ausreichend Schlaf und regelmäßiger Bewegung.

Viele benötigen zusätzliche Unterstützung wie zum Beispiel Kompressionsstrümpfe, -handschuhe, -ärmel und -bandagen, um ihr Therapieprogramm zu Hause durchzuführen. Dieser ganzheitliche Ansatz hilft Ihnen, Ihre Energie wiederzuerlangen, und gibt Ihnen Hoffnung. Ergänzend sollte die Komplexe Physikalische Entstauungstherapie (KPE) von zertifizierten Fachleuten angewandt werden.

Um sicherzustellen, dass der Behandlungserfolg dauerhaft anhält, sollten Therapeut*innen die Lymph-Selbstmassage vermitteln sowie die Selbstfürsorgemethoden, die Sie in Kapitel 5 kennenlernen. Es kann nicht oft genug betont werden, wie wichtig die Selbstbehandlung für beste Ergebnisse ist.

Hinweis: Falls Sie ein Lymphödem haben oder die Gefahr besteht, dass sich ein Lymphödem bildet, wenden Sie sich bitte an eine(n) zertifizierte(n) Lymphödemtherapeut*in. Bevor Sie mit der Selbstmassage beginnen, sollte die jeweilige Sequenz fachlich begutachtet und freigegeben werden.

Blutdruckmanschetten und Lymphödeme

Vielleicht hat man Ihnen nach einer Brustkrebsbehandlung davon abgeraten, am Arm der erkrankten Körperseite Blutdruck zu messen. Dadurch soll vermieden werden, dass die Blutdruckmanschette Druck auf den Arm ausübt und eine vorhandene Lymphstauung verstärkt. Damit ein Lymphödem nicht fortschreitet, sollte auch kein Blut an diesem Arm abgenommen und keine Kanülen in die Venen gelegt werden. Dafür eignen sich nur gesunde Gliedmaßen. Fragen Sie Ihren Arzt oder Ihre Ärztin, was er oder sie Ihnen bei diesen Fragen empfiehlt.

Armbehandlung bei Lymphödem

Die folgende Sequenz (wie auch die nachfolgende »Brustbehandlung bei Lymphödem«) ist für Personen gedacht, bei denen ein Lymphödem diagnostiziert wurde oder die aufgrund einer Brustkrebsbehandlung ein erhöhtes Risiko dafür haben. Unmittelbar nach der Operation, aber auch noch Jahre später, kann es im Arm zu Schwellungen unterschiedlichen Ausmaßes kommen. In diesem Fall sollten Sie schnellstmöglich eine(n) zertifizierte(n) Lymphödemtherapeut*in aufsuchen.

Manche nehmen neben der Schwellung auch ein Taubheitsgefühl im Arm wahr, zum Beispiel nach der operativen Entfernung von Achsellymphknoten oder als Folge einer Strahlenschädigung. Je früher Sie mit der Lymph-Selbstmassage beginnen, desto einfacher wird es, ein fortschreitendes Lymphödem in den Griff zu bekommen. Warten Sie nicht erst, bis Sie eine Schwellung sehen, um mit dieser Sequenz zu beginnen. Das Lymphgeflecht kann um das Hundertfache anschwellen, bevor das Problem erkannt wird. Im Laufe meiner Tätigkeit konnte ich miterleben, wie Patient*innen, denen bis zu vierzig Achsellymphknoten entfernt worden waren, durch ständige

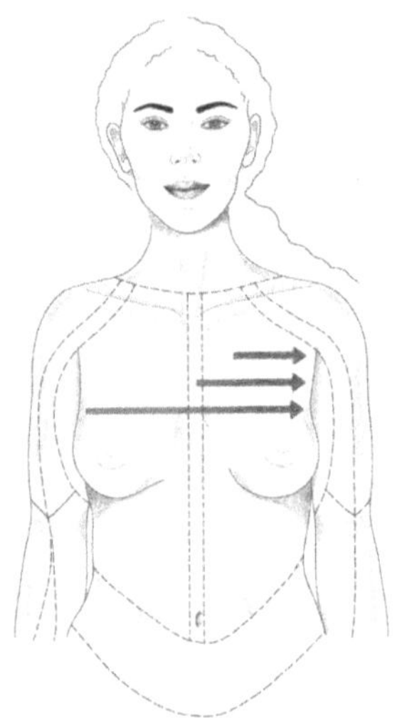

Die Lymphterritorien der Körpervorderseite und der Arme (siehe gestrichelte Linien)

Selbstbeobachtung, Kompressionstherapie und Selbstmassage ein niedriges Lymphödemstadium beibehalten konnten.

Achten Sie darauf, wie lange Sie am Computer und am Smartphone arbeiten, denn das kann zur Stagnation der Armlymphe und sogar zum Karpaltunnelsyndrom beitragen. Die folgende Sequenz ist sehr förderlich, um die Lymphe in Ihren oberen Gliedmaßen zum Fließen zu bringen.

Falls bei Ihnen das Risiko eines Lymphödems vorliegt, sollten Sie die Lymphflüssigkeit zu einer anderen Lymphzone umleiten. Ich habe die folgende Sequenz ähnlich aufgebaut wie die Sequenz »Selbstmassage der Arme«, doch es gibt einen zusätzlichen Schritt, um die sogenannten Anastomosen zu stimulieren. Das sind Querverbindungen zwischen Lymphkollektoren oder Lymphterritorien, über die Lymphe aus blockierten oder kranken Lymphgefäßen abgeleitet wird. Dadurch nimmt die Schwellung eines betroffenen Bereichs ab.

Die axillo-axilläre Anastomose verläuft von den Achsellymphknoten der einen Seite quer über die Brust zur anderen Seite. Die axillo-inguinale Anastomose verbindet die Achsellymphknoten (1) entlang der Körperseite (2) mit den Leistenlymphknoten (3).

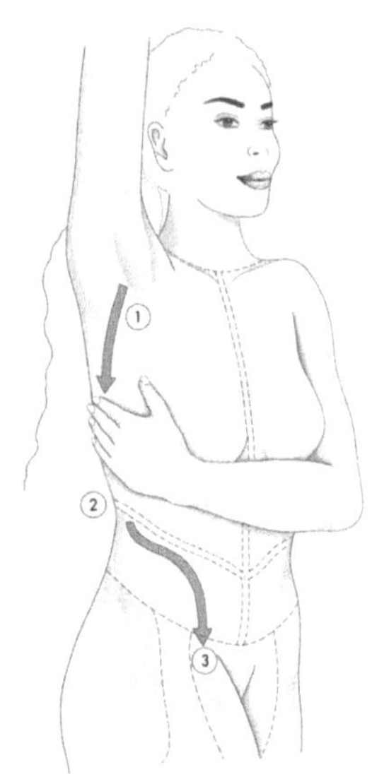

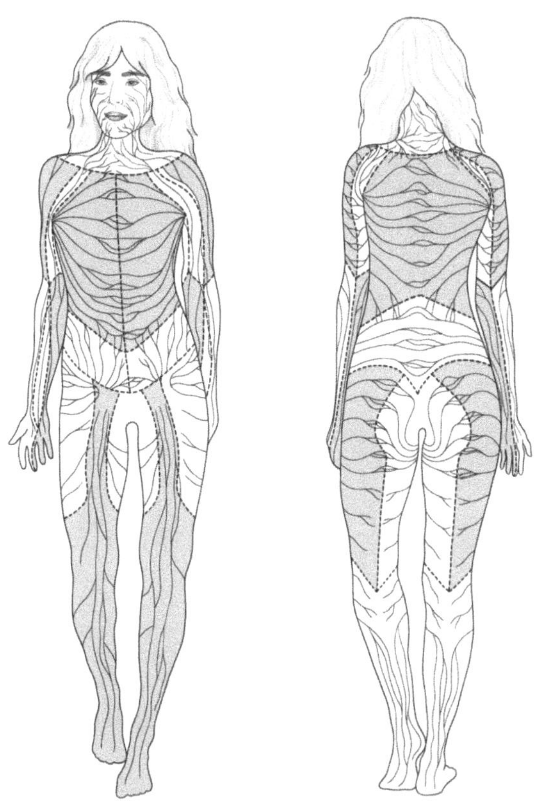

Die Lymphterritorien der Körpervorderseite (links), des Rückens (rechts) und der Extremitäten

Hinweis: Auch über Ihren Rücken verläuft eine axillo-axilläre Anastomose für den Lymphabfluss aus den Achselhöhlen. Es ist beinahe unmöglich, sie selbst zu stimulieren. Wenn Sie es versuchen möchten, können Sie ein Tuch über eine trockene Bürste legen und die Bürste sanft über die Haut Ihres oberen Rückens von Achselhöhle zu Achselhöhle führen.

Schritt 1

Stimulieren Sie die rechten und die linken supraklavikulären Lymphknoten in den Schlüsselbeingruben. Drücken Sie Ihre Fingerkuppen **nach unten** in die Schlüsselbeingruben. Machen Sie eine J-Bewegung, während Sie **leicht nach unten und nach außen** in Richtung Ihrer Schultern drücken. Zehnmal wiederholen.

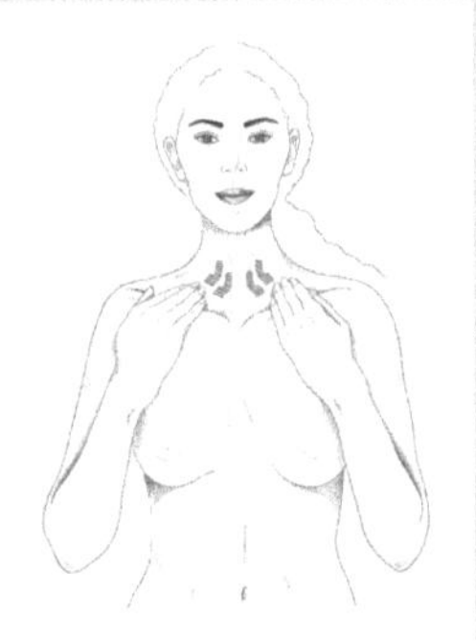

Schritt 2

Stimulieren Sie die Nacken-Lymphzone: Legen Sie die Hände auf die Schultern, die Ellbogen zeigen gerade nach vorn. Atmen Sie ein, und lassen Sie beim Ausatmen die Ellbogen sinken, wobei die Fingerkuppen auf den Schultern bleiben. Fünfmal wiederholen. Dadurch wird die Lymphflüssigkeit vom Hals zu den Lymphknoten in den Schlüsselbeingruben transportiert.

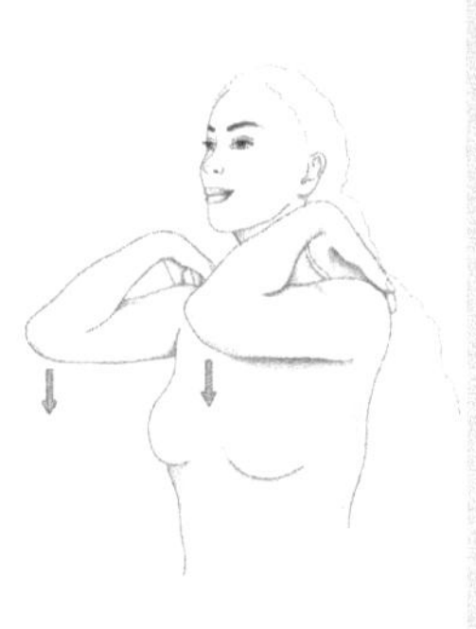

Schritt 3

Stimulieren Sie die Achsellymphknoten in der Achselhöhle der **gesunden** Seite. Hatten Sie Brustkrebs auf der rechten Seite, ist Ihre linke Seite nicht betroffen. Falls Sie Brustkrebs in beiden Brüsten hatten, stimulieren Sie die Lymphknoten beider Achselhöhlen und beider Leisten. Außerdem wird die Lymphe beidseitig zu Ihren Leistenlymphknoten umgeleitet. Wenden Sie die folgenden drei Schritte an:

1. Legen Sie Ihre Hand in die Achselhöhle auf der **gesunden** Körperseite. Der Zeigefinger ruht **entspannt** in der Achselhöhle. Pumpen

Sie mit der Hand **leicht nach oben** in die Achselhöhle. Zehnmal wiederholen.

2. Bewegen Sie die Hand seitlich am Oberkörper entlang **nach unten.** In dieser Region liegt Brustgewebe, das drainiert werden muss. Mit der Handfläche pumpen Sie das seitliche Brustgewebe **nach oben** in die Achselhöhle. Fünfmal wiederholen.
3. Heben Sie den Arm, und legen Sie die Hand in Ihre Achselhöhle. Pumpen Sie zehnmal über die Achselhöhle **nach unten.** Nehmen Sie den Arm herunter.

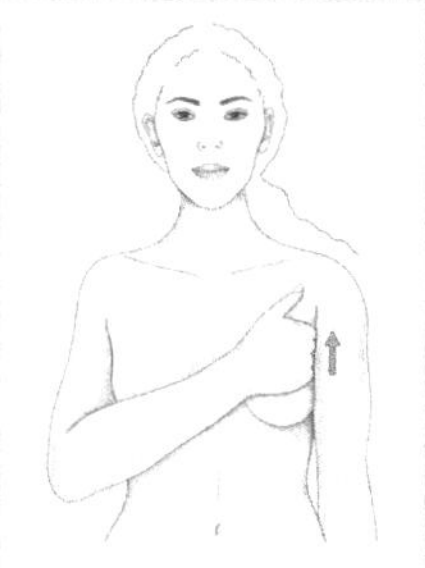
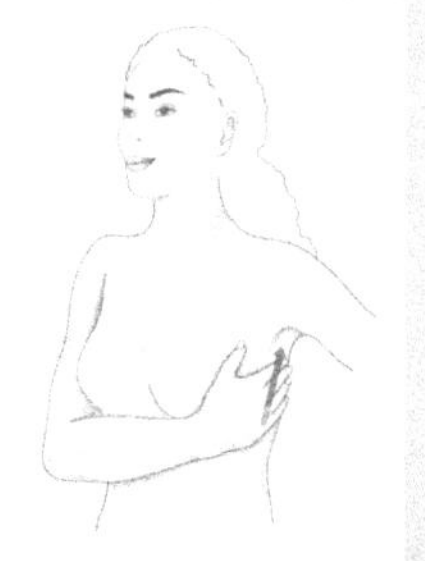
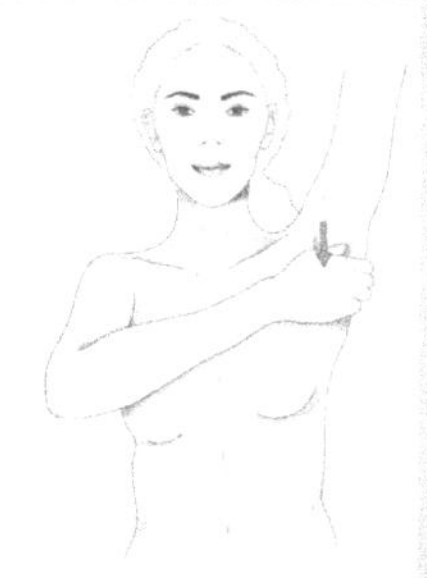

Schritt 4

Klären Sie in drei Schritten die axillo-axilläre Anastomose quer über Ihrer Brust. Ein Teil der Brustlymphe fließt in die Lymphknotenkette in der Mitte Ihrer Brust ab, weshalb sie ebenfalls stimuliert wird:

1. Legen Sie die Handfläche über die **gesunde** Brust, die Fingerkuppen zeigen zur Achselhöhle auf der **gesunden** Seite. Massieren Sie **sanfte** C-Griffe oder Regenbögen über den oberen Teil Ihrer Brust in Richtung der Achselhöhle. Fünfmal wiederholen.

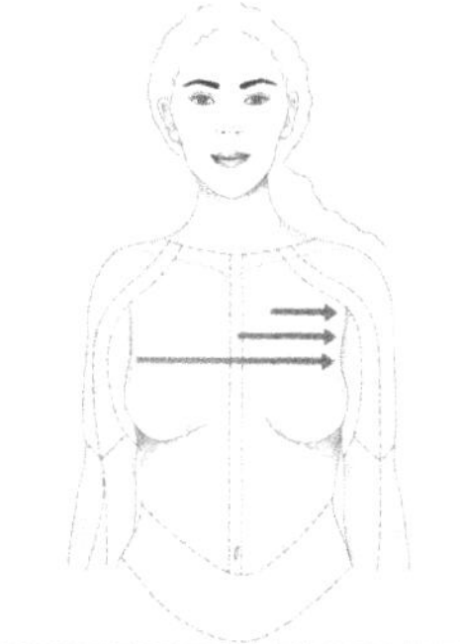

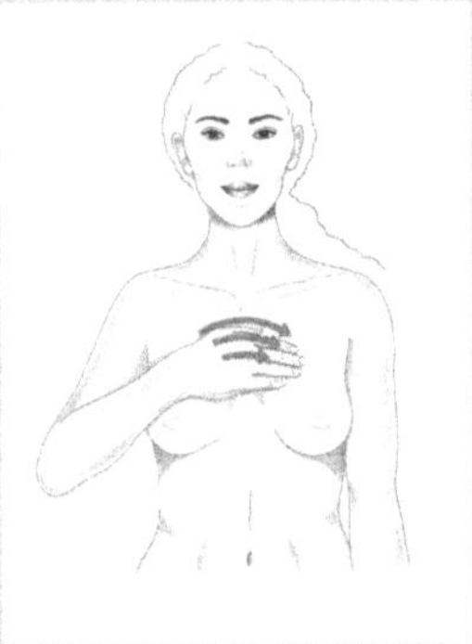

2. Legen Sie Ihre Hand auf die Mitte Ihrer Brust, die Fingerkuppen zeigen zur nicht betroffenen Achselhöhle. Massieren Sie **sanfte** Regenbögen über Ihre Brust in Richtung der Achselhöhle. Fünfmal wiederholen.
3. Legen Sie Ihre Hand über die **betroffene** Brust (die Seite, die Krebs hatte), die Fingerkuppen zeigen zur **nicht betroffenen** Achselhöhle. Massieren Sie **sanfte** Regenbögen über Ihre Brust von der **betroffenen** Seite zur **nicht betroffenen** Achselhöhle. Fünfmal wiederholen.

Schritt 5

Wiederholen Sie Schritt 3: Stimulieren Sie die Achsellymphknoten in der Achselhöhle der **gesunden** Seite.

Schritt 6

Stimulieren Sie nun die Achselhöhle auf der **betroffenen** Seite. Legen Sie Ihre Hand in die **betroffene** Achselhöhle, Ihr Zeigefinger ruht **entspannt** in der Achselhöhle. Pumpen Sie **leicht nach oben** in die Achsellymphknoten. Zehnmal wiederholen.

Schritt 7

Stimulieren Sie in zwei Schritten die Leistenlymphknoten auf der **betroffenen** Seite, um sie darauf vorzubereiten, Lymphe aus Ihrem Rumpf aufzunehmen:

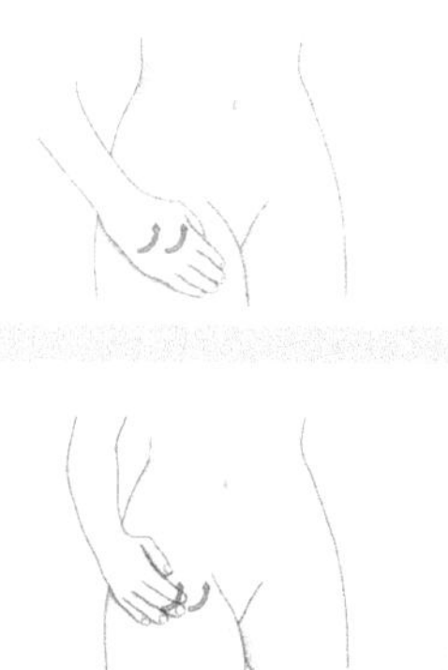

1. Legen Sie Ihre Hand auf die Innenseite des Oberschenkels der **betroffenen** Seite. Massieren Sie C-Griffe nach oben in Richtung Hüfte. Zehnmal wiederholen.
2. Legen Sie Ihre Hand auf die Außenseite des Oberschenkels. Massieren Sie stehende C-Griffe **nach oben** in Richtung Hüfte. Zehnmal wiederholen.

Schritt 8

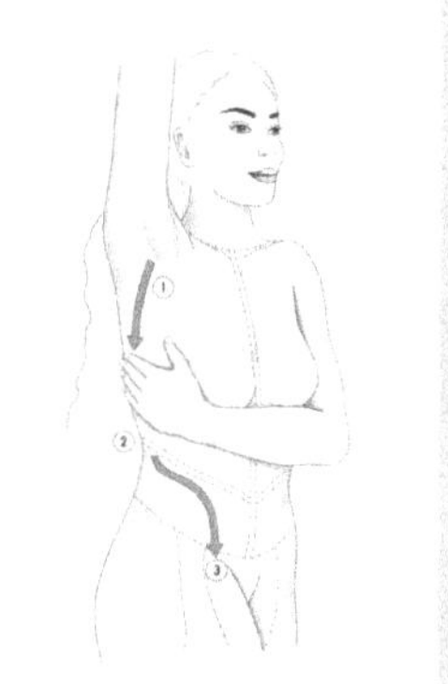

Klären Sie in drei Schritten die axillo-inguinale Anastomose (»Niagarafälle«) auf Ihrer **betroffenen** Seite. Machen Sie leichte Bürstenstriche von der **betroffenen** Achselhöhle entlang des Oberkörpers **nach unten** zu den Leistenlymphknoten:

1. Legen Sie die Handfläche unter die **betroffene** Achselhöhle. Massieren Sie in C-Griffen von der Achselhöhle abwärts bis zur Taille. Fünfmal wiederholen.
2. Die Hand liegt auf der Taille. Massieren Sie C-Griffe von der Taille **nach unten** in Richtung der Leistenlymphknoten. Fünfmal wiederholen.
3. Legen Sie Ihre Hand auf den Unterbauch auf Höhe des Hüftknochens. Massieren Sie C-Griffe wie einen Wasserfall von der Hüfte **nach unten** zu den Leistenlymphknoten. Fünfmal wiederholen.

Nachdem Sie nun die Bahn zu den nicht betroffenen Lymphknoten frei gemacht haben, können Sie die Lymphe aus Ihrem Arm umleiten, indem Sie die Armsequenz am betroffenen Arm durchführen.

Schritt 9

Legen Sie die Hand auf die Schulterkappe der **betroffenen** Seite. Massieren Sie C-Griffe auf und über Ihre Schulter in Richtung Hals. Fünfmal wiederholen. Das Drainagemuster verläuft hier in Richtung der Lymphknoten in Ihrer Schüsselbeingrube. Leiten Sie die Lymphe nicht den Arm hinab. Alle Griffe sind darauf ausgerichtet, die Lymphe **nach oben und aus** dem Arm zu lenken.

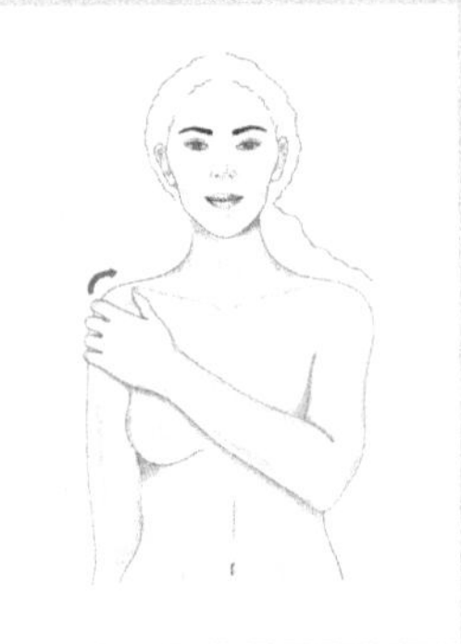

Schritt 10

Streichen Sie auf der **betroffenen** Seite von der Außenseite des Oberarms **nach oben** in Richtung der Schulterkappe. Fünfmal wiederholen. Massieren Sie dann überlappende C-Griffe in einem Wellenmuster entlang der Außenseite des Oberarms: Beginnen Sie am Ellbogen, weiter über den Trizeps **nach oben** zum Deltamuskel über dem Schultergelenk. Fünfmal wiederholen.

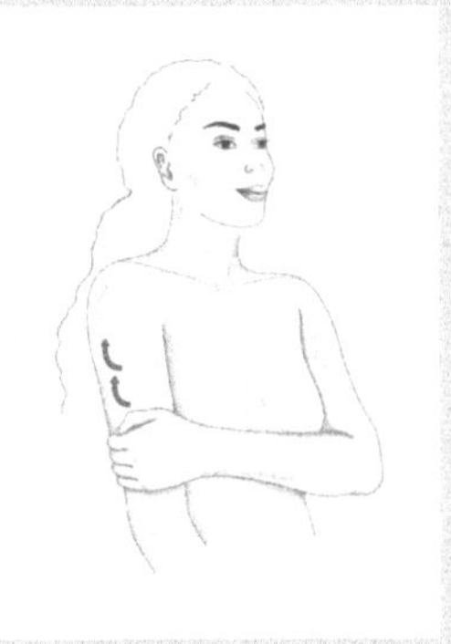

Schritt 11

Wiederholen Sie Schritt 9: Massieren Sie C-Griffe über die Schulterkappe.

Schritt 12

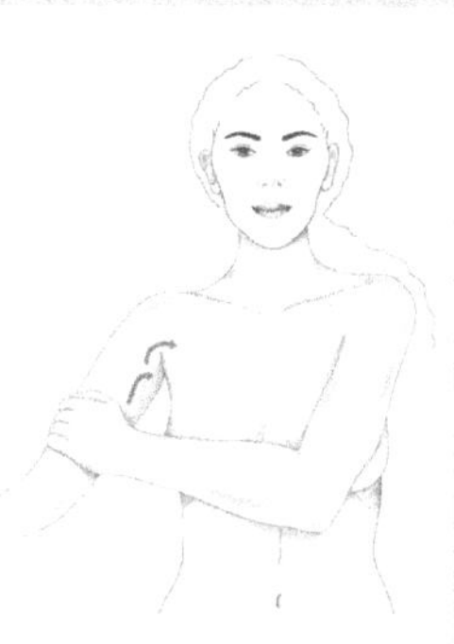

Machen Sie leichte Bürstenstriche auf der **betroffenen** Körperseite entlang der Innenseite des Oberarms **nach oben.** Fünfmal wiederholen. Massieren Sie dann überlappende C-Griffe entlang der Innenseite des Arms **nach oben.** Beginnen Sie an der Ellenbeuge, und massieren Sie über den Bizeps zur Außenseite des Arms und zur Oberseite der Schulter. Fünfmal wiederholen. Pumpen Sie fünfmal in die Achselhöhle. Ein Teil der Flüssigkeit aus Ihrem Arm fließt in die verbliebenen Lymphknoten in Ihrer Achselhöhle, auch wenn einige Lymphknoten entfernt wurden. Um die Achselhöhle nicht zu überlasten, massieren Sie vom Innen- zum Außenarm und **nach oben** zum Schlüsselbein.

Schritt 13

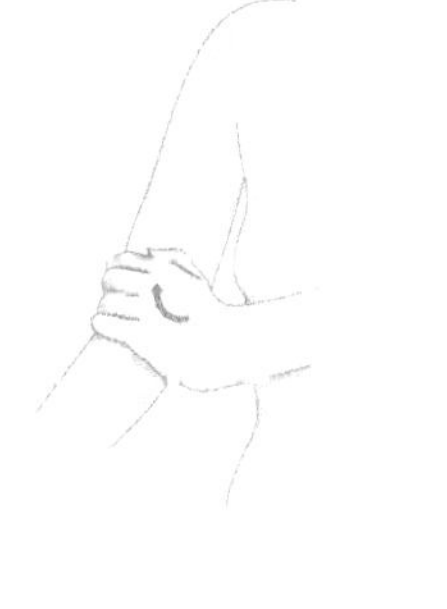

Massieren Sie mit der Hand die Ellenbeuge (Fossa cubitalis) auf Ihrer **betroffenen** Seite: Legen Sie die Handfläche auf die Ellenbeuge, und führen Sie stehende C-Griffe nach oben aus. In der Ellenbeuge befinden sich Lymphknoten, die Flüssigkeit aus dem Unterarm und der Hand aufnehmen. Deshalb sollte dieser Bereich stimuliert werden, bevor Sie den Unterarm massieren. Zehnmal wiederholen.

Schritt 14

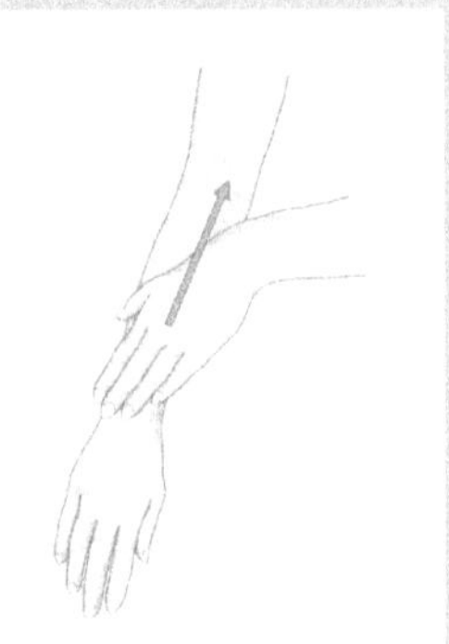

Machen Sie leichte Bürstenstriche vom Handgelenk aus über den Unterarm der **betroffenen** Seite. Fünfmal wiederholen. Massieren Sie dann überlappende C-Griffe auf der Außen- und Innenseite des Unterarms **nach oben.** Umfassen Sie Ihr Handgelenk. Vielleicht spüren Sie, wie unter Ihrer Haut die Lymphe fließt. Denken Sie daran: Weniger ist mehr. Massieren Sie sehr sanft. Enden Sie an der Ellenbeuge. Fünfmal wiederholen.

Schritt 15

Wiederholen Sie Schritt 13: Massieren Sie die Ellenbeuge. Fünfmal wiederholen.

Schritt 16

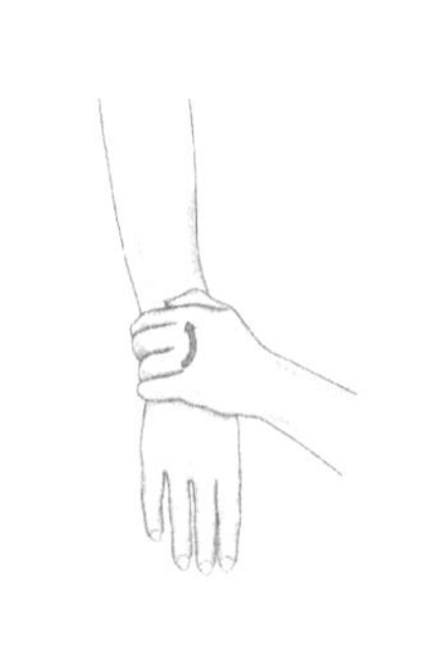

Legen Sie die Handfläche auf das Handgelenk des Arms auf der **betroffenen** Seite. Massieren Sie stehende C-Griffe über die Ober- und Unterseite des Handgelenks. Die Hand bleibt dabei an einer Stelle. Falls Ihre Hand geschwollen ist, können Sie vielleicht spüren, wie Lymphe abfließt. Das bedeutet, dass Sie eine Stagnation auflösen. Die permanente Überbeanspruchung durch monotone Bewegungen und Fehlhaltungen bei der Nutzung von Handy- und Computertastaturen und Verletzungen können zu schmerzhaften Bewegungseinschränkungen (Repetitive Strain Injury, »Mausarm«) führen. Fünfmal wiederholen.

Schritt 17

Massieren Sie C-Griffe auf der Handfläche des Arms der **betroffenen** Körperseite in Richtung des Handgelenks. Fünfmal wiederholen.

Schritt 18

Falls es Ihnen möglich ist, heben Sie den Arm der **betroffenen** Seite hoch über den Kopf. Kreisen Sie ihn einige Male gegen und dann im Uhrzeigersinn. Sie können ganz nach Ihrem eigenen Gefühl mit kleinen Kreisen beginnen und dann immer größere Kreise machen.

Schritt 19

Verschränken Sie die Finger beider Hände miteinander. Massieren Sie die Fingerseiten von den Fingerkuppen bis zum Fingeransatz, indem Sie die Hände vor- und zurückbewegen. Fünfmal wiederholen.

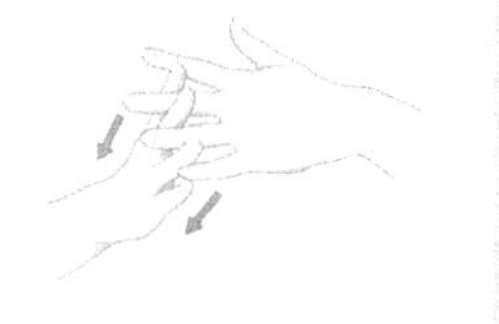

Schritt 20

Massieren Sie jeden einzelnen Finger der Hand auf der **betroffenen** Seite. Setzen Sie dazu die Finger der anderen Hand wie eine Kappe auf die Fingerkuppe, und massieren Sie jeden Finger von der Nagelspitze zum Fingeransatz. Zehnmal wiederholen.

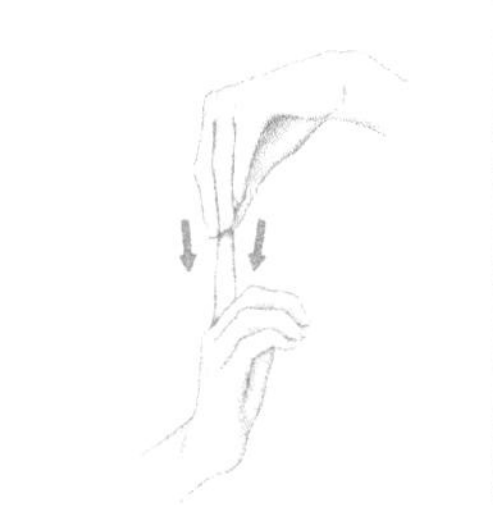

Schritt 21

Wiederholen Sie Schritt 17: Massieren Sie C-Griffe auf der Handfläche.

Schritt 22

Wiederholen Sie Schritt 16: Massieren Sie Ihr Handgelenk.

Schritt 23

Wiederholen Sie Schritt 14: Massieren Sie Ihren Unterarm nach oben.

Schritt 24

Wiederholen Sie Schritt 13: Massieren Sie Ihre Ellenbeuge.

Schritt 25

Wiederholen Sie Schritt 12: Massieren Sie Ihren Oberarm.

Schritt 26

Wiederholen Sie Schritt 6: Stimulieren Sie die Achsellymphknoten der **betroffenen** Seite.

Schritt 27

Wiederholen Sie Schritt 8: Klären Sie die axillo-inguinale Anastomose.

Schritt 28

Klären Sie die axillo-axilläre Anastomose quer über Ihrer Brust. (Schritt 4)

Schritt 29

Wiederholen Sie Schritt 1: Stimulieren Sie die rechten und die linken supraklavikulären Lymphknoten in den Schlüsselbeingruben.

Schritt 30

Tiefe Zwerchfellatmung: Nehmen Sie eine bequeme Position ein. Legen Sie beide Hände auf den Bauch. Atmen Sie zehnmal tief in Ihren Bauch, dehnen Sie dabei die Bauchdecke bis in Ihre Hände aus. Beim Ausatmen entspannt der Bauch wieder. Das unterstützt den Lymphfluss zu den Leistenlymphknoten.

Hinweis: Falls Sie ein Lymphödem haben, konsultieren Sie bitte eine(n) zertifizierte(n) Lymphödemtherapeut*in, bevor Sie weitere Übungen beginnen.

Mit Selbstmassage ein Lymphödem entstauen

Die an Brustkrebs erkrankte Sharlene kam nach ihrer postoperativen Strahlentherapie in meine Praxis. Außer den Narben unter ihrer Brust von der Lumpektomie hatte sie Narben in der Achselhöhle, wo mehrere Lymphknoten entfernt worden waren. Die Brust auf dieser Seite war durch die Behandlung etwas stärker entzündet als die andere, fühlte sich gestaut an und war schmerzempfindlich. Sharlenes Beweglichkeit war eingeschränkt. Ich behandelte sie ein halbes Jahr lang zweimal im Monat und zeigte ihr, wie sie zwischen den Terminen die Lymph-Selbstmassage durchführen konnte. Meist massierte sie sich dreimal pro Woche, aber es gab Zeiten, in denen sie die Massage ausfallen lassen musste, weil sie zu sehr mit ihren Kindern beschäftigt war. Bei jeder Sitzung konnte ich am Zustand ihrer geschwollenen Brust erkennen, ob sie die Selbstmassage durchgeführt hatte oder nicht. Auch Sharlene sah den Unterschied und berichtete staunend, um wie viel besser sie sich nach nur ein paar Minuten Selbstmassage fühlte. Sie hatte weniger Schmerzen, und die Empfindlichkeit der Brust ließ nach. Die Beweglichkeit des Arms und ihrer »Frozen Shoulder« hatten sich ebenfalls deutlich verbessert. Sie freute sich darüber, dass ihr Körper sich viel leichter anfühlte und ihr Allgemeinzustand besser war.

Brustbehandlung bei Lymphödem

Bei der Behandlung von Brustkrebs, einer Lymphknotenentfernung oder Bestrahlung besteht das Risiko, dass sich in der behandelten Brust Lymphknotenschwellungen und Narbengewebe bilden. Die Brustentzündung kann sofort nach der Operation (auch nach einer Biopsie) oder einige Jahre später auftreten. Wenn das Lymphsystem beschädigt oder teilweise entfernt wurde, können die verbleibenden Lymphknoten überlastet und nicht mehr in der Lage sein, Abfallstoffe effizient aus dem Gewebe abzutransportieren, was zu einem Lymphödem führen kann. Die Lymph-Selbstmassage optimiert Ihren Bewegungsradius und hilft bei Gewebeschäden.

Hinweis: Es ist wichtig, dass Sie die Flüssigkeit aus Ihrer Brust in mehrere Lymphregionen Ihres Körpers umleiten. Ich empfehle Ihnen auch die Sequenz »Armbehandlung bei Lymphödem«. Die Lymph-Selbstmassage am Arm kann Entzündungen signifikant reduzieren.

Die Achsellymphknoten nehmen die Lymphflüssigkeit von der Vorder- und Rückseite Ihres Rumpfes sowie von Ihrem Brustgewebe auf. Ein Teil der Lymphe in Ihren Brüsten fließt in die Brustlymphknoten entlang des Brustbeins ab.

Falls bei Ihnen das Risiko eines Lymphödems besteht, sollten Sie bei der Selbstmassage einen weiteren Schritt hinzufügen: Leiten Sie die Lymphflüssigkeit zu den Achsellymphknoten auf der gesunden

Körperseite sowie zu den Leistenlymphknoten auf der betroffenen Seite um.

Wenn Sie in beiden Brüsten Krebs hatten, wird die Lymphe von den Achselhöhlen entlang des Oberkörpers zu den Leistenlymphknoten umgeleitet (axillo-inguinale Anastomose oder »Niagarafälle«). Durch die Umleitung der Lymphflüssigkeit zu anderen Lymphknotengruppen sinkt die Gefahr, dass Sie Ihr Lymphsystem überlasten. Sie können die Anastomose stimulieren oder einen anderen Weg für den Abfluss von gestauten Toxinen öffnen, ähnlich wie mehrere Flüsse in den Ozean münden.

Wie Sie auf der Abbildung der Lymph- oder Drainageterritorien (Lymphotom) in Kapitel 1 erkennen können, gibt es für Lymphflüssigkeit, die aufgrund einer Lymphknotenentfernung oder Bestrahlung stagniert, eine Vielzahl alternativer Transportwege, durch die sie abfließen kann. Die Lymphe muss nur dorthin gelenkt werden.

Durch neueste Bildgebungsarbeiten wurde bewiesen, dass auch nach der Entfernung von Achsellymphknoten Lymphflüssigkeit in die verbliebenen Lymphknoten in der Achselhöhle abfließen kann. Deshalb ist es wichtig, die Lymphknoten in beiden Achselhöhlen zu stimulieren. Sie haben zwischen fünfzehn und vierzig Lymphknoten in jeder Achselhöhle, wenn also sieben entfernt wurden, existieren immer noch Lymphknoten in diesem Bereich, die Flüssigkeit aufnehmen können.

Außerdem gibt es Transportwege zu den Zwerchfellknoten und der Leber, weshalb tiefes Atmen während der folgenden Sequenz den Lymphfluss erhöht. Falls Ihnen verklebtes Narbengewebe von einer Lumpektomie Schmerzen bereitet und Ihre Beweglichkeit einschränkt, empfehle ich Ihnen die Sequenz »Sportverletzungen, Vorbereitung und Nachbehandlung von Operationen und Narbenpflege«. Die Lymph-Selbstmassage verringert Entzündungen, verbessert den Bewegungsumfang und kann Ihnen wieder mehr Gefühl in Armen, Rumpf und Brüsten verleihen.

Hinweis: Wann immer möglich, insbesondere bei dieser Sequenz, sollten Sie direkt auf der Haut arbeiten. Sie können sich über der Kleidung massieren, aber durch die Massage direkt auf der Haut erzielen Sie den höchsten Nutzen.

Schritt 1

Stimulieren Sie die rechten und die linken supraklavikulären Lymphknoten in den Schlüsselbeingruben. Drücken Sie Ihre Fingerkuppen **nach unten** in die Schlüsselbeingruben. Machen Sie eine J-Bewegung, während Sie **leicht nach unten und nach außen** in Richtung Ihrer Schultern drücken. Zehnmal wiederholen.

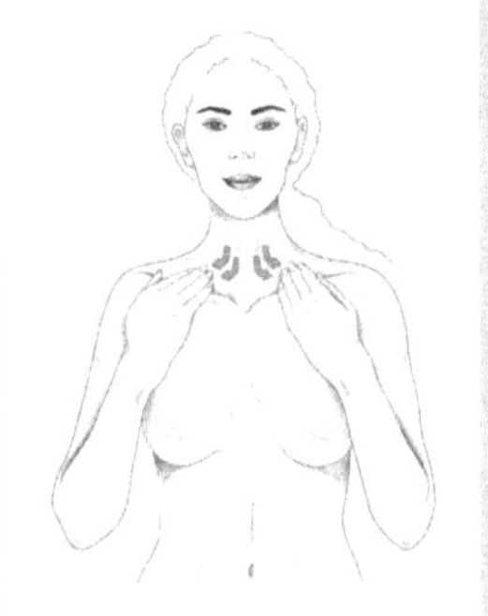

Schritt 2

Stimulieren Sie die Nacken-Lymphzone: Legen Sie die Hände auf die Schultern, die Ellbogen zeigen gerade nach vorn. Atmen Sie ein, und lassen Sie beim Ausatmen die Ellbogen sinken, wobei die Fingerkuppen auf den Schultern bleiben. Fünfmal wiederholen. Dadurch wird die Lymphflüssigkeit vom Hals zu den Lymphknoten in den Schlüsselbeingruben transportiert.

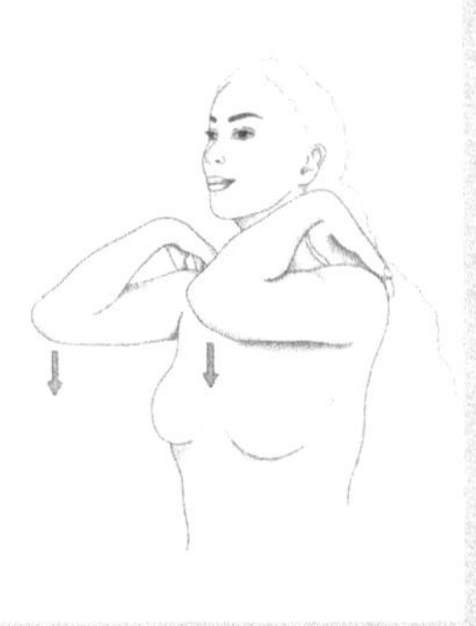

Schritt 3

Stimulieren Sie die Achsellymphknoten in der Achselhöhle der **gesunden** Seite. Hatten Sie Brustkrebs auf der rechten Seite, ist Ihre linke Seite nicht betroffen. Falls Sie Brustkrebs in beiden Brüsten hatten, stimulieren Sie die Lymphknoten beider Achselhöhlen und beider Leisten. Außerdem wird die Lymphe beidseitig zu Ihren Leistenlymphknoten umgeleitet. Wenden Sie die folgenden drei Schritte an:

1. Legen Sie Ihre Hand in die Achselhöhle auf der **gesunden** Körperseite. Der Zeigefinger ruht **entspannt** in der Achselhöhle. Pumpen Sie **leicht nach oben** in die Achselhöhle. Zehnmal wiederholen.
2. Führen Sie die Hand seitlich am Oberkörper entlang **nach unten.** In dieser Region liegt Brustgewebe, das drainiert werden muss. Mit der Handfläche drücken Sie das seitliche Brustgewebe **nach oben** in die Achselhöhle. Fünfmal wiederholen.
3. Heben Sie den Arm, und legen Sie die Hand in Ihre Achselhöhle. Pumpen Sie zehnmal über die Achselhöhle **nach unten.**

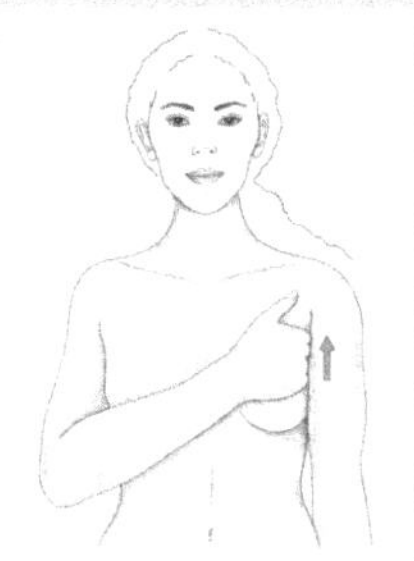

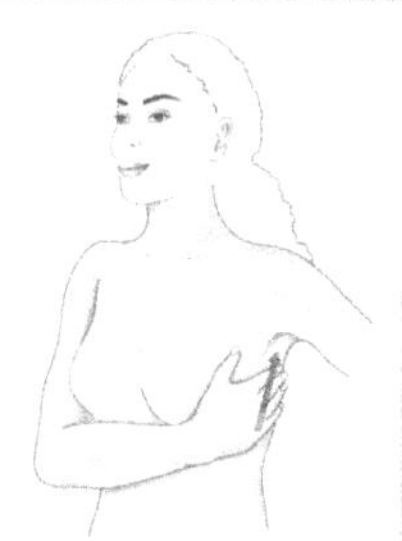

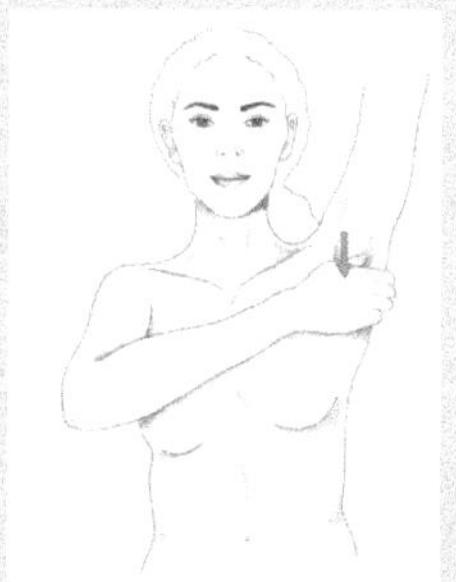

Schritt 4

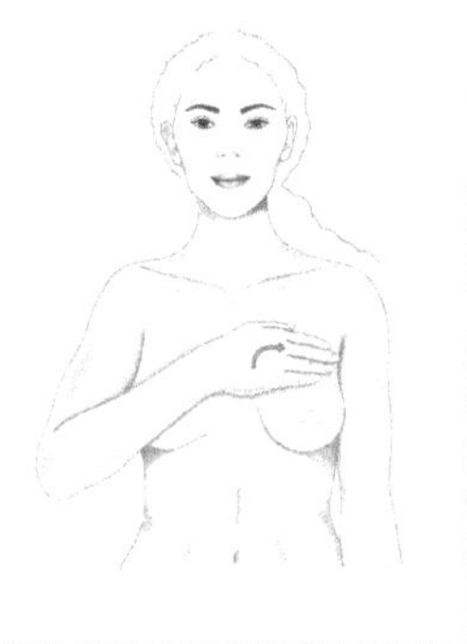

Massieren Sie zuerst die **gesunde** Brust. Das heißt, wenn Sie Krebs in Ihrer rechten Brust hatten, massieren Sie zuerst die linke Brust oder andersherum. Es ist wichtig, beide Brüste zu massieren, um so viel Lymphe und Entzündung wie möglich aus ihnen zu entfernen. Dies erzeugt die Sogwirkung der fließenden Lymphe. Legen Sie die Handfläche der anderen Hand über Ihre Brust, die Fingerkuppen zeigen zur Achselhöhle. Massieren Sie **sanfte** C-Griffe über den oberen Teil Ihrer Brust in Richtung Achselhöhle. Fünfmal wiederholen.

Schritt 5

Wiederholen Sie Schritt 3: Stimulieren Sie die Achsellymphknoten in der Achselhöhle der **gesunden** Seite. Dreimal wiederholen.

Schritt 6

Massieren Sie Ihre **gesunde** Brust unter der BH-Linie: Legen Sie Ihre Handfläche unter die Brust, die Fingerkuppen zeigen zur Rumpfseite. Massieren Sie langsam, wie in einer Welle, C-Griffe zur Seite und nach oben in Ihre Achselhöhle. Dreimal wiederholen.

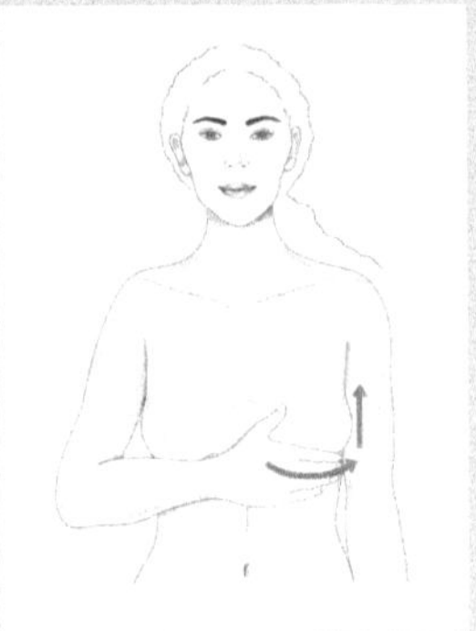

Schritt 7

Wiederholen Sie Schritt 3: Stimulieren Sie die Achsellymphknoten in der Achselhöhle der **gesunden** Seite. Dreimal wiederholen.

Schritt 8

Klären Sie in drei Schritten die axillo-axilläre Anastomose quer über Ihrer Brust. Ein Teil der Brustlymphe fließt in die Lymphknotenkette in der Mitte Ihrer Brust ab, weshalb sie ebenfalls stimuliert wird:

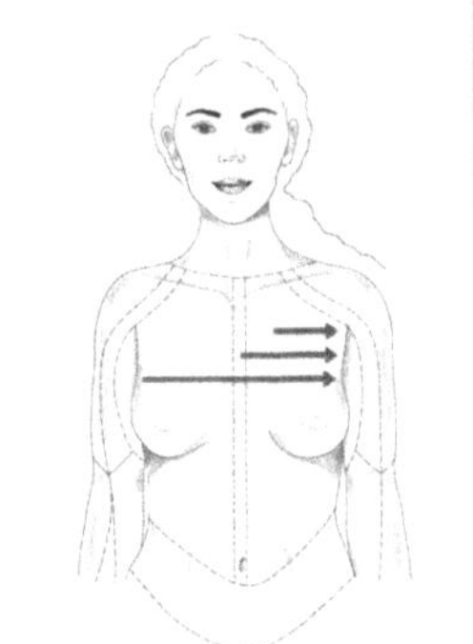

1. Legen Sie die Handfläche über die gesunde Brust, die Fingerkuppen zeigen zur **nicht betroffenen** Achselhöhle. Massieren Sie **sanfte** C-Griffe über den oberen Bereich Ihrer Brust in Richtung **der nicht betroffenen** Achselhöhle. Fünfmal wiederholen.
2. Legen Sie Ihre Hand auf die Mitte Ihrer Brust, die Fingerkuppen zeigen zur **nicht betroffenen** Achselhöhle. Massieren Sie **sanft** über Ihre Brust in Richtung der **nicht betroffenen** Achselhöhle. Fünfmal wiederholen.
3. Legen Sie Ihre Hand über die **betroffene** Brust (die Seite, die Krebs hatte), die Fingerkuppen zeigen zur **nicht betroffenen** Achselhöhle. Massieren Sie sanft über Ihre Brust von der **betroffenen** Seite zur **nicht betroffenen** Achselhöhle. Fünfmal wiederholen.

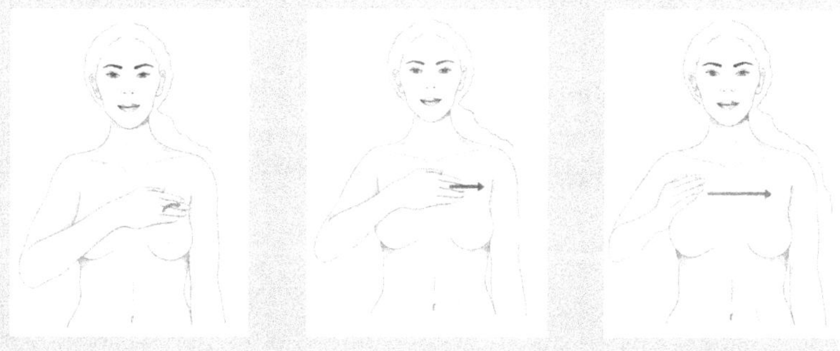

Schritt 9

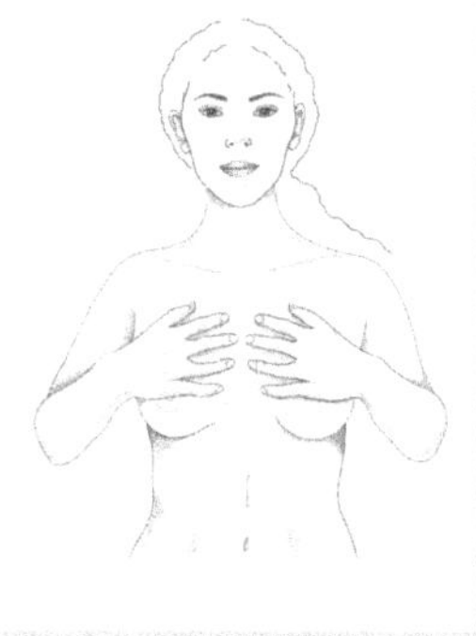

Legen Sie Ihre Fingerkuppen zwischen die Rippen am Brustbein. Drücken Sie **äußerst sanft** ins Gewebe. Atmen Sie tief ein und aus. Dadurch wird die Luft aus den Lungen gepresst, und die Brustlymphknoten werden stimuliert. Da die Haut hier dünn ist, drücken Sie nicht tief hinein. Hier liegt Ihr Herzchakra. Behandeln Sie es mit Wertschätzung.Zehnmal wiederholen.

Schritt 10

Stimulieren Sie die Achsellymphknoten in der Achselhöhle der von Krebs oder einem Lymphödem **betroffenen** Seite. Falls bei Ihnen Lymphknoten entfernt oder bestrahlt wurden, könnten Sie sich noch wund oder taub fühlen und Schwellungen aufweisen. Bitte behandeln Sie sich **besonders sanft** und liebevoll. Wenden Sie die folgenden drei Schritte an:

1. Legen Sie Ihre Hand in die Achselhöhle auf der **betroffenen** Körperseite. Der Zeigefinger ruht **entspannt** in der Achselhöhle. Pumpen Sie **leicht nach oben** in die Achselhöhle. Zehnmal wiederholen.
2. Führen Sie die Hand seitlich am Oberkörper entlang **nach unten.** In dieser Region liegt Brustgewebe, das drainiert werden muss. Mit der Handfläche drücken Sie das seitliche Brustgewebe **nach oben** in die Achselhöhle. Dies reinigt die Körperseite. Fünfmal wiederholen.
3. Heben Sie den Arm, und legen Sie die Hand in Ihre Achselhöhle. Pumpen Sie zehnmal über die Achselhöhle **nach unten.** Nehmen Sie den Arm herunter.

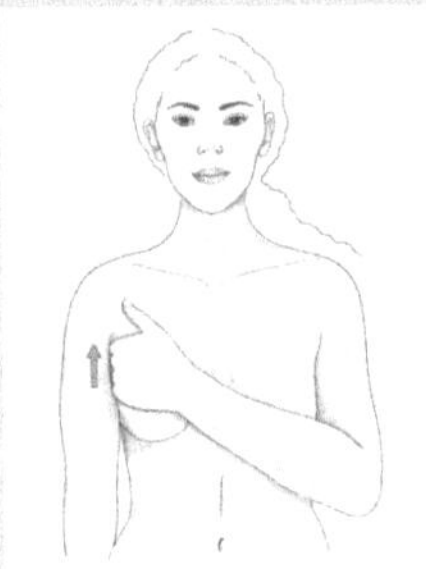

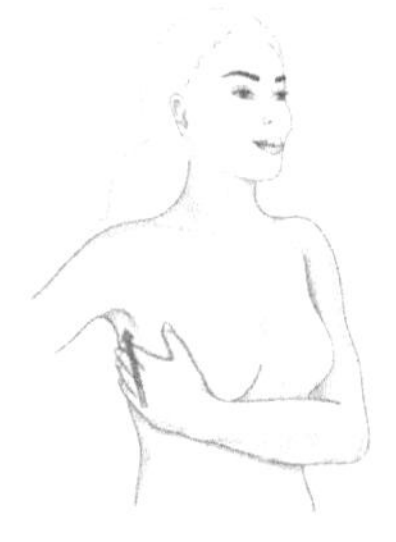

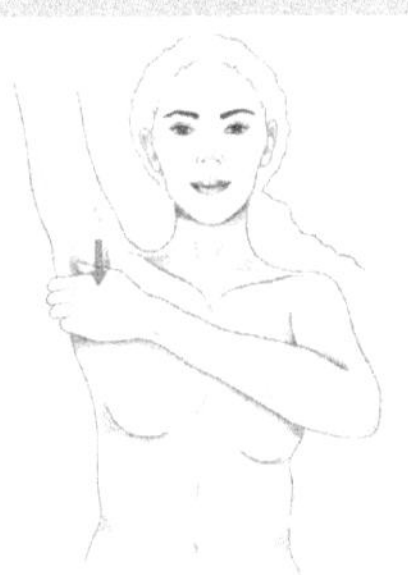

Schritt 11

Klären Sie in drei Schritten die axillo-inguinale Anastomose (»Niagarafälle«) auf Ihrer **betroffenen** Seite. Streichen Sie dazu leicht von der **betroffenen** Achselhöhle entlang des Oberkörpers nach unten zu den Leistenlymphknoten auf derselben Seite:

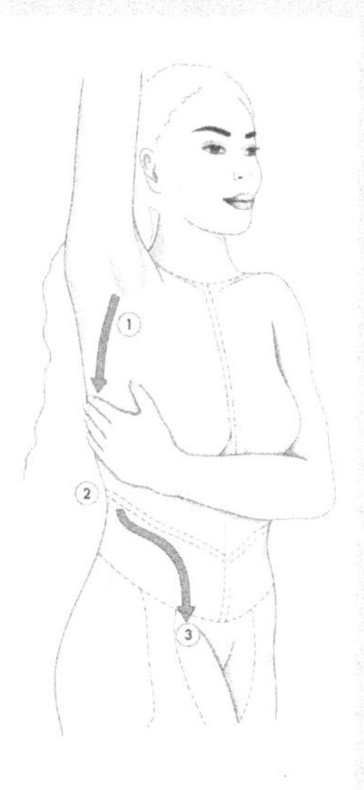

1. Legen Sie die Handfläche unter die **betroffene** Achselhöhle. Massieren Sie in **leichten** C-Griffen von der Achselhöhle **nach unten** bis zur Taille. Fünfmal wiederholen.
2. Die Hand liegt auf der Taille. Massieren Sie in **leichten** C-Griffen von der Taille in Richtung der Leistenlymphknoten. Fünfmal wiederholen.
3. Legen Sie Ihre Hand auf den Unterbauch auf Höhe des Hüftknochens. Massieren Sie leichte C-Griffe wie einen Wasserfall von der Hüfte **nach unten** zu den Leistenlymphknoten. Fünfmal wiederholen.

Schritt 12

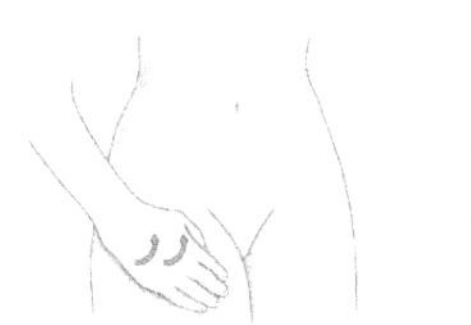

Stimulieren Sie die Leistenlymphknoten auf der **betroffenen** Seite, um sie darauf vorzubereiten, Lymphe aus Ihrem Rumpf aufzunehmen. Legen Sie Ihre Hand auf die Oberseite des Oberschenkels. Massieren Sie C-Griffe **nach oben** in Richtung Hüfte. Zehnmal wiederholen.

Schritt 13

Nachdem Sie nun die Verbindungswege frei gemacht haben, beginnen Sie, die Brust auf der **betroffenen** Seite zu massieren. Legen Sie die Handfläche über Ihre Brust, die Fingerkuppen in Richtung Ihrer Achselhöhle. Massieren Sie **sanfte** C-Griffe über die Brust in Richtung Ihrer **nicht betroffenen** Achselhöhle. Fünfmal wiederholen.

Schritt 14

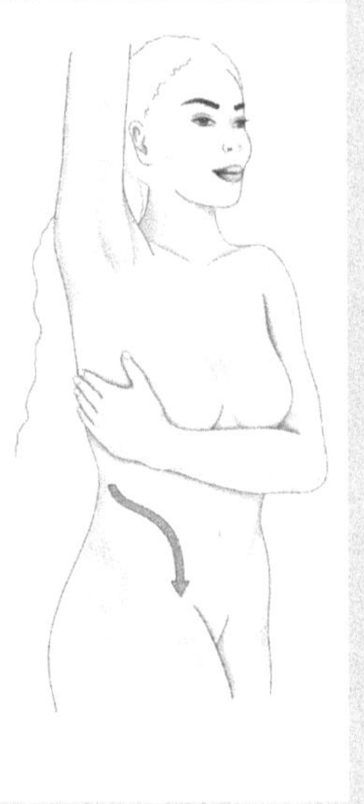

Massieren Sie Ihre **betroffene** Brust unter der BH-Linie: Legen Sie Handfläche der anderen Hand unter die Brust, die Fingerkuppen zeigen zur Rumpfseite. Massieren Sie **sanft,** wie in einer Welle, C-Griffe zur Rumpfseite. Massieren Sie die Lymphe dann **nach unten** zu den Leistenlymphknoten. Dreimal wiederholen.

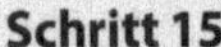

Schritt 15

Wiederholen Sie Schritt 10: Stimulieren Sie die Achsellymphknoten in der Achselhöhle der **betroffenen** Seite.

Schritt 16

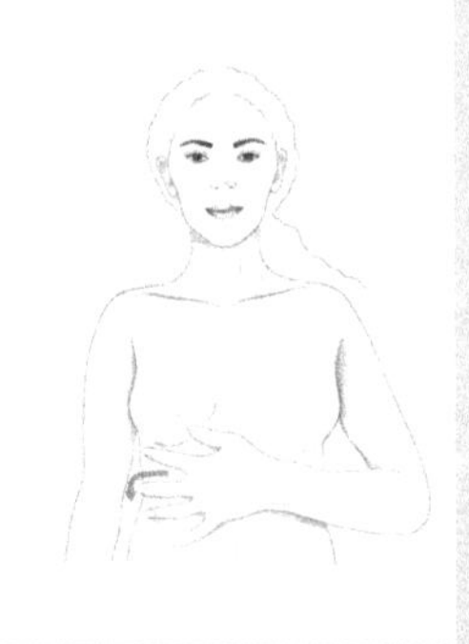

Lehnen Sie sich zurück, und legen Sie die Hand auf die **betroffene** Seite des Brustkorbs. Ihre Finger liegen in den Vertiefungen zwischen den Rippen. Beim Einatmen weiten Sie die Rippen. Beim Ausatmen massieren Sie mit der Hand **sanfte** C-Griffe in die Muskeln zwischen den Rippen. Dieser Bereich kann druckempfindlich sein. Nehmen Sie sich ein paar Minuten Zeit für diesen Schritt. Der Brustkorb schützt Ihre lebenswichtigen Organe. Lösen Sie die Spannung ohne Krafteinwirkung auf. Fünfmal wiederholen.

Schritt 17

Wiederholen Sie Schritt 13: Massieren Sie über den oberen Bereich der **betroffenen** Brust in Richtung der anderen Achselhöhle.

Schritt 18

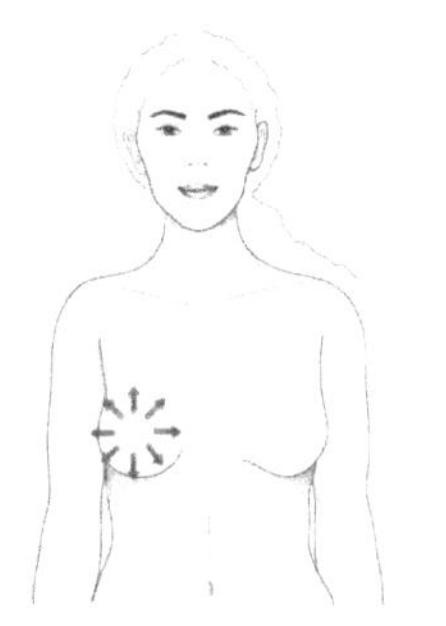

Kneten Sie **sanft** die ganze **betroffene** Brust, um die Lymphe nach außen von Ihrer Brustwarze wegzuleiten wie Sonnenstrahlen. Ein Teil der Lymphe aus der Mitte Ihrer Brust fließt in die Lymphknoten entlang des Brustbeins ab. Die Lymphe aus dem seitlichen Brustbereich wird durch die Anastomosen hinunter zu Ihren Leistenlymphknoten geleitet. Nehmen Sie sich Zeit, um sich mit Ihrem Brustgewebe vertraut zu machen. Wenn die Brust geschwollen oder druckempfindlich ist oder wenn Sie eine harmlose Zyste bemerken, **drücken Sie nicht darauf.** Fokussieren Sie Ihre Gedanken und Ihre Aufmerksamkeit vielmehr darauf, den Bereich um die Zyste herum zu beruhigen. Schaffen Sie hier eine weiche, nährende Umgebung. Stellen Sie sich ein wunderschönes Feld mit Lavendel oder Mohnblumen an einem sonnigen Tag mit einer leichten Brise vor. Sie wollen die Blumen nicht zertreten. Vielmehr entspannen Sie sich in der Hügellandschaft und erlauben auch Ihrer Brust, sich während Ihrer zarten, pflegenden Berührung zu entspannen.

Hinweis: Bitte wenden Sie sich an Ihren Arzt/Ihre Ärztin, falls Sie einen ungewöhnlichen Knoten ertasten.

Schritt 19

Wiederholen Sie Schritt 13: Massieren Sie über den oberen Bereich der **betroffenen** Brust in Richtung der anderen Achselhöhle.

Schritt 20

Wiederholen Sie Schritt 14: Massieren Sie Ihre **betroffene** Brust unter der BH-Linie nach unten zu den Leistenlymphknoten.

Schritt 21

Wiederholen Sie Schritt 10: Stimulieren Sie die Achsellymphknoten in der **betroffenen** Achselhöhle. Fünfmal wiederholen.

Schritt 22

Klopfen Sie **leicht** mit den Fingerkuppen auf Ihr Brustbein mit den Lymphknoten des Zwischenrippenraums. Hier liegt der Thymus, in dem die T-Zellen heranreifen, die schädliche Krebszellen zerstören. Klopfen Sie auf Ihre Brust, und stellen Sie sich den Thymus wie eine Rose vor.

Schritt 23

Wiederholen Sie Schritt 11: Klären Sie die axillo-inguinale Anastomose.

Schritt 24

Wiederholen Sie Schritt 8: Klären Sie die axillo-axilläre Anastomose.

Schritt 25

Wiederholen Sie Schritt 3: Stimulieren Sie die Achsellymphknoten in der Achselhöhle der **nicht betroffenen** Seite.

Schritt 26

Wiederholen Sie Schritt 2: Stimulieren Sie die Nacken-Lymphzone.

Schritt 27

Wiederholen Sie Schritt 1: Stimulieren Sie die rechten und die linken supraklavikulären Lymphknoten in den Schlüsselbeingruben.

Hinweis: Falls Sie ein Lymphödem haben, konsultieren Sie bitte eine(n) zertifizierte(n) Lymphödemtherapeut*in, bevor Sie weitere Übungen beginnen.

Vorsichtsmaßnahmen bei Lymphödemen, besonders bei Hitze und Kälte

Vielleicht haben Sie auch schon gehört, dass wechselnde Wärme- und Kältereize das Immunsystem stimulieren sollen. Obwohl einige Studien dies zu belegen scheinen, sollten Sie bei einem bestehenden Lymphödem oder einem erhöhten Risiko dafür vorsichtig sein. Seit Jahrzehnten rät die Lymphmedizin dazu, extreme Temperaturen zu vermeiden, da sie zu Gewebeschäden wie Verbrennungen oder Erfrierungen führen können. Eine Studie mit Krebskranken zeigte, dass die Beine bei Hitzeeinwirkung stärker gefährdet sind als die Arme. Als Faustregel sollten Sie die Dauer der Anwendung so lange begrenzen, bis Sie wissen, wie das betroffene Körperteil reagiert. Wenn Sie auch nur eine geringfügige Veränderung feststellen, etwa eine Schwellung, hören Sie sofort auf oder lassen Sie es ganz bleiben! Bei extremer Kälte oder Hitze oder zu langer Anwendung besteht die Gefahr einer Gewebeschädigung, die Ihr Lymphödem verschlimmert. Dazu gehört auch die Nutzung von Saunen und Whirlpools sowie Wärmebehandlungen, die Ihre Körpertemperatur erhöhen.

Beinbehandlung bei Lymphödem

Falls bei Ihnen das Risiko besteht, durch eine Krebserkrankung im Bauchbereich, des Dickdarms oder der Geschlechtsorgane ein Lymphödem zu entwickeln, wenn Lymphknoten im Bauch oder in der Leiste entfernt wurden oder wenn Ihr Unterleib im Rahmen einer Strahlentherapie behandelt wurde, sollten Sie der Sequenz »Selbstmassage der Beine« einen weiteren Schritt hinzufügen. Damit meine ich die »Umleitung« der Lymphflüssigkeit zu den sogenannten Lymphkollektoren (siehe Kapitel 1).

Stellen Sie sich vor, Sie fahren auf der Autobahn und Ihre Ausfahrt ist gesperrt oder ein Stau bildet sich. So unangenehm das auch sein mag, aber Sie können einfach an einer anderen Ausfahrt die Autobahn verlassen. Solche Umwege gibt es auch in Ihrem Körper: Lymphflüssigkeit kann zu anderen Lymphknoten umgeleitet werden. Dies bezeichne ich als »Stimulation der Anastomose« oder Freimachen eines anderen Abflussweges für überschüssige Lymphflüssigkeit.

Sollten Sie ein Lymphödem in den Beinen und Krampfadern haben, empfehle ich Ihnen außerdem, Ihren Arzt oder Ihre Ärztin zu fragen, ob er/sie eine Behandlung der Krampfadern empfiehlt. Dieses Problem lässt sich oft durch das Tragen von Stützstrümpfen in den Griff bekommen. In manchen Fällen trägt die Behandlung von Krampfadern dazu bei, die lymphatische Last im Gewebe zu reduzieren und die Behandlung des Lymphödems dadurch zu optimieren.

Hinweis: Falls Sie ein Lymphödem haben oder infolge einer Krebsbehandlung die Gefahr dazu besteht, bei einem Lipödem, einer lymphatischen Filariose oder Schwellungen in den Beinen wenden Sie sich bitte an eine(n) zertifizierte(n) Lymphödemtherapeut*in. Die folgende Sequenz sollte fachlich überprüft werden, bevor Sie mit der Selbstmassage beginnen.

Wie Sie die beiden Anastomosen umleiten

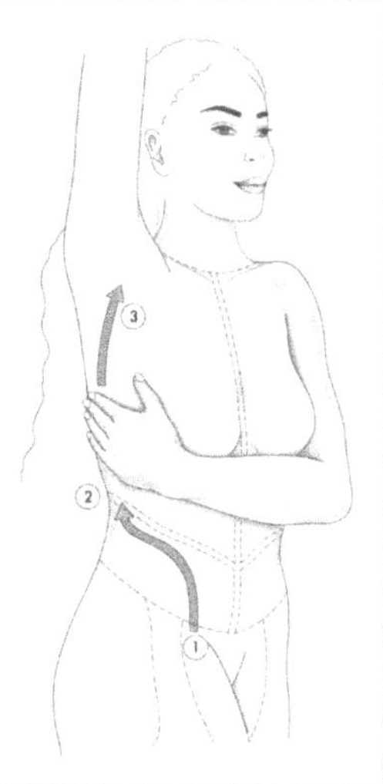

Axillo-inguinal: Massieren Sie von den Leistenlymphknoten Ihres **betroffenen** Beins nach oben zur Hüfte und entlang der Rumpfseite in die Achsellymphknoten auf derselben Seite. Ist zum Beispiel Ihr rechtes Bein geschwollen, massieren Sie die Lymphknoten auf der rechten Körperseite sowie die rechte Seite Ihres Körpers.

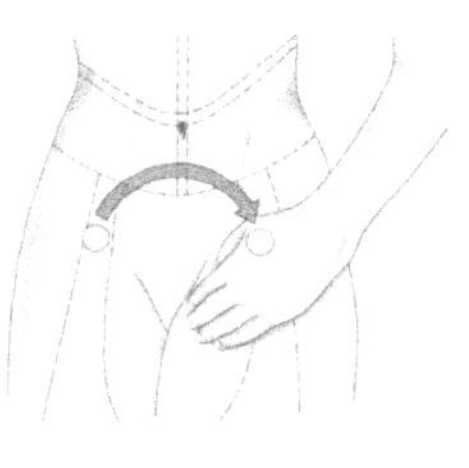

Inguinal-inguinal: Massieren Sie von den Leistenlymphknoten der **betroffenen** Seite zu den Leistenlymphknoten auf der **nicht betroffenen** Körperseite. Ist zum Beispiel Ihr rechtes Bein geschwollen, massieren Sie von der rechten Leiste über den Bauch zur linken Leiste. Dort stimulieren Sie die Leistenlymphknoten auf der **nicht betroffenen** Seite. Sobald Sie die Abflüsse zur Aufnahme überschüssiger Lymphe auf der **nicht betroffenen** Seite frei gemacht haben, führen Sie die Sequenz »Selbstmassage der Beine« durch.

Hinweis: Falls Sie ein Lymphödem haben, konsultieren Sie bitte eine(n) zertifizierte(n) Lymphödemtherapeut*in, bevor Sie weitere Übungen beginnen.

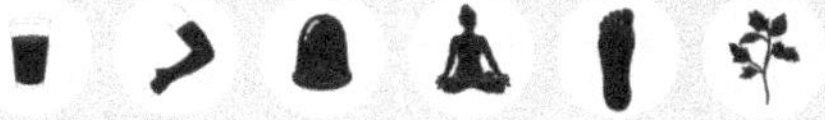

Palliativpflege

Am Lebensende ist es eines der größten Geschenke für einen sterbenden Menschen, ihn zu berühren – abgesehen natürlich von der persönlichen Anwesenheit und liebevollen Zuwendung. Ich wurde schon zu vielen Menschen gerufen, um sie in ihren letzten Tagen zu begleiten, und dabei habe ich beobachtet, wie verzweifelt die Familien versuchen, Schmerzen zu lindern, damit ihr Familienmitglied so sanft und friedlich wie möglich gehen kann. Die Unterstützung durch Hospizbegleiter*innen ist äußerst hilfreich, da sie in der Regel sehr gut über die physischen und emotionalen Phasen Bescheid wissen, die ein sterbender Mensch durchläuft.

Zu Beginn dieses Buches schrieb ich über meine Mutter, die starb, als ich dreizehn Jahre alt war. Ich dachte viel darüber nach, wie ich mein Leben mit so viel körperlicher und seelischer Freiheit wie möglich führen kann, damit ich gerüstet bin, um loszulassen, wenn meine Zeit gekommen ist. Ich weiß, dass niemand leiden will. Und erst recht wollen wir keinen Menschen leiden sehen, der uns am Herzen liegt.

Lymphmassage ist eine wunderbare Möglichkeit, um jemanden zu berühren. Sie ist sanft und wohltuend. Es geht nur um liebevolle Berührungen. Manche Sterbende möchten jedoch nicht berührt werden, fragen Sie sie also vorher um Erlaubnis. Erfüllen Sie ihre Wünsche.

Halten Sie die Hand oder die Füße eines sterbenden Menschen. Wenn er auf der Seite liegt, können Sie sanft mit der Hand über seinen Rücken streicheln. Sie brauchen kein Schema zu befolgen oder sich Gedanken darüber zu machen, wie Sie die Lymphflüssigkeit zu bestimmten Lymphknoten bewegen. Da Sie sich mit Selbstmassage auskennen, sollte Ihnen eine sanfte Berührung nichts ausmachen. Achten Sie auf den sterbenden Menschen. Folgen Sie Ihrer Intuition. Vertrauen Sie darauf, dass Sie wissen, wo Sie Ihre Hand platzieren müssen. Schon wenige Minuten Berührung können Schmerzen lindern und Energie bringen.

Ich glaube, es ist eine der selbstlosesten Handlungen, an einer Beerdigung teilzunehmen. Warum ist das selbstlos? Weil der oder die

Verstorbene nicht weiß, dass Sie da sind. Und nach dem, was ich gesehen und erlebt habe, ist es eine der schönsten Handlungen, die man tun kann, sich an das Bett eines sterbenden Menschen zu setzen und seine Anwesenheit, seine Liebe, seine Freundschaft und möglicherweise seine Berührung anzubieten.

Teil III

Ganzheitliche Anwendungen für das Lymphsystem

Kapitel 5

Durch Selbstfürsorge den Lymphfluss anregen

Fünf Säulen sind ausschlaggebend für eine gute Gesundheit unseres Lymphsystems. In den vorangegangenen Kapiteln haben wir uns ganz auf die erste Säule konzentriert – mein Fachgebiet der Lymphdrainage. Die anderen vier Säulen umfassen eine gesunde Ernährung und die Versorgung mit ausreichend Wasser, Haut- und Körperpflege, Kompression und Bewegung. Sie sind von enormer Wichtigkeit für Ihre Lymphgesundheit. Berücksichtigen Sie deshalb jede dieser Säulen, um den Effekt Ihrer Selbstmassage weiter zu steigern.

Sobald meine Patient*innen verstehen, dass sie durch ihren Lebensstil selbst beeinflussen, wo sie auf dem Kontinuum der lymphatischen Gesundheit stehen, sind sie motiviert, etwas zu verändern. Egal, ob Sie sich schon mit dem Thema »Wellness« auskennen oder ob das Konzept neu für Sie ist: Ich hoffe, dass die folgenden Informationen dazu beitragen, eine Brücke zwischen Ihrem körperlichen und Ihrem seelischen Wohlbefinden zu schlagen.

Die nun folgenden Anwendungen und Methoden ergänzen Ihre Selbstfürsorge-Rituale auf perfekte Weise. Sie stärken Ihre Abwehrkräfte, verbessern Ihre Verdauung, lassen Ihre Haut leuchten und bringen Sie dem »inneren Fließen und äußeren Strahlen« näher. Und das alles steht für eine gute lymphatische Gesundheit!

Erste Säule: Lymphdrainage

Die Lymphdrainage unterstützt nicht nur die Funktion Ihres Immunsystems, sondern hält auch das körpereigene Reinigungssystem in Gang. Ich hoffe, Sie haben inzwischen ein paar der Selbstmassage-Sequenzen ausprobiert. Eine einfache Lymph-Selbstmassage in Verbindung mit tiefer Atmung mehrmals in der Woche steigert die Lymphzirkulation. Das reduziert Entzündungen, hilft der Verdauung, verleiht Ihnen mehr Energie und leitet aufgestaute Giftstoffe aus Ihrem Körper aus. Mit dieser regelmäßig angewendeten Selbstfürsorge-Methode fühlen Sie sich von innen heraus gut.

Zweite Säule: Gesunde Ernährung und ausreichend Wasser

Sie haben es selbst in der Hand, sich gesund und bewusst zu ernähren. Aber nicht alle halten sich daran. Oft wissen wir es schlichtweg nicht einmal, welche schädlichen Chemikalien in Form von Pestiziden und Herbiziden, Antibiotika oder Hormonen aus der Tiernahrung in unseren Lebensmitteln lauern. An diesem Punkt kommt die lymphatische Selbstfürsorge ins Spiel: Die Wahl der richtigen Lebensmittel ist eine der einfachsten und wirksamsten Entscheidungen, die Sie für sich und Ihre Gesundheit treffen können. Denn bestimmte Nahrungsbestandteile helfen gegen chronische Entzündungen oder enthalten krebshemmende Wirkstoffe.

Neuere Forschungsergebnisse verdeutlichen, dass mithilfe zielgerichteter Ernährungskonzepte lymphatische Erkrankungen behandelt werden können, etwa Lymphödeme, Lipödeme und körperliches Übergewicht, das sich negativ auf das Lymphsystem auswirkt. Diese Studien sind vielversprechend für diejenigen, die die Symptome einer Lymphstauung eindämmen wollen.

Ich möchte die ketogene Ernährung erwähnen, die auf dem Low-Carb-Konzept beruht. Bei dieser fettreichen Diät werden Eiweiß,

Kohlenhydrate sowie Zucker reduziert, damit der Körper vermehrt Fett als Energielieferanten verbrennt. Dadurch wird Ihr Körper in den Stoffwechselzustand der Ketose versetzt. In der Leber werden zur Energiegewinnung Fette in Ketonkörper umgewandelt. Dies wiederum versorgt Ihr Gehirn mit Energie und lässt die Kilos schmelzen.

Dagegen setzt die Blutgruppendiät auf ein individuelleres Ernährungskonzept. Je nach ihrer Blutgruppe sollen Menschen Nahrung unterschiedlich gut verwerten. Jeder der vier Blutgruppen werden bestimmte Lebensmittel zugeordnet, die bevorzugt gegessen werden sollen oder die zu meiden sind. Einige meiner Patient*innen haben dadurch Gewicht verloren, konnten ihren Blutdruck senken, Verschleimungen verringern, Arthritis lindern und Schlafapnoe und Verdauung verbessern.

Weitere Forschungen in der Lymphmedizin ergaben, dass es sich günstig auf Ihr Lymphsystem auswirkt, wenn Sie gesättigte, langkettige Fettsäuren (die in Milchfett, Kokosnussöl, Palmöl und anderen Pflanzenölen wie Erdnuss-, Raps- und Färberdistelöl enthalten sind) einschränken. Diese Fette können das Volumen des im Darm produzierten Chylus fast verdoppeln, und wenn Sie Ihrem Lymphsystem täglich zwei weitere Liter Flüssigkeit zuführen, wird Ihr Lymphtransport definitiv stark verlangsamt! Mittelkettige und kurzkettige Fettsäuren (die in ballaststoffreichen Lebensmitteln wie Obst, Gemüse, Hülsenfrüchten, einigen Nüssen, Samen und Vollkornprodukten enthalten sind) werden anders verarbeitet und gelangen über die Kapillaren im Dünndarm direkt in die Blutbahn. Dies reduziert die Menge an zusätzlicher Flüssigkeit, die das Lymphsystem für eine optimale Funktion benötigt.

Ich weise an dieser Stelle auf solche Konzepte hin, weil ich auch als Lymphtherapeutin meine Patient*innen immer wieder darauf aufmerksam mache, wie wichtig eine gesunde und nachhaltige Ernährung für ihre Lymphgesundheit ist. Sie trägt zu besten Ergebnissen Ihrer Selbstmassage-Routine bei. Wie Sie wissen, sind alle Systeme Ihres Körpers miteinander verbunden. Wenn Sie sich um einen Bereich kümmern, wirkt sich das positiv auf alle anderen aus.

Empfohlene Nahrungsmittel und Substanzen

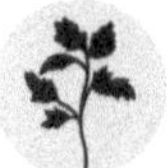

Essen Sie mehr Vollwertkost und weniger hochverarbeitete Lebensmittel. Nehmen Sie mehr komplexe Kohlenhydrate in Form von Gemüse, Bohnen und Hülsenfrüchten sowie Obst und weniger einfache Kohlenhydrate in Form von Gebäck und Süßigkeiten zu sich. Vielleicht wissen Sie das alles ja schon, aber es lohnt sich, es immer wieder zu betonen, denn wie schnell fällt man in alte, bequeme Verhaltensmuster zurück. Und dann wundert man sich, warum sich der Magen entzündet anfühlt und man morgens verstopft aufwacht. Ihr Lymphfluss kann durch das, was Sie Ihrem Körper zuführen, verlangsamt werden!

Die folgende Übersicht ist keineswegs vollständig, sondern eher eine Momentaufnahme. Sie soll Ihnen die wichtigsten Nahrungsbestandteile aufzeigen, insbesondere die entzündungshemmenden Inhaltsstoffe der Vollwertkost. Sie liefern nützliche Nährstoffe und fördern die Mikrozirkulation. Versuchen Sie, so viele dieser Lebensmittel wie möglich in Ihre tägliche Ernährung aufzunehmen:

- **Ananas und Papaya:** Sie enthalten das Enzym Bromelain, das verdauungsfördernd, entzündungshemmend und abschwellend wirkt. Viele Patient*innen nehmen nach einer Operation ergänzend Ananas- oder Papayaenzyme ein, um Schwellungen zu verhindern.
- **Dunkelgrünes Blattgemüse:** Dieses Gemüse enthält den Nährstoff Chlorophyll, der reinigende Eigenschaften und eine positive Wirkung auf den Blut- und Lymphfluss hat. Dazu gehören Brokkoli, Grünkohl, Spinat, Löwenzahn, Brauner Senf, Weizengras und Rübengrün mit vielen wichtigen Vitaminen, Proteinen, Eisen und Ballaststoffen.
- **Grüner Tee:** Dieser Tee hat zahlreiche gute Eigenschaften! Grüner Tee enthält viele hochwirksame Polyphenole, die vor freien Radikalen schützen und stark krebs- und entzündungshemmend wirken. Heilwirkungen konnten auch bei Herz-Kreislauf-Erkrankungen und Diabetes festgestellt werden. Grüner

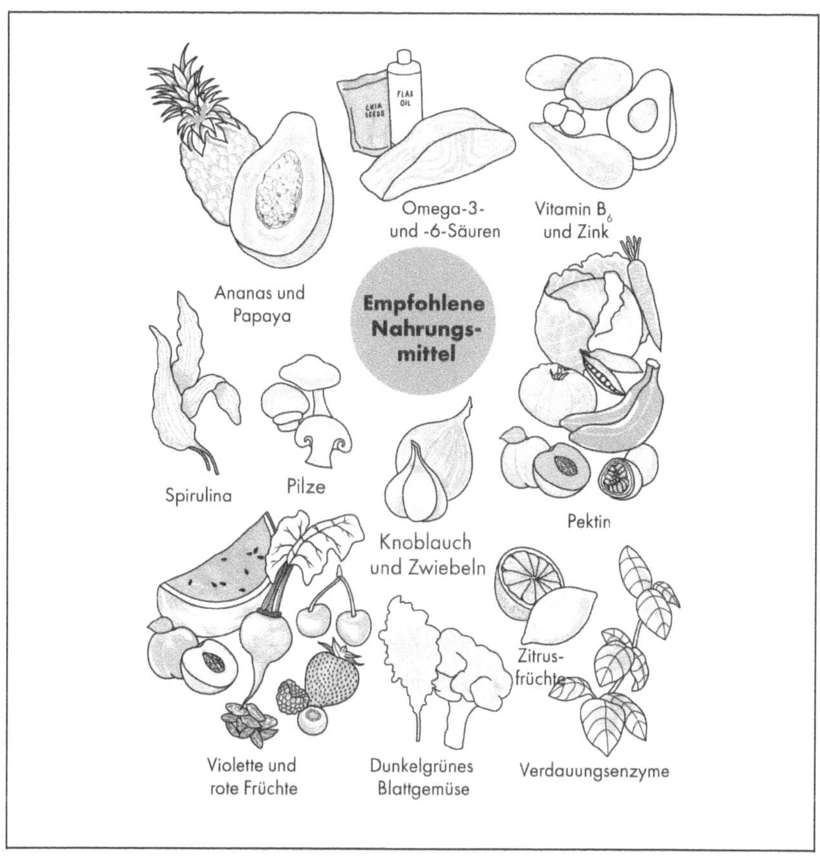

Tee fördert die Durchblutung und den Stoffwechsel. Er wird häufig in Ergänzung zur Lymphdrainage verwendet, um die Gewichtsabnahme zu unterstützen. Das in den Teeblättern enthaltene Koffein ist Hauptbestandteil von Anti-Cellulite-Ölen. Die Catechin-Verbindungen in grünem Tee schützen auch die Neuronen im Gehirn.

- **Knoblauch und Zwiebeln:** Die Zwiebelgewächse haben eine erstaunliche Heilwirkung auf das Blut und das Immunsystem dank ihrer Fülle an Vitaminen, Mineralstoffen und Spurenelementen. Sie werden seit Jahrtausenden wegen ihrer antimikrobiellen, antiviralen und antioxidativen Eigenschaften angebaut. Die abwehrkräftigen Inhaltsstoffe helfen bei Erkältungen und Viruserkrankungen. Zwiebeln haben außerdem antiallergische Eigenschaften und enthalten krebshemmende Verbindungen. Sie sind reich an Quercetin (gelber Pflanzenfarbstoff), einem Entzündungshemmer, der freie Radikale bekämpft und sich bei der Behandlung von Symptomen der COVID-19-Infektion als hilfreich erwiesen hat. Knoblauch mit seinen etwa 2000 bioaktiven Substanzen stärkt die Immunabwehr, hilft bei Infektionen, senkt Blutdruck und Cholesterinspiegel, ist krebshemmend und gesund für das Herz.

- **Lebensmittel, die reich an Omega-3- und Omega-6-Fettsäuren sind:** Die beiden Fettsäuren kann der Körper nicht selbst herstellen und müssen durch die Nahrung zugeführt werden. Omega-3-Fettsäuren sind wichtig für die Herzfunktion und die Sehkraft, Omega-6-Fettsäuren unterstützen den Organismus beim Wachstum, bei der Wundheilung und der Abwehr von Infektionen. Fettreiche Fische wie Wildlachs, Forelle, Sardine und Makrele, aber auch Raps-, Nuss- und Leinöl, Walnüsse sowie Lein- und Chiasamen sind wertvolle Omega-3-Lieferanten. Omega-6-Fettsäure ist enthalten in Sonnenblumen- und Maiskeimöl, in rotem Fleisch, in Milchprodukten und Mandeln.
- **Lebensmittel, die Vitamin B_6 enthalten:** Vitamin B_6 stärkt die Abwehrkräfte, hilft dem Körper beim Fettstoffwechsel und bei der Umwandlung von Eiweißstoffen. Es ist enthalten in Vollkornprodukten, Fisch (Sardinen, Makrelen), Fleisch (Hühnerfleisch, Rinderfilet, Leber), Kartoffeln, Hülsenfrüchten, Kohlgemüse, Avocados, Bananen und Walnüssen.
- **Pektin:** Pektin stabilisiert die Zellwände von Obst und Gemüse und reguliert den Wassergehalt. Pektine werden auch als »Polysaccharide (Mehrfachzucker)« bezeichnet. In der veganen Ernährung dient es als pflanzliche Alternative zur tierischen Gelatine. Pektin hat entzündungshemmende Eigenschaften, die das Mikrobiom nähren und die Darmschleimhaut reparieren, hilft bei Durchfall, senkt das »schlechte« LDL-Cholesterin und ist ein natürliches Ableitungsmittel für Quecksilber. Quellen für

Pektin sind Zitrusfrüchte, Bananen, Beeren, Passionsfrüchte, Pfirsiche und Tomaten sowie Gemüse wie Rote Bete, Kohl, Karotten, Bohnen, Pastinaken und Erbsen.

- **Pilze:** Sie haben einen hohen Gehalt an Antioxidanzien, Mineralstoffen, Spurenelementen sowie Vitaminen der B-Gruppe. Verschiedene Arten enthalten die Vitamine C und D. Pilze sollen Abwehrkräfte, Verdauung, das gesunde Zellwachstum und den Zellumsatz stärken sowie Zell- und Gewebeschäden verhindern.
- **Rohes Obst und Gemüse:** Sie enthalten neben den sekundären Pflanzenstoffen (auch Flavonoide; das sind Farb-, Duft- und Aromastoffe) viele wichtige Nährstoffe, darunter Vitamine, Enzyme, Spurenelemente und Antioxidanzien, die im Körper zellschädigende Stoffwechselprodukte (freie Radikale) unschädlich machen. Sie beugen Krebs, Herz-Kreislauf-Erkrankungen und Entzündungen vor.
- **Spirulina:** Die grüne Alge hat einen hohen Eiweißanteil und enthält Antioxidanzien, die entgiftend wirken und das Immunsystem stärken sollen. Meeresalgenprodukte enthalten Jod, was besonders bei einer rein veganen Ernährung wichtig ist. Vorsicht bei Überdosierung!
- **Verdauungsenzyme:** Enzyme im Verdauungstrakt spalten Nahrung in einfache Bausteine auf, damit sie der Körper einfacher verwerten kann. Die Bildung dieser Verdauungssäfte wird durch Bitterstoffe angeregt, die zum Beispiel in Oregano, Zimt, Ingwer, Kurkuma, Pfeffer, Fenchel, Kümmel, Anis, Salbei, Senf, Knoblauch und Löwenzahn enthalten sind.
- **Violette und rote Früchte:** Alle Beeren, einschließlich der Cranberrys, die den Stoffwechsel ankurbeln, Rote Bete, Granatapfel, Kirschen, Pflaumen, Rotkohl und Wassermelone enthalten wirksame Antioxidanzien, die Vitamine C und K und sind reich an Spurenelementen.
- **Zink:** Das Spurenelement ist unschätzbar wichtig für die Immunabwehr, den Zellaufbau und die Wundheilung. Es ist enthalten in Rindfleisch, Austern, Garnelen, Shrimps, Milch- und

Vollkornprodukten, Hülsenfrüchten, Mais und Nüssen. Für die vegetarische und vegane Ernährung empfehlen sich als Ersatz für tierische Produkte zum Beispiel zinkhaltige Sojaprodukte. Bei Zinkmangel sind Sie anfälliger für Infektionen, da Zink nachweislich Entzündungsmarker reduziert.

- **Zitrusfrüchte:** Orangen, Grapefruits, Mandarinen, Zitronen und Limetten enthalten Enzyme und Vitamin C, die sich positiv auf Ihre Verdauung und Ihre Leber auswirken. Das weiße Mesokarp auf der Innenseite der Orangenschale enthält das venenstärkende Diosmin. Dieser Wirkstoff kann neben der lymphatischen Mikrozirkulation auch die Gesundheit Ihrer Venen verbessern. In Tablettenform ist es zur Behandlung venöser Beinleiden und von Hämorrhoiden erhältlich.

Lebensmittel, die Sie vermeiden sollten

Alle Lebensmittel der folgenden Übersicht fördern Entzündungen im Körper. Sie sind arm an Vitalstoffen, aber reich an künstlichen Zusatzstoffen und Kalorien. Sie wirken sich negativ auf den Blutzuckerspiegel aus und enthalten kaum Ballaststoffe, was zu Verstopfung und entzündlichen Darmproblemen führt. Deshalb sollten sie so weit wie möglich vermieden werden!

- **Alle hoch verarbeiteten Lebensmittel, einschließlich Backwaren:** Fertiggerichte, Fast Food sowie süße Backwaren und so weiter enthalten meist zu viel Zucker, schädliche Transfette und/oder hydrierte Fette (das erhöht das Risiko für Herzerkrankungen oder Schlaganfälle, da sie den »schlechten« LDL-Cholesterinspiegel anheben, was zu verengten und verhärteten Gefäßen führt), Natrium und Chemikalien, zum Beispiel in Form von Konservierungsstoffen. Dies sind keine vollwertigen Lebensmittel, die der menschliche Körper effizient verdauen kann.
- **Fleisch, insbesondere rotes Fleisch:** Fleisch enthält viele gesättigte Fettsäuren sowie bakterielle Toxine, sogenannte En-

dotoxine. Gelangen sie in den Blutkreislauf, wird das Immunsystem stimuliert und eine Entzündungsreaktion ausgelöst. Sie können die Darmwand schädigen und Moleküle aktivieren, die chronisch entzündliche Darmerkrankungen wie Morbus Crohn und Colitis ulcerosa verursachen. Wenn Sie gelegentlich Fleisch essen, wählen Sie möglichst hochwertiges Fleisch von artgerecht gehaltenen Weiderindern, das reich ist an hoch bioverfügbarem Eisen, Selen, Zink, Vitamin A und Linolsäure (die entzündungshemmend wirkt). Biofleisch enthält weniger Antibiotika als Fleisch aus Massentierhaltung.

- **Gluten:** Das entzündungsfördernde Proteingemisch ist in hoher Konzentration in Weizen, Dinkel und Roggen enthalten. Sie nehmen es in Form von verarbeiteten Getreideprodukten, Fertiggerichten und Frühstücksflocken zu sich. Bei betroffenen Menschen, die das in Gluten enthaltene Protein Gliadin nicht abbauen können, zeigen sich Entzündungsreaktionen und Verdauungsbeschwerden. Ebenso kann die Darmbarriere durchlässig werden. Der Verzicht auf Gluten ist besonders wichtig für Menschen, die an Zöliakie (chronische Autoimmun-Darmerkrankung), anderen Autoimmunerkrankungen, Diabetes, Reizdarmsyndrom und sonstigen Magen-Darm-Erkrankungen leiden. Alternativ kann zum Beispiel Reis, Wildreis, Buchweizen oder Quinoa verwendet werden.
- **Milchprodukte aus Kuhmilch:** Der Hauptübeltäter in diesen Produkten ist der hohe Anteil an gesättigten Fettsäuren, die zu den gleichen Problemen führen wie bei Fleisch beschrieben. Außerdem haben viele Menschen eine Laktoseunverträglichkeit. Sie können den Zucker, der in allen Molkereiprodukten enthalten ist, nicht richtig verdauen, was zu Blähungen, Bauchkrämpfen und Verdauungsstörungen führt. Kühe aus Massentierhaltung werden außerdem mit Antibiotika, Hormonen und Wuchsstoffen behandelt, die in die Milch gelangen können.
- **Salz:** Die WHO empfiehlt Erwachsenen pro Tag fünf Milligramm Salz. Das entspricht etwa einem Teelöffel voll. Die

meisten Menschen nehmen jedoch täglich etwa das Doppelte zu sich. Übermäßiger Salzkonsum erhöht unter anderem den Blutdruck und führt zu Wassereinlagerungen. Das hat Blähungen, Schwellungen und möglicherweise ein Ungleichgewicht im Darmmikrobiom zur Folge, was wiederum entzündliche Krankheiten fördert. Sie sollten Ihren Salzverbrauch unbedingt einschränken, falls Sie an einer Lymphstörung leiden.

- **Zucker:** Raffinierter weißer Haushaltszucker hat keinen Nährwert, und jeder Überschuss, den Sie nicht sofort verstoffwechseln, wird in Fett umgewandelt. Verzichten Sie auf Zucker, und süßen Sie Ihre Speisen mit Ahornsirup oder Honig. Sie enthalten wertvolle Mikronährstoffe und wirken antioxidativ und entzündungshemmend. Allerdings sollten Sie auch den Verzehr von natürlichem Zucker einschränken, falls Sie an einem Lymphödem oder anderen lymphatischen Erkrankungen leiden.

Trinken Sie ausreichend!

Wassermangel (Dehydrierung) kann zu einer Lymphstauung führen. Lymphe besteht zu 95 Prozent aus Wasser. Je mehr Sie trinken, desto besser zirkulieren Immunzellen in Ihrem Blut, werden die Lymphgefäße genährt und Giftstoffe ausgeschwemmt. Trinken Sie täglich zwei bis drei Liter sauberes, gern auch gefiltertes Wasser, das erhält Ihr Lymphsystem gesund. Basenwasser können Sie mit einem Zitronenschnitz in zwei Liter Wasser selbst herstellen. Ich empfehle, den Tag mit einem Glas warmen Wassers mit einem Spritzer Zitronensaft zu beginnen. Trinken Sie tagsüber reichlich Wasser, vor allem wenn Sie die Lymph-Selbstmassage praktizieren. Wasser entfernt Ablagerungen aus dem Gewebe und erhöht den Nutzen Ihrer Selbstbehandlung.

Antientzündliche Kräuter und Gewürze

Bestimmte Kräuter sind bekannt für ihre entzündungshemmenden und antimikrobiellen Eigenschaften. Sie erhöhen die lymphatische Mikrozirkulation und stärken das Immunsystem. Holen Sie sich fachlichen Rat ein, bevor Sie Kräuter einnehmen, und stellen Sie niemals eine Selbstdiagnose.

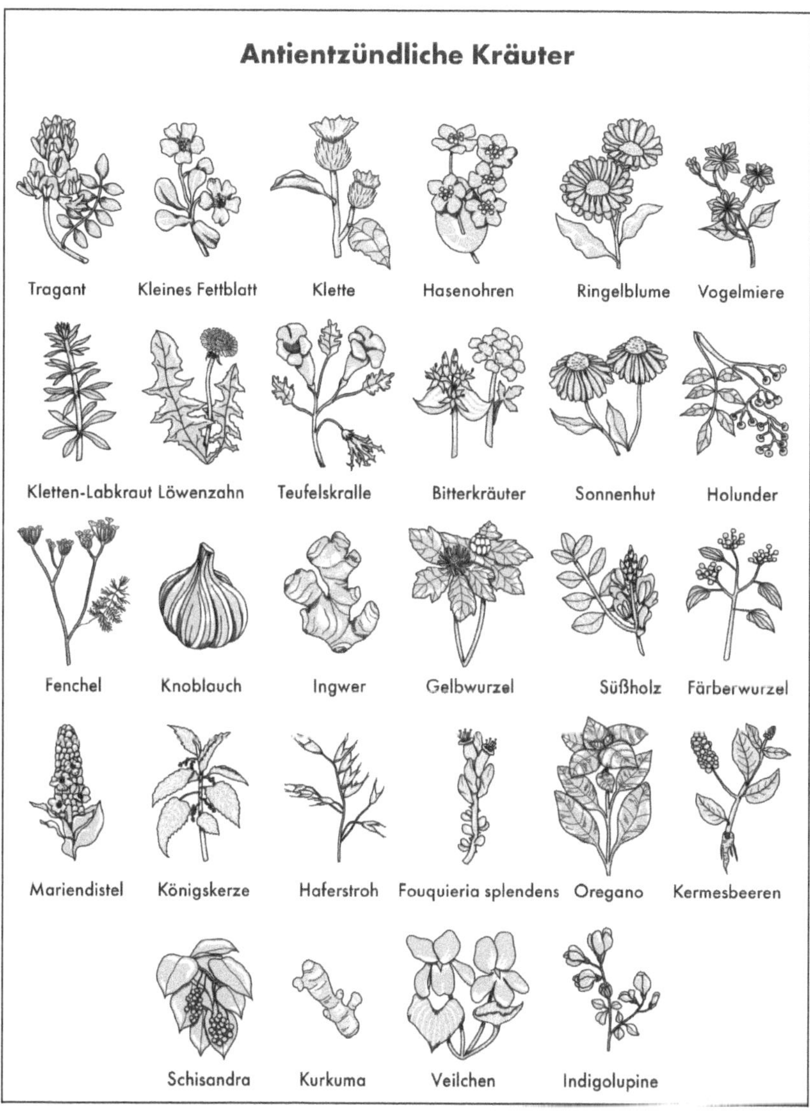

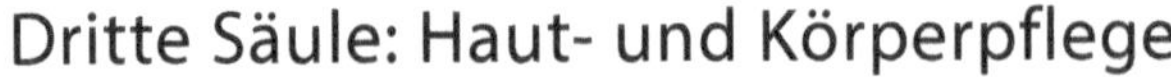

Dritte Säule: Haut- und Körperpflege

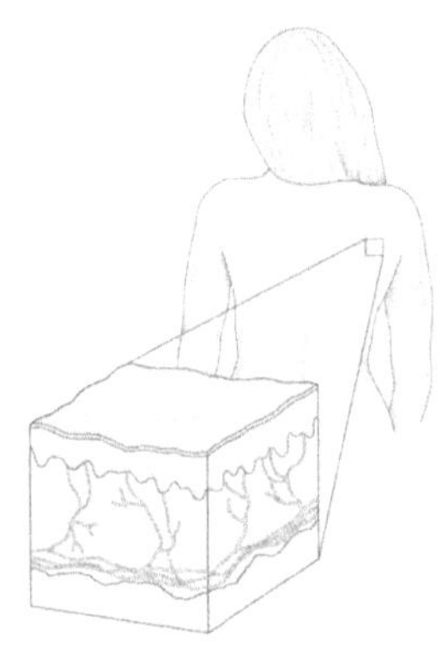

Die richtige Pflege Ihrer Haut ist entscheidend für eine gute Lymphgesundheit. Ihre Haut ist das größte lymphatische Organ. Es nimmt ständig Schadstoffe aus der Luft auf und ist ein wichtiger Schutz gegen Keime. Die meisten Lymphgefäße und Kapillaren liegen direkt unter der Hautoberfläche, wo sie Chemikalien aufnehmen und durch das Lymphsystem filtern. Durch Verletzungen und Schäden der Haut können Bakterien eindringen und Cellulitis verursachen. Bei dieser Infektionskrankheit entzündet sich das Unterhautgewebe, davon können auch die Lymphbahnen betroffen sein. Ist die Haut dehydriert, fehlt Wasser in der obersten Hautschicht. Trinken Sie ausreichend Wasser, dadurch werden Ihre Zellen versorgt und Ihre Lymphe kann optimal fließen.

Verwenden Sie ungiftige, natürliche Hautpflegeprodukte

Etwa 60 Prozent der Produkte, die Sie auf Ihre Haut auftragen, gelangen in Ihr Lymphsystem. Deshalb sollten Sie nur natürliche Hautpflegeprodukte und umweltverträgliche Reinigungsmittel (die auf Ihre Hände und in Ihre Lungen gelangen können) anwenden.

Achten Sie auf ungiftige und biologische Produkte ohne viele Inhaltsstoffe. Für die Hautpflege empfehle ich Produkte mit einem niedrigen pH-Wert, der dem des Säureschutzmantels Ihrer Haut entspricht. So bleibt die Haut geschmeidig und trocknet nicht aus. Die Verwendung von feuchtigkeitsspendenden Produkten mit einem pH-Wert von 5 oder darunter schützt Ihre Haut vor Bakterien und Schadstoffen und versorgt sie gleichzeitig mit der notwendigen Feuchtigkeit. Bioarganöl zum Beispiel ist ein sehr wirksamer Feuchtigkeitsspender, der kaum Irritationen oder Unverträglichkeiten auslöst. Naturbelassene Bio-Sheabutter ist eine weitere ausgezeichnete Wahl für die Hautpflege. Sie wird sogar als Basisbestandteil in vielen teuren Produkten verwendet.

Informieren Sie sich, und lesen Sie die Produktinformationen sorgfältig. Achten Sie darauf, mit was Sie sich pflegen, besonders auch bei Produkten für die Kinderhaut. Wenn Sie Kosmetikprodukte verwenden, die Chemikalien und synthetische Inhaltsstoffe enthalten, sollten Sie wissen, worum es sich dabei handelt!

Einige der in Sonnenschutzmitteln verwendeten chemischen UV-Filter, wie zum Beispiel Oxybenzon, galten früher als sehr guter Schutz vor Sonnenbrand. Inzwischen weiß man, dass sie zu Störungen im Hormonsystem führen und der Unterwasserwelt schaden, weshalb sie in vielen Ländern verboten sind. Bestimmte Konservierungsstoffe, etwa Parabene, werden mit bestimmten Krebsarten in Verbindung gebracht, da sie sogenannte endokrine Disruptoren sind, welche die natürliche Wirkweise von Hormonen stören und dadurch Schäden hervorrufen. Nach der EU-Kosmetik-Verordnung sind mehr als 1370 Substanzen in Kosmetika verboten oder eingeschränkt zugelassen. Für sie gilt Deklarationspflicht. In den Vereinigten Staaten sind dagegen nur 49 Inhaltsstoffe verboten. Die US-Regierung hat die Liste seit 1938 nicht mehr aktualisiert! Diese traurige Wahrheit erklärt, warum sich eine giftige Chemikalie wie Formaldehyd immer noch in Kosmetikartikel wie Nagellack, Haarshampoos und Wimperntusche einschleichen darf. Im Internet finden Sie zahlreiche Websites, die Tausende von Körperpflegeprodukten bewerten. Mithilfe dieser Informationen können Sie entscheiden, was davon Sie verwenden möchten. Ich empfehle Ihnen außerdem, eine Bestandsaufnahme Ihres Medikamentenschranks und Ihres Kosmetikregals zu machen und entsprechende Veränderungen vorzunehmen. Ihr Lymphsystem wird es Ihnen danken!

Ein warmes Bad tut gut

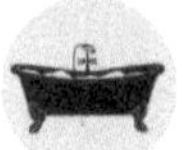

Ein schönes Bad ist eine wunderbare Gelegenheit, um zu entspannen und gleichzeitig das Lymphsystem zu stärken. Ich empfehle ein Epsom-Salzbad nach der Lymphmassage, da es den therapeutischen Effekt des Abtransports von Giftstoffen verstärkt. Außerdem beruhigt das warme Wasser das parasympathische Nervensystem, das alle belastenden Stresssymptome lindert.

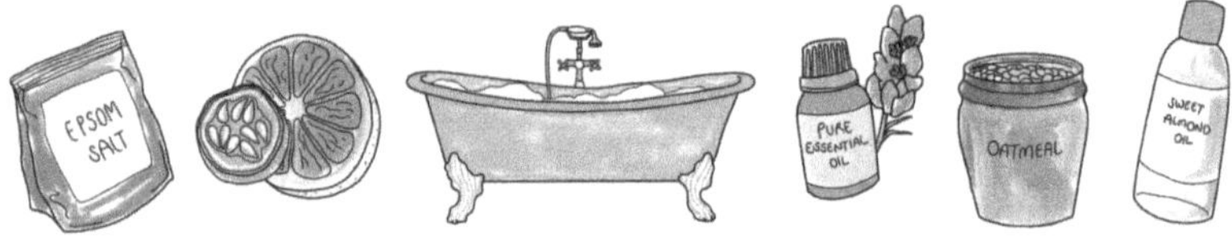

Das Angebot an Badezusätzen ist riesig und reicht von Ölen über Gels und Salze bis hin zu Badebomben. Wählen Sie achtsam aus, was Sie hinzufügen möchten, und prüfen Sie vorher die Inhaltsstoffe. Epsom-Salz wird wegen seines Geschmacks auch »Bittersalz« genannt. Es enthält Magnesiumsulfat-Heptahydrat, dessen osmotische Wirkung zusammen mit überschüssigen Flüssigkeiten Giftstoffe und Schwermetalle aus dem Körper schwemmt. Die Durchblutung wird angeregt, die Verdauung profitiert ebenfalls, und Entzündungen werden gelindert.

Zur Beruhigung der Haut könnten Sie zum Beispiel süßes Mandelöl, Ringelblumen und Hafermehl hinzufügen. Und damit Ihr Badewasser gut duftet, träufeln Sie ein paar Tropfen naturreines ätherisches Öl hinein. Die verschiedenen ätherischen Öle haben typische therapeutische Eigenschaften: Lavendel, Rose und Kamille wirken beruhigend, Zitrone, Pfefferminze und Rosmarin helfen bei Verstopfung. Muskatellersalbei und Ylang-Ylang sind meine Favoriten, wenn ich mich mit allen Sinnen verwöhnen möchte. Manchmal schneide ich eine Gurke und eine Grapefruit in Scheiben und gebe sie ebenfalls ins heiße Wasser.

Füllen Sie Ihre Badewanne mit heißem Wasser, geben Sie zwei gehäufte Tassen Epsom-Salz hinein und warten Sie, bis es sich aufgelöst hat. Legen Sie sich so in die Wanne, dass das Wasser die Lymphknoten in Ihrem Nacken erreicht. Setzen Sie sich von Zeit und Zeit auf, wenn es Ihnen zu heiß wird. Lassen Sie das Bad mindestens 20 Minuten lang einwirken, um den größtmöglichen therapeutischen Nutzen zu erzielen. Trinken Sie während und nach dem Bad ausreichend Wasser. Fußbäder mit Epsom-Salz sind ebenfalls sehr gut geeignet, da sie die Lymphzirkulation anregen. Füllen Sie eine Fußbadewanne mit heißem Wasser, geben Sie eine Tasse Epsom-Salz hinein und tauchen Sie Ihre Füße ein. Genießen Sie es!

Hinweis: Falls Sie an Diabetes erkrankt sind, sollten Sie kein Epson-Salz verwenden. Es kann die Haut austrocknen und bestehende Hautprobleme an den Füßen oder Beinen verschlimmern. Bei einem Lymphödem sollte das Wasser nur körperwarm sein.

Rezepte für Bäder

Mit den folgenden einfachen DIY-Rezepten heben Sie Ihr Baderitual auf die nächste Stufe. Lassen Sie sich von der Wirkung der therapeutischen Bäder verwöhnen:

- **Detox-Bad:** Mischen Sie zwei Tassen Epsom-Salz, ½ Tasse Apfelessig, ¼ Tasse Backpulver (entfernt Bakterien, Gerüche, Übersäuerung und lindert Juckreiz, Schwellungen und Candida albicans) und Kräuter Ihrer Wahl (zum Beispiel Kamille und Calendula). Die Säure des Apfelessigs bindet und entfernt Giftstoffe aus dem Körper, Kalium wirkt schleimlösend und klärt die Lymphknoten. Füllen Sie die Wanne mit heißem Wasser, und geben Sie die Mischung hinein. Bleiben Sie mindestens 15 bis 20 Minuten in der Wanne, und duschen Sie sich danach ab. Das Bad entgiftet, hilft bei Muskelkater und entspannt die Muskulatur nach dem Sport.
- **Lungenreinigendes Bad:** Füllen Sie die Wanne mit heißem Wasser, und geben Sie zwei Tassen Epsom-Salz sowie ein paar

Tropfen ätherisches Eukalyptusöl hinein. Eukalyptus lindert Probleme der oberen Atemwege und ist Bestandteil zahlreicher Brusteinreibungen und Inhalate. Lassen Sie das Bad mindestens 20 Minuten einwirken. Falls Sie frische Eukalyptusblätter zur Hand haben, können Sie diese in die Wanne geben. Bei Nasennebenhöhlenverstopfung hängen Sie die Blätter in die Dusche und füllen das Badezimmer mit heißem Wasserdampf. Dadurch können sich seine Wirkstoffe in der Atemluft entfalten. Atmen Sie tief ein.

Gesichtsmasken zum Selbermachen

Schwellungen im Gesicht können auf eine Lymphstauung hindeuten. In Ergänzung zur Sequenz »Strahlende Haut« in Kapitel 4 kann eine Gesichtsmaske Rötungen und Spannungen lindern, die den Lymphfluss einschränken. Heilerde-Masken lassen Entzündungen abklingen und bringen die Haut zum Leuchten. Heilerde kann für jeden Körperbereich verwendet werden. Totes-Meer-Schlamm, Lava- und Bentoniterde sowie Bimsstaub enthalten viele Mineralien, weshalb sie zur Reinigung und Wiederherstellung des Mikrobioms der Haut eingesetzt werden.

- **Lehmmaske:** Geben Sie eine kleine Menge reine Bentoniterde in eine Schüssel. Fügen Sie zwei Teelöffel Apfelessig und genug Wasser hinzu, um alles zu einer geschmeidigen Paste zu verrühren. Tragen Sie die Paste auf die Haut auf, und lassen Sie sie 20 Minuten einwirken. Beim Trocknen zieht sich die Haut leicht zusammen. Das ist normal! Entfernen Sie die Maske mit warmem Wasser und einem weichen Waschlappen.

  Hinweis: Apfelessig kann dazu führen, dass sich Ihre Haut heiß anfühlt. Wenn Sie allergisch darauf reagieren, tragen Sie ihn nicht auf Ihr Gesicht auf. Falls Sie nicht sicher sind, wie Sie ihn vertragen, testen Sie ihn erst auf Ihrer Hand.

- **Für eine strahlende Haut:** Mischen Sie ein geschlagenes Eigelb (oder ½ pürierte Avocado), einen Esslöffel Honig und einen Teelöffel Kakao. Sie können auch eine Prise oder ¼ Teelöffel Zimt oder Kurkuma hinzufügen. Honig wirkt antibakteriell und antiviral und bringt die Haut zum Strahlen. Auch bei Narben ist Honig gut geeignet, um die Regeneration der Hautzellen zu beschleunigen. Eigelb beziehungsweise Avocado sind sehr gute Feuchtigkeitsspender. Kakao ist ein Antioxidans. Mithilfe von Zimt können Hautunreinheiten reduziert werden. Curcumin in Kurkuma ist ein Wirkstoff mit antioxidativen Eigenschaften, der Ihre Haut vor freien Radikalen schützt. Verquirlen Sie alle Zutaten in einer Schüssel zu einer geschmeidigen Paste. Tragen Sie sie gleichmäßig auf Ihr Gesicht auf, und lassen Sie diese 15 bis 20 Minuten einwirken. Waschen Sie die Maske dann wieder ab. Sie werden staunen, wie sauber sich Ihre Haut anfühlt und wie sie strahlt.

  Hinweis: Zimt kann dazu führen, dass sich Ihre Haut heiß anfühlt. Wenn Sie allergisch darauf reagieren, tragen Sie ihn nicht auf Ihr Gesicht auf. Wenn Sie nicht sicher sind, ob Sie ihn vertragen, testen Sie ihn erst auf Ihrer Hand.

Trockenbürstenmassage

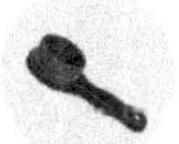

Trockenbürsten ist eine hervorragende Möglichkeit, um abgestorbene Hautzellen zu entfernen, das Hautbild zu verbessern (einschließlich Cellulite) und die Zellerneuerung zu fördern. Auf sanfte Weise stimuliert es Ihr Nervensystem und sorgt für mehr Energie, eine bessere Immunfunktion und einen optimierten Lymphfluss.

Produziert der Körper zu viel Talg, können die Poren verstopfen. Da die Poren einer der wichtigsten Ausführungsgänge zur Entgiftung der Haut sind (durch Schwitzen), wirkt sich die Verstopfung belastend auf Leber und Nieren aus und kann deren Funktion beeinträchtigen. Trockenbürstenmassage befreit die Poren, regt die

Blutzirkulation an und damit die natürliche Entgiftung des Körpers. Dies fördert Ihre Verdauung. Bürsten Sie in langen, sanften Strichen (nicht in Kreisen), um die Lymphgefäße zu aktivieren. Vermeiden Sie zu hartes Bürsten, um die Haut nicht zu reizen.

Richtig bürsten
Gesichtsbürsten stimulieren den Lymphfluss in Ihrem Gesicht.
Kurze Griffe verbessern die Kontrolle.
Eine Bürste mit langem Griff ermöglicht den Zugang zum Rücken.
Massagebürsten mit Handschlaufe sind gut für bestimmte Bereiche und zur Hautkonturierung.
Bevorzugte Features bei Bürsten
1. Naturborsten
2. Angenehm anzuwenden und nicht hautirritierend
3. Haken, um sie nahe der Dusche aufzuhängen

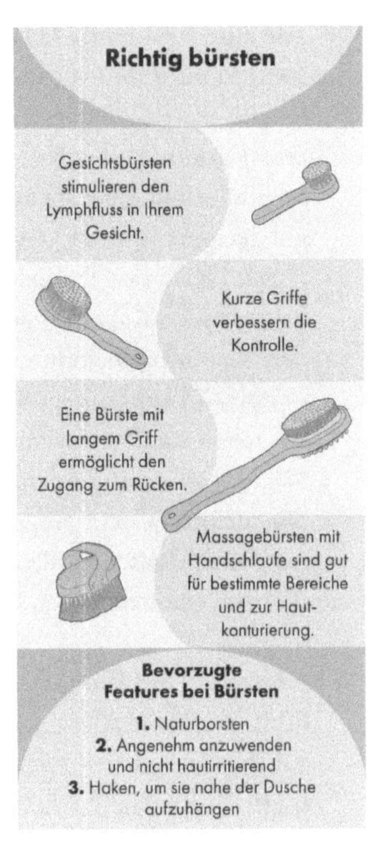

Richtig bürsten

Orientieren Sie sich beim Trockenbürsten an den Lymphterritorien und den entsprechenden Lymphknoten, zu denen Sie bürsten müssen. Massieren Sie erst einmal die Lymphknoten. Dadurch wird der Sogeffekt der Lymphzirkulation aktiviert. Bürsten Sie sich zwei- bis fünfmal pro Woche. Duschen Sie danach, um die abgestorbenen Hautzellen abzuspülen. Reinigen Sie die Bürste regelmäßig mit Seife und warmem Wasser, und hängen Sie sie zum Trocknen auf. Tauschen Sie die Bürste nach einem Jahr aus.

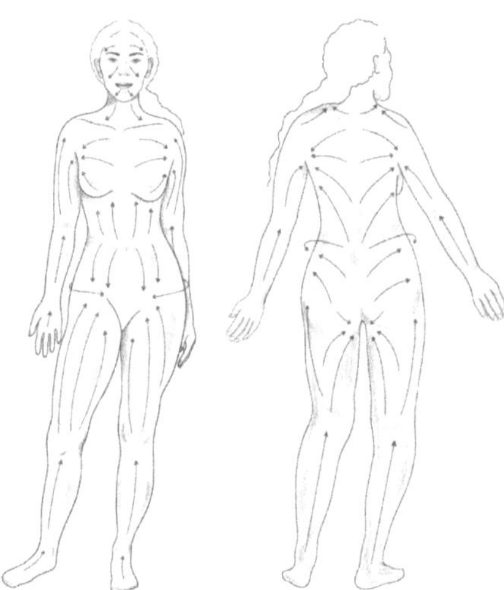

Hinweis: Falls Ihre Haut zu empfindlich ist, verwenden Sie ayurvedische Garshan-Massagehandschuhe aus Rohseide. Diese sind wie Trockenbürsten sowohl online als auch in Naturkostläden erhältlich.

Wie Sie Ihren Körper bürsten

Eigentlich wird immer in Richtung des Herzens gebürstet. Doch Sie können mit der Trockenbürste Ihr Lymphsystem etwas gezielter stimulieren, indem Sie die Lymphknoten massieren und in deren Richtung bürsten. Arbeiten Sie von der Körpermitte aus nach außen.

Schritt 1

Stimulieren Sie die rechten und die linken supraklavikulären Lymphknoten. Drücken Sie Ihre Fingerkuppen **nach unten** in die Schlüsselbeingruben. Machen Sie eine J-Bewegung, während Sie **leicht nach unten und außen** in Richtung Ihrer Schultern drücken. Zehnmal wiederholen.

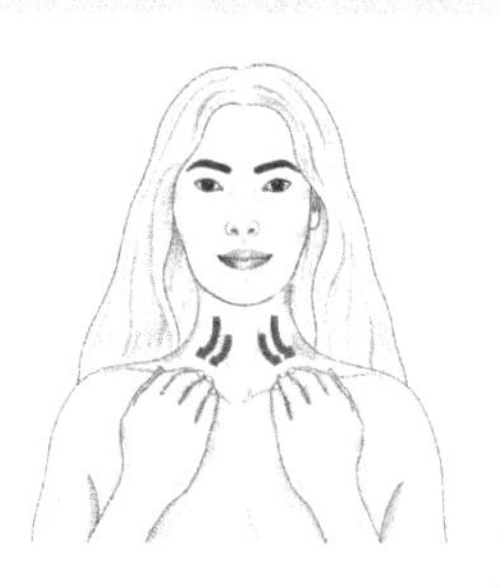

Schritt 2

Stimulieren Sie die Achsellymphknoten: Legen Sie Ihre Hand in die Achselhöhle. Der Zeigefinger ruht **entspannt** in der Achselhöhle. Pumpen Sie **nach oben** in die Achselhöhle. Zehnmal wiederholen.

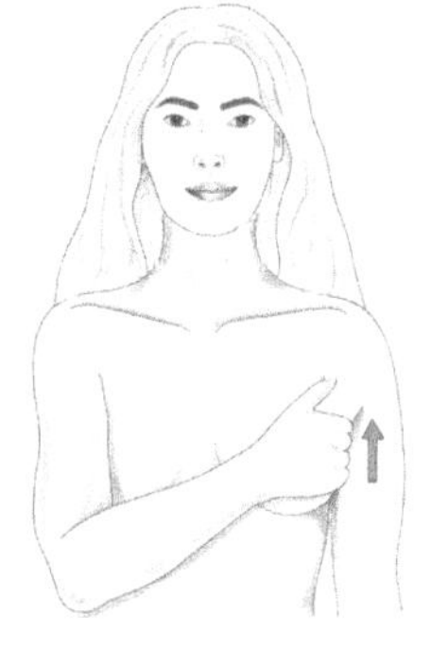

Schritt 3

Wiederholen Sie Schritt 2 auf der anderen Körperseite.

Schritt 4

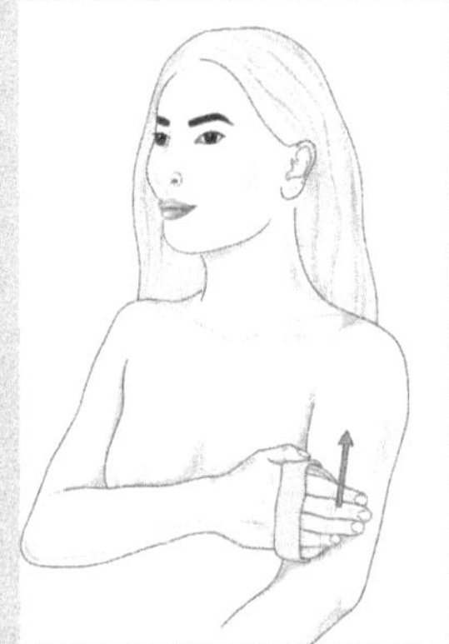

Streichen Sie mit der Trockenbürste von der Hand über den Innen- und Außenarm bis zu den Achsellymphknoten. Auf der anderen Körperseite wiederholen.

Schritt 5

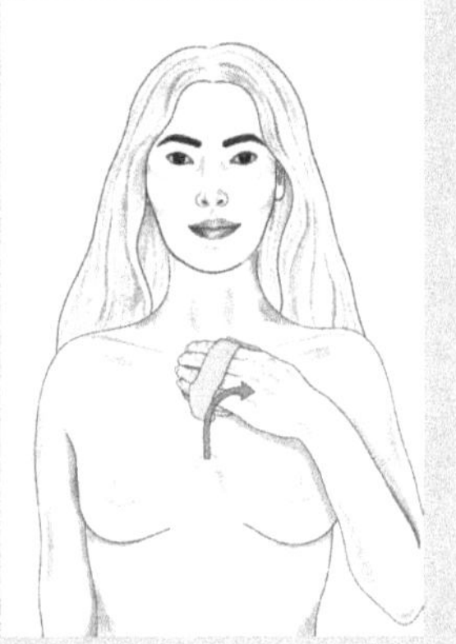

Bürsten Sie mit der Trockenbürste die rechte Brust in Richtung der rechten Achselhöhle, die linke Brust in Richtung der linken Achselhöhle. Bürsten Sie dann vom Brustbein und von der Mitte der Brust in Richtung Herz.

Schritt 6

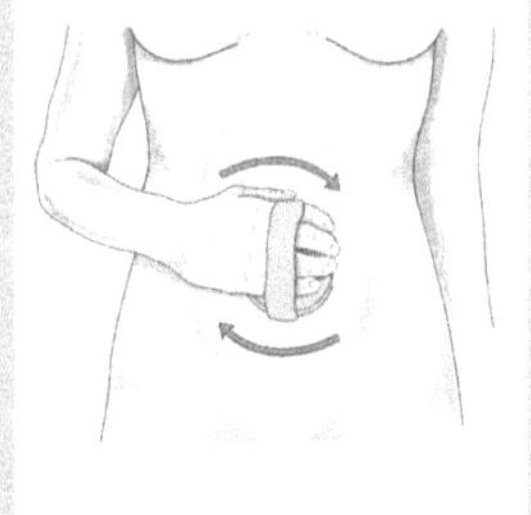

Bürsten Sie Ihren Bauch im Uhrzeigersinn. In dieser Richtung verläuft Ihr Dickdarm. So regen Sie die Verdauung an.

Schritt 7

Bürsten Sie den unteren Rücken und die Hüften in Richtung Bauch.

Schritt 8

Mit einer langstieligen Bürste bürsten Sie Ihren Rücken und die Nackenzone in Richtung der Körpervorderseite. Die Lymphe aus dem Rücken fließt **nach vorn** in die Herzgegend.

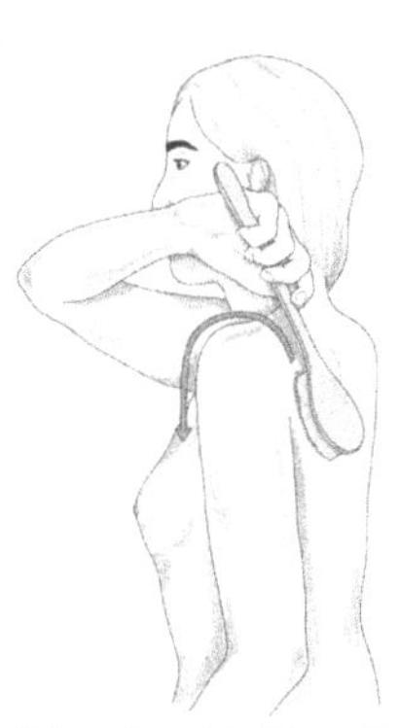

Schritt 9

Stimulieren Sie die Leistenlymphknoten: Legen Sie die Hand auf die Innenseite des Oberschenkels. Massieren Sie C-Griffe **nach oben** in Richtung der Hüfte. Auf der anderen Körperseite wiederholen. Je fünfmal wiederholen.

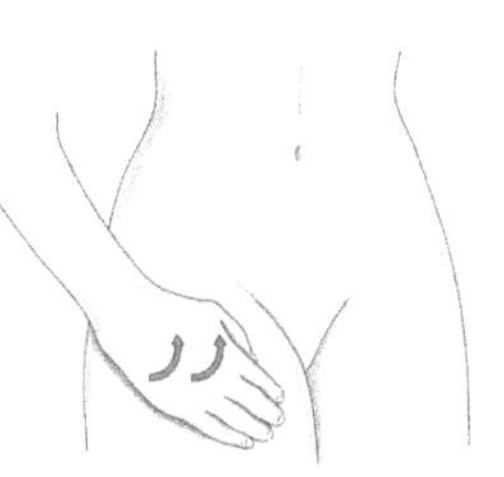

Schritt 10

Bürsten Sie von Ihrem rechten Knie aus **nach oben** zu den Leistenlymphknoten. Bürsten Sie oberhalb des Knies, über das Knie und unterhalb und dann wieder nach oben. Bürsten Sie den Unterschenkel in Richtung Leiste. Bürsten Sie die Wade in Richtung Beinvorderseite. Bürsten Sie dann von Ihrem Fuß nach oben zum Knie. Am anderen Bein wiederholen.

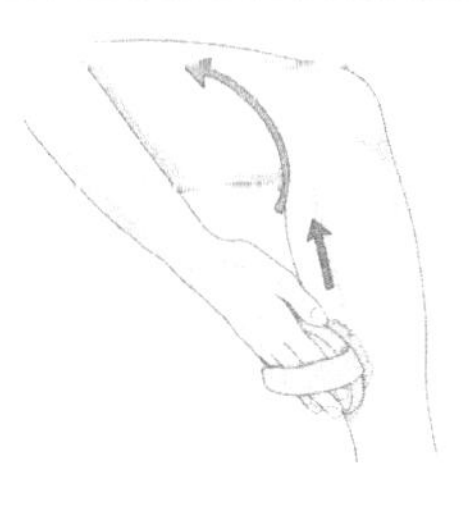

Schritt 11

Wiederholen Sie Schritt 6: Bürsten Sie Ihren Bauch im Uhrzeigersinn.

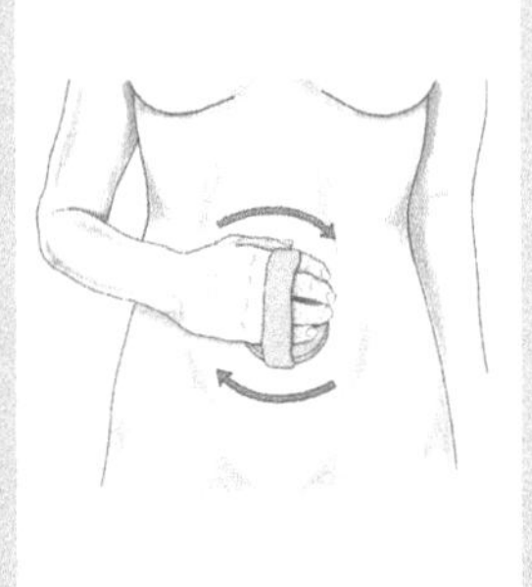

Schritt 12

Wiederholen Sie Schritt 5: Bürsten Sie die Mitte Ihrer Brust.

Schritt 13

Bürsten Sie noch einmal Ihren Bauch, und streichen Sie mit der Bürste über die Körpermitte **nach oben** zum Herzen.

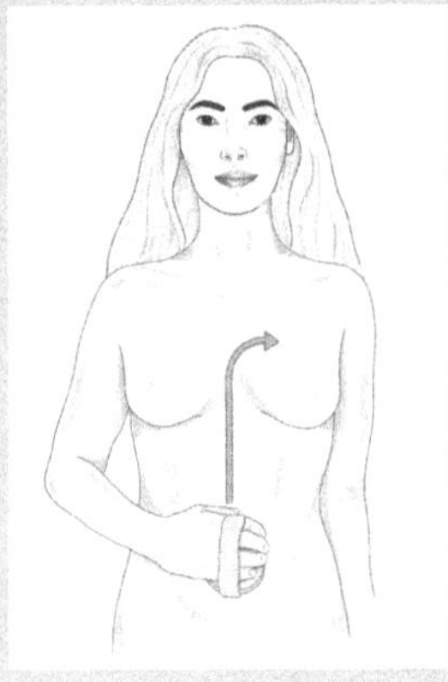

Wie Sie Ihr Gesicht bürsten

Für das Gesicht empfehle ich eine weichere Bürste.

Schritt 1

Stimulieren Sie die rechten und die linken supraklavikulären Lymphknoten in den Schlüsselbeingruben.

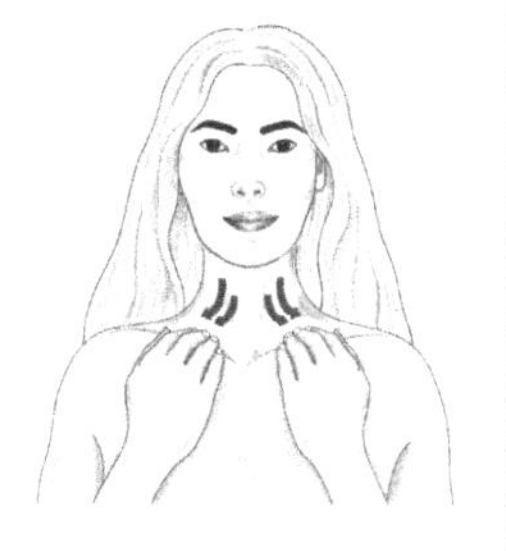

Schritt 2

Bürsten Sie von Ihren Ohren über den Hals **nach unten** zu den supraklavikulären Lymphknoten auf beiden Seiten. Zehnmal wiederholen.

Schritt 3

Bürsten Sie Ihr Gesicht vom Kinn in Richtung der Ohren. Zehnmal wiederholen.

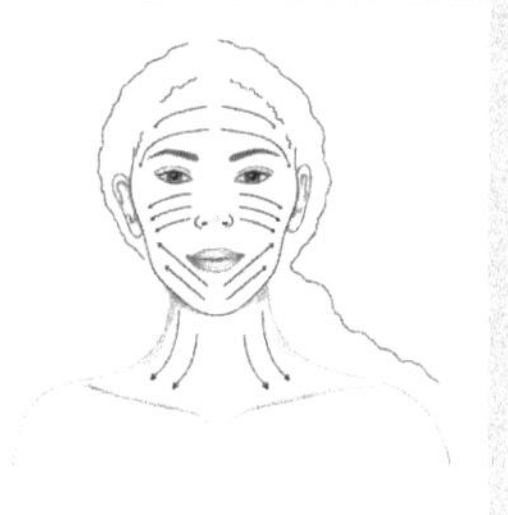

Schritt 4

Bürsten Sie von den Wangen in Richtung der Ohren. Zehnmal wiederholen.

Schritt 5

Bürsten Sie vom Nasenrücken nach oben zur Stirn, dann von der Stirn in Richtung der Schläfen. Zehnmal wiederholen.

Schritt 6

Bürsten Sie über Ohren und Hals **nach unten.** Zehnmal wiederholen.

Schritt 7

Wiederholen Sie Schritt 1: Stimulieren Sie die Lymphknoten in den Schlüsselbeingruben mit den Fingerkuppen.

Hinweis: Bürsten Sie nicht über offene Wunden oder gereizte Haut.

Gua Sha und Jade-Roller

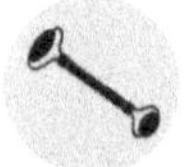

Die Verwendung eines Gua-Sha-Steins oder Jade-Rollers zur Korrektur von Schwellungen, feinen Linien und Falten im Gesicht ist in den letzten Jahren immer beliebter geworden. Falls Sie sich ein Tutorial-Video angeschaut haben, haben Sie wahrscheinlich gehört, dass Sie den Roller über den Hals und auf Ihr Gesicht führen sollen. Inzwischen wissen Sie: Bei der Lymphdrainage arbeiten wir in die andere Richtung. Mit dem Jade-Roller soll Blut mit den Nährstoffen ins Gesicht geführt werden, weil der Blutkreislauf das Blut von der Körpermitte aus in die Peripherie transportiert. Im Gegensatz dazu fließt die Lymphe von der Peripherie zum Herzen hin.

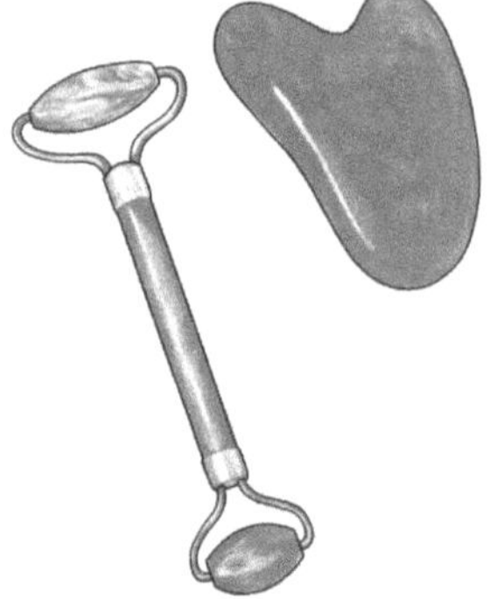

Um einen Flüssigkeitsstau im Gesicht zu beheben, bewegen Sie den Gua-Sha-Stein oder den Jade-Roller *zuerst den Hals hinunter* (dies folgt dem Prinzip der Abflussreinigung bei der Badewanne, das ich in den »Grundprinzipien der Lymph-Selbstmassage« in Kapitel 3 beschreibe). Ich empfehle, den rechten und linken Lymphknoten in der Schlüsselbeingrube mit den Fingerkuppen sanft zu massieren, bevor Sie einen Roller oder Stein verwenden, um Ihr Lymphsystem vorzubereiten. Dadurch erzielen Sie bessere Ergebnisse.

Auch Nagelpflege ist wichtig

Viele gönnen sich gern ab und zu eine Maniküre, aber das Lackieren der Nägel ist nicht immer das gesündeste Selbstpflegeritual. Nagellacke können bis zu fünf Prozent Formaldehyd enthalten. Diese chemische Verbindung wird als potenziell krebserregend eingestuft. Formaldehyd verursacht nicht nur brüchige Nägel, sodass sie einreißen. Es kann auch Ihre Haut reizen und in einigen Fällen eine Allergie auslösen. Wenn Sie Nagellack verwenden, empfehle ich Ihnen, eine ungiftige Marke zu wählen, es gibt heutzutage viele auf dem Markt. Gelnägel sind ebenfalls problematisch, da die meisten UV-Lichthärtungsgeräte zum Trocknen der Nägel UVA-Strahlung emittieren, die Zellschäden verursacht. Sie führt zur Hautalterung und erhöht das Risiko von Hautkrebs. Suchen Sie nur Nagelstudios auf, die alle Geräte, Arbeitsutensilien und die Flächen nach jeder Behandlung desinfizieren, oder Sie bringen Ihre persönlichen Gerätschaften mit. Dies ist vor allem dann wichtig, wenn Sie ein Lymphödem haben. Bei Lymphödemen an den Beinen ist es ratsam, die Zehennägel professionell pflegen zu lassen, um Pilzinfektionen zu vermeiden. Besondere Vorsicht ist beim Entfernen der Nagelhaut geboten, damit keine Bakterien eindringen können. Statt sie zu schneiden, sollte sie aufgeweicht und mit einem Rosenholzstäbchen zurückgeschoben werden. Die Nägel behandelt man danach mit Nagelöl oder einem Spezialbalsam.

Lymphatisches Schröpfen

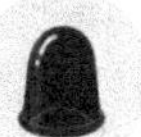

Die ganzheitliche Schröpftherapie ist eine beliebte Ergänzung der Akupunktur. Dabei wird die Durchblutung des Muskelgewebes verbessert und der Stoffwechsel angeregt. Bei diesem entgiftenden Heilverfahren werden bauchige Schröpfgläser mit Saugball oder Vakuumpumpe auf verschiedene Akupunkturpunkte aufgesetzt. Durch das Ansaugen auf der Haut entsteht ein Unterdruck. Beim lymphatischen Schröpfen werden die Schröpfglä-

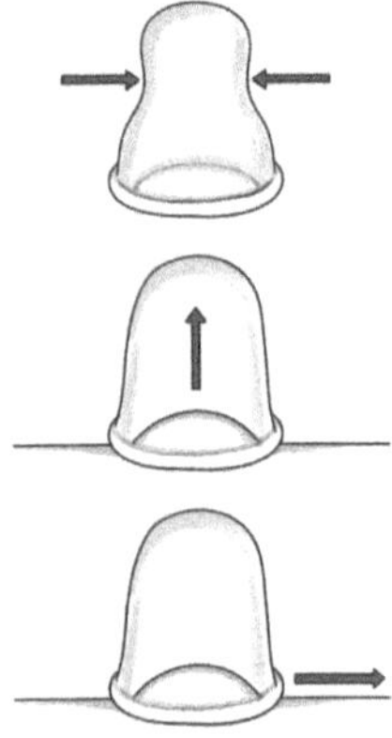

ser auf der leicht eingeölten Haut hin und her bewegt, um Lymphstauungen zu behandeln. Dadurch werden auch die für das traditionelle Schröpfen typischen kreisförmigen Hämatome auf der Haut vermieden. Das kann zu Entzündungen führen und wirkt sich möglicherweise negativ auf die Lymphe aus. Bewegen Sie die Schröpfgläser auf der Haut entlang des Drainagemusters des Körpers in Richtung Ihrer Lymphknoten. Die Schröpfgläser erzeugen auf den Schröpfzonen einen Sogeffekt im Gewebe, wodurch das Blut aus den Gefäßen ins Gewebe gezogen wird. Das stimuliert den gestauten Lymphfluss. Ein weiterer Effekt sind eine schlanke Taille und schlanke Oberschenkel, weil das Bindegewebe gestrafft wird. Nach der Behandlung sollte man die Haut mit einem Körperöl behandeln. Schröpfgläser für Gesicht und Körper gibt es online in verschiedenen Größen zu kaufen.

So schröpfen Sie sich selbst

Schritt 1

Stimulieren Sie mit Ihren Händen die Lymphknoten, die die Region entwässern, an der Sie arbeiten werden. Wenn Sie zum Beispiel Ihre Beine schröpfen, massieren Sie die Leistenlymphknoten. Vor der Behandlung des Gesichts stimulieren Sie die Lymphknoten in Ihren Schlüsselbeingruben. Mit der tiefen Zwerchfellatmung regen Sie den Lymphfluss in den unteren Extremitäten an.

Schritt 2

Tragen Sie etwas Öl oder Lotion auf Ihre Haut auf.

Schritt 3

Drücken Sie den Gummiball auf dem Schröpfglas zusammen. Dadurch wird die Luft aus dem Schröpfglas gezogen, bevor Sie es auf Ihre Haut setzen. Sobald das Schröpfglas sich angesaugt hat, lassen Sie los. Das Schröpfglas hebt Ihre Haut sanft an. Halten Sie das Glas für zwei Sekunden, und gleiten Sie dann in einer geraden Linie zu den nächstgelegenen Lymphknoten. Auf jeder Linie zehnmal wiederholen.

Schritt 4

Arbeiten Sie in Schröpfzonen. Streichen Sie zum Beispiel zehnmal an der Innenseite des Oberschenkels entlang, dann zehnmal auf der Mitte, dann auf der Außenseite des Oberschenkels. Bewegen Sie das Schröpfglas in langen, fließenden Strichen, und ziehen Sie die Haut dabei vorsichtig an. Achten Sie darauf, dass Sie den Gummiball nach jedem Abheben wieder zusammendrücken und das Schröpfglas richtig aufsetzen. So erhalten Sie die optimale Dehnung der Haut und vermeiden ein Gleiten. Bearbeiten Sie zuerst den Oberschenkel und dann den Unterschenkel. Wenn Sie sich auf einen bestimmten Bereich Ihres Körpers konzentrieren möchten (um zum Beispiel Cellulite zu behandeln), können Sie sich dort ein paar Minuten länger aufhalten und kürzere Bewegungen ausführen. Bei der Gesichtsbehandlung arbeiten Sie in Linien vom Kinn zum Ohr, von den Wangen zu den Ohren, von der Stirn zu den Ohren und von den Ohren den Hals hinunter zu den rechten und linken Lymphknoten in den Schlüsselbeingruben.

Schritt 5

Zum Abschluss stimulieren Sie Ihre Lymphknoten nochmals mit den Händen.

Reflexzonenmassage

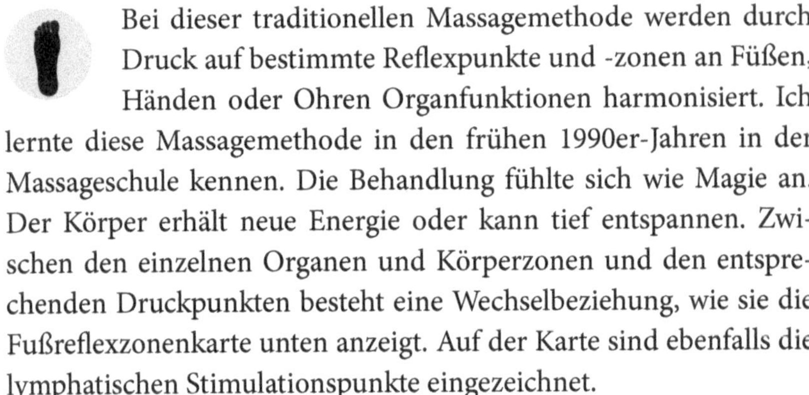

Bei dieser traditionellen Massagemethode werden durch Druck auf bestimmte Reflexpunkte und -zonen an Füßen, Händen oder Ohren Organfunktionen harmonisiert. Ich lernte diese Massagemethode in den frühen 1990er-Jahren in der Massageschule kennen. Die Behandlung fühlte sich wie Magie an. Der Körper erhält neue Energie oder kann tief entspannen. Zwischen den einzelnen Organen und Körperzonen und den entsprechenden Druckpunkten besteht eine Wechselbeziehung, wie sie die Fußreflexzonenkarte unten anzeigt. Auf der Karte sind ebenfalls die lymphatischen Stimulationspunkte eingezeichnet.

Wir erwarten viel von unseren Füßen, die den ganzen Tag unser Gewicht tragen, und kümmern uns abgesehen von ein wenig Nagelpflege kaum um sie. Durch die auf die Haut ausgeübten Reize bei der Fußreflexzonenmassage werden Blockaden und Verspannungen gelöst, Schmerzen und Stress gelindert, Giftstoffe ausgeleitet und die Verdauung verbessert. Ängste werden besänftigt, und Ihre Stimmung hellt sich auf.

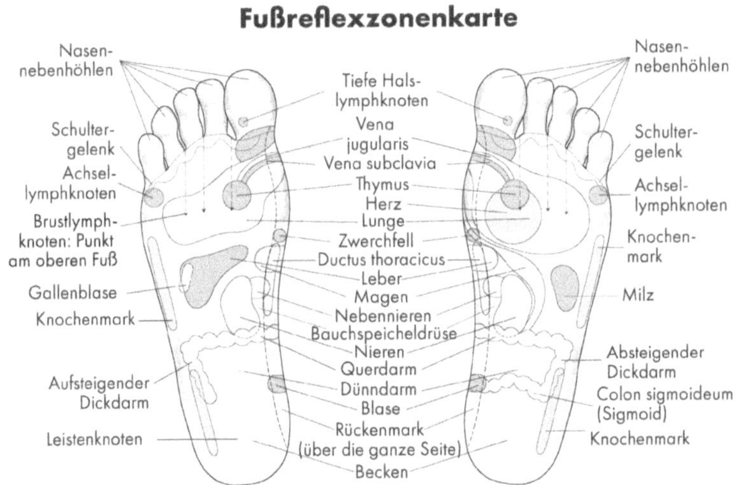

Wenden Sie bei der Massage der Füße mehr Druck an als bei einer Lymph-Selbstmassage, um Verklebungen zu lösen. Beginnen Sie langsam, und steigern Sie den Druck nach und nach. Es ist nicht ungewöhnlich, dass Sie bei Druck auf einen bestimmten Punkt einen reflektorischen Schmerz verspüren. Die folgende Sequenz wurde entwickelt, um Ihr Lymphsystem zu stärken, und richtet sich speziell an die Lymph- und Verdauungsreflexpunkte in Ihrem Körper.

Die Fußreflexzonenmassage

Mithilfe der Fußreflexzonenkarte können Sie sofort loslegen.

Schritt 1

Reinigen Sie Hände und Füße gründlich.

Schritt 2

Setzen Sie sich bequem hin. Streichen Sie mit der rechten Hand über den rechten Fuß vom Zehenansatz über den Fußrücken bis zur Oberseite des Knöchels. Das ist die Reflexzone für die Lymphe. Zehnmal wiederholen.

Schritt 3

Legen Sie beide Handflächen rechts und links um Ihr rechtes Fußgelenk herum. Beugen und strecken Sie den Fuß, während Sie die Lymphe vom Knöchel aus über die Wade nach oben bewegen. Hier liegt die Reflexzone für die Genitalien. Dieser Bereich schwillt bei Flügen zuerst an. Massieren Sie **sanfte** C-Griffe über die aufgestaute Lymphe, während Sie den Fuß beugen und strecken. Zehnmal wiederholen.

Schritt 4

Legen Sie die Handfläche auf die Fußsohle des rechten Fußes. Drehen Sie den Fuß in beide Richtungen, während Sie die Fußsohle massieren. Dadurch werden die Reflexpunkte Ihres Verdauungstraktes stimuliert. Zehnmal wiederholen.

Schritt 5

Der Bereich zwischen dem großen Zeh und dem zweiten Zeh ist ein guter Lymphreflexpunkt für Ihre Brüste. Massieren Sie mit den Fingern von der großen Zehe zur Oberseite des Knöchels. Drücken Sie dabei langsam und regelmäßig in den Fuß. Spüren Sie nach, ob Sie hier Schmerzen oder Verspannungen wahrnehmen. Massieren Sie sanfte C-Griffe, bis der Schmerz abgeklungen ist. Mindestens zehnmal wiederholen. Massieren Sie dann den Fußrücken bis zum Knöchel. Zehnmal wiederholen.

Schritt 6

Mithilfe der Fußreflexzonenkarte massieren Sie die übrigen Druckpunkte am Fuß, um die Lymphe zu stimulieren:

- Massieren Sie die Druckpunkte des Verdauungstrakts auf beiden Fußsohlen, um die Verdauung anzuregen: aufsteigender Dickdarm, Querdarm, absteigender Dickdarm, Colon sigmoideum, Dünndarm. Dies stimuliert die Cisterna chyli und den Ductus thoracicus.
- Massieren Sie die Milz- und Nierenpunkte.
- Massieren Sie die Zwerchfellpunkte, um die Lungen zu öffnen.
- Massieren Sie die Innenseiten Ihrer Füße: Hier liegen die Druckpunkte für das Rückenmark. Sie tragen dazu bei, Spannungen abzubauen und die Ruhe- und Verdauungsreaktion des parasympathischen Nervensystems zu aktivieren.

- Massieren Sie die Punkte von Arm (Achsellymphknoten) und der Brust noch einmal.

Schritt 7

Wiederholen Sie die Schritte am anderen Bein.

Hinweis: Bei einer bestehenden Schwangerschaft bitte nicht auf den Eierstockpunkt oder den Daumenpunkt drücken. Holen Sie sich fachlichen Rat, bevor Sie mit einer Reflexzonenmassage beginnen. Bei einem Lymphödem nur ganz leicht und sanft arbeiten.

Entwickeln Sie Ihre individuelle Reflexzonenmassage

Um die besonders empfindlichen Druckpunkte aufzuzeichnen, benötigen Sie nur ein leeres Blatt Papier. Zeichen Sie die Umrisse Ihrer Füße darauf, und beschriften Sie jeden Fußabdruck. Schreiben Sie das Datum dazu. Während Sie die Fußreflexzonenmassage durchführen, halten Sie auf dem Papier fest, welche Druckpunkte besonders schmerzhaft reagieren. Ich habe oft so viele empfindliche Stellen, dass ich sie mir nicht alle merken kann, und bin später froh, dass ich sie notiert habe. Ihre eigene Fußreflexzonenkarte dient Ihnen auch als Leitfaden bei anderen Selbstmassage-Sequenzen in Kapitel 4. Bei jeder Form der Selbstbehandlung nehmen Sie verschiedene Emotionen wahr. Lassen Sie sich von ihnen daran erinnern, sich um Ihre »innere Landschaft« zu kümmern.

Rizinuswickel

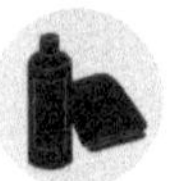

Seit Menschengedenken werden warme Kräuter- oder Ölwickel eingesetzt, um Krankheiten zu behandeln oder dem Körper etwas Gutes zu tun. Die Heilpflanze Wunderbaum, aus deren Samen Rizinusöl gewonnen wird, wurde schon um 1552 v. Chr. im ältesten erhaltenen medizinischen Text Ägyptens erwähnt. Die Pflanze ist in Indien, Afrika und im Mittelmeerraum heimisch. Rizinusöl wird traditionell als Abführmittel und zur Immunstärkung verwendet.

Bereits im 17. Jahrhundert empfahlen europäische Ärzte die Anwendung von Rizinuswickeln zur Entgiftung. Diese wurden im 20. Jahrhundert durch den US-Amerikaner Harvey Grady wiederentdeckt, der über die immunstärkende Wirkung der Rizinuswickel berichtete. Die entzündungshemmenden und antimikrobiellen Eigenschaften von Rizinusöl haben folgende Effekte:

- Das Öl verbessert die Lymphzirkulation und entgiftet,
- wirkt magenberuhigend und stimuliert Leber, Galle und Bauchspeicheldrüse,
- wirkt abführend durch Anregung der Peristaltik der Magen- und Darmmuskulatur und der Harnwege, reduziert Blähungen und lindert Krämpfe,
- hilft bei Hauterkrankungen, Kopfschmerzen, PMS-Symptomen, Brust- und Eierstockzysten,
- erhöht die Abwehrkraft der T-Zellen,
- reguliert den Stoffwechsel und hat heilende Wirkung auf Gewebe und Organe (Leber, Gallenblase, Gebärmutter und andere Fortpflanzungsorgane),
- kann Entzündungen reduzieren,
- stimuliert die Ruhe- und Verdauungsreaktion des parasympathischen Nervensystems.

Anwendung des Rizinuswickels

Für einen Brust- oder Bauchwickel benötigen Sie ein sauberes Baumwollflanelltuch, gefaltet etwa 40 × 50 cm groß (oder so groß, dass es Brust oder Bauch bedeckt) oder einen fertig zu kaufenden Wickel. Außerdem ein Stück etwas größere Plastikfolie (Frischhaltefolie), um das Öl aufzufangen, kalt gepresstes Rizinusöl in einer dunklen Glasflasche, eine Wärmflasche oder ein Heizkissen, ein Küchentuch, ein Badetuch sowie einen Glasbehälter für die Aufbewahrung.

Schritt 1

Erhitzen Sie das Heizkissen, oder füllen Sie heißes Wasser in eine Wärmflasche. Erwärmen Sie zwei Esslöffel Rizinusöl in einem Topf. Legen Sie die Plastikfolie auf eine Fläche, legen Sie das Flanelltuch/den darauf, und verteilen Sie vorsichtig das warme Öl auf dem Stoff.

Schritt 2

Breiten Sie als Schutz vor Ölflecken ein Badetuch aus, und legen Sie sich bequem hin. Geben Sie das Tuch mit dem warmen Öl direkt auf den Bauch, die Leber, die Gallenblase oder den Brustkorb, und legen Sie ein trockenes, sauberes Küchentuch darüber. Auf die umwickelte Stelle legen Sie die Wärmflasche oder das Heizkissen.

Schritt 3

Der Wickel sollte mindestens 45 bis 60 Minuten einwirken.

Schritt 4

Reinigen Sie Ihre Haut mit warmem Wasser, in dem Sie ein paar Teelöffel Natron aufgelöst haben. (Natron ist basisch und neutralisiert die säurehaltigen Giftstoffe, die ausgeschieden wurden.) Schalten Sie das Heizkissen aus oder leeren Sie die Wärmflasche. Bewahren Sie Ihren Rizinusölwickel in einem verschlossenen Glasbehälter im Kühlschrank auf. Sie können den Wickel drei Wochen lang dreimal pro Woche anwenden, gefolgt von einer Woche Pause. Alternativ wenden Sie den Wickel drei Tage hintereinander an und machen drei Tage Pause. Ersetzen Sie den Wickel, wenn Sie krank waren oder ihn ein paar Monate regelmäßig angewendet haben.

Anwendung eines Rizinuswickels
Ein gefaltetes Baumwollflanelltuch
Wärmflasche oder Heizkissen
Glasbehälter für die Aufbewahrung
CASTOR OIL
Plastikfolie (größer als das Tuch)
Rizinusöl

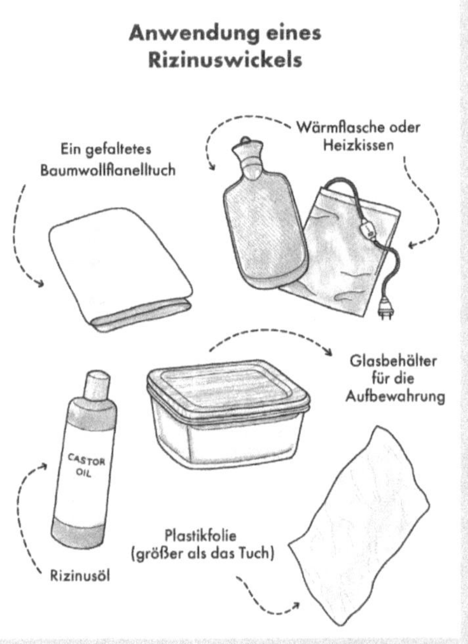

Hinweis: Verwenden Sie das Rizinusöl nur äußerlich, und nehmen Sie es nicht ein. Nicht bei Schwangerschaft anwenden. Sie können genähte Wickel aus saugfähigem Flanell mit Bindebändern und einer ölundurchdringlichen Textilbeschichtung sowie Biorizinusöl online oder in Naturkostläden erwerben.

Infrarot-Heilwärmematten, Infrarotkabinen, Infrarotlaser und Lichttherapie

Infrarot-Heilwärmematten

Infrarot-Heilwärmematten nutzen die langwellige Infrarot-Wärmestrahlung und Kristalle, welche die Wärme in das Gewebe weiterleiten. Die Matten haben die Form von Kissen oder Yogamatten. Die Infrarottechnologie wurde ursprünglich von der NASA entwickelt, um Raumstationen und Raumfahrzeuge zu erwärmen. Anders als eine Heizdecke enthält eine Heilwärmematte keine Heizspulen, die Ihre Haut verletzen könnten. Sie schützt außerdem vor elektromagnetischen Feldern (EMF). Die Technologie kombiniert tief eindringende Infrarotstrahlen mit negativen Ionen, die die Strahlungswärme gleichmäßig durch den Körper bis auf Zellebene übertragen. Die Matten entspannen durch die Tiefenwärme die Muskulatur, lindern Erschöpfungszustände und Schmerzen, fördern die Durchblutung und den Schlaf. Viele Patient*innen bestätigen, dass innerhalb von 15 Minuten Muskelverspannungen nachlassen und sie besser schlafen können. Falls Sie Bedenken haben, dass Wärme bei Ihnen kontraindiziert ist, können Sie die Temperatureinstellung entsprechend regulieren. Manche Hersteller von Heilwärmematten bieten kostenlose Testmöglichkeiten an.

Infrarotkabinen

Schwitzrituale finden sich in vielen Kulturen. Schwitzen hilft dem Körper, Giftstoffe auszuleiten, was sowohl Ihre Verdauung als auch Ihr Hautbild verbessert. Manche Fitnessstudios stellen Infrarotkabinen zur Verfügung, die wie normale Saunen aussehen, aber mit nicht sichtbarer Infrarotstrahlung arbeiten. Sie bieten zahlreiche Vorteile: Infrarotlicht durchdringt die oberste Hautschicht und kann die Zellerneuerung beschleunigen. Die Tiefenwärme fördert die Durchblutung, entspannt die Muskulatur, bringt die Haut zum Strahlen und kann beim Abnehmen helfen. Angeblich verbrennt man innerhalb von nur 30 Minuten bis zu 600 Kalorien. Tiefenwärme hat therapeutische Effekte durch die damit verbundene Entgiftung, Schmerzlinderung und die intensivierte Produktion von Kollagen und weißen Blutkörperchen. Der regelmäßige Aufenthalt in einer Infrarotkabine beugt Erkältungen vor und stärkt das Immunsystem. Und weil die Temperaturen in der Infrarotkabine deutlich niedriger sind als in der Sauna, ist ein längerer Aufenthalt angenehmer.

Infrarotlaser

Mit derselben Infrarottechnologie arbeitet der Infrarotlaser, der bei der Behandlung von Lymphödemen eingesetzt wird, um Entzündungen und Schwellungen zu verringern. Durch das Infrarotlicht wird auf Zellebene eine fotochemische Reaktion ausgelöst, die den Stoffwechsel in den Zellen anregt. Dies fördert den Blut- und Lymphfluss. Der Laser wird unterstützend bei der Behandlung von Wunden, Sportverletzungen, Muskelkater und Verstauchungen eingesetzt.

Hinweis: Wenn bei Ihnen das Risiko für die Entwicklung eines Lymphödems oder einer Lymphstauung besteht, konsultieren Sie Ihre(n) Lymphtherapeut*in, um abzuklären, ob Saunabesuche und Laserbehandlungen für Ihren Zustand ungefährlich sind.

Lichttherapie

Immer mehr Menschen, die sich für die Lymphdrainage interessieren, informieren sich auch über Lichttherapie. Diese nicht invasive Technologie nutzt elektrische Signale und negativ geladene Lichtphotonen bei geringer Stromstärke. Auf diese Weise sollen verklumpte Proteine stimuliert werden, die Schwellungen und Blockaden in Zellaggregationen (Zusammenlagerung einzelner Zellen) verursachen. Die Lichttherapie nutzt bestimmte Wellenlängen, um die aus dem Gleichgewicht geratene elektromagnetische Ladung der Zellen zu korrigieren. Berichten zufolge löst sie gestaute Lymphe auf, damit sie wieder leichter durch die Lymphbahnen fließen kann. Diese Methode beruht auf der Theorie, dass der Austausch zwischen den Lymphproteinen hauptsächlich auf elektrischer Basis erfolgt.

Vielleicht haben Sie schon von der Chromotherapie (Farbtherapie) gehört, die mit den Regenbogenfarben arbeitet. Einige Kosmetikstudios bieten diese Technologie für Gesichtsbehandlungen an. Die roten, violetten oder blauen Lichtmasken werden für die Reinigung des Mikrobioms des Gesichts eingesetzt, um die Bakterien zu beseitigen, die Akne verursachen. Andere Geräte zur Selbstanwendung nutzen die Technologie für die Behandlung von Entzündungen.

Jede Farbe des Lichtspektrums hat eine andere Wirkung auf Körper und Seele. Grün wirkt beruhigend, Gelb lindert Entzündungen, Orange wirkt revitalisierend auf fahle Haut und stärkt die geistige und körperliche Gesundheit. Erinnern Sie sich an den pulsierenden Mechanismus der Lymphangione, vor diesem Hintergrund erscheint dieses Konzept durchaus sinnvoll. Forscher prüfen die therapeutischen Einsatzmöglichkeiten der Lichttherapie bei der Wundheilung, bei neurodegenerativen Erkrankungen, der Reduzierung von Entzündungen, der Heilung von Muskelverletzungen und bei anderen Erkrankungen.

Hinweis: Wenn Sie ein Lymphödem haben, konsultieren Sie bitte eine(n) zertifizierte(n) Lymphödemtherapeut*in, um abzuklären, ob diese Anwendung empfehlenswert für Sie ist. Ich sehe darin keinen Ersatz für die manuelle Lymphdrainage.

Meditation verbindet alle Säulen miteinander

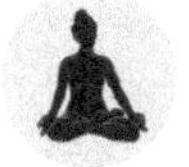

Zahlreiche Studien haben bewiesen, dass Meditation das Stresslevel reduzieren kann. Es ist wissenschaftlich bestätigt, dass der Abbau von Stress eine der wichtigsten Voraussetzungen ist, um den eigenen Gesundheitszustand zu optimieren. Meditation ist genauso wichtig wie gesunde Ernährung, Bewegung und guter Schlaf!

Ich lernte Meditation im Alter von knapp elf Jahren kennen. Seither ist sie eine beruhigende Ressource, die ich immer dann nutzen kann, wenn ich mich überfordert fühle, wenn eine Situation außer

Kontrolle gerät oder ich Schmerzen habe. Ich verlasse mich seit Jahren auf meine Meditationspraxis wie auf einen alten Freund. Dadurch habe ich Zugang zu einem tieferen Teil meiner selbst, und das gibt mir Sicherheit, dass alles wieder in Ordnung kommt, auch wenn es im Moment nicht so aussieht.

Im Laufe der Jahre habe ich viele Meditationsformen praktiziert, unter anderem in Zen-Klöstern und bei Vipassana-Schweige-Retreats. All diese Erfahrungen vermittelten mir Techniken, um trotz der getrübten Gewässer meines Gemütes gelassen zu bleiben.

Meditation löst diejenigen Funktionen des parasympathischen Nervensystems aus, die Heilung möglich machen. Wenn Sie meditieren, gehen Sie von der flachen Brustatmung zu einer tieferen Zwerchfellatmung über. Die Entspannung Ihres Geistes, Ihrer Nerven und Ihrer Emotionen reduziert Stress und schützt auf lange Sicht Ihre Gesundheit. Auch die Vorteile der bewussten Atemarbeit sind beeindruckend! Sie verbessert nicht nur Ihre Stimmung und Ihren Schlaf. Tiefe Atmung regt auch den Lymphfluss an. Deshalb habe ich die Sequenz »Tiefe Zwerchfellatmung« entwickelt, die die Sequenzen »Herz- und Lungenöffner« und »Bauchmassage« begleitet.

Meditation und kreatives Visualisieren

Ich erlernte diese Technik in meiner Kindheit, als meine Mutter an Lungenkrebs erkrankt war. Ein Freund unserer Familie lehrte die Silva-Mind-Control-Methode, die er an uns weitergab. Er zeigte uns, wie man meditiert. Er nannte es »go to level«. Seine Methode war recht einfach anzuwenden, wie Sie selbst erfahren werden.

Wir setzten uns bequem hin (liegen geht auch), dann leitete er uns an, rückwärtszuzählen und ein paar beruhigende Worte zu sprechen. Anschließend sollten wir uns einen heilenden Ort in der Natur vorstellen oder einen anderen Platz, an dem wir uns sicher und glücklich fühlen. Diesen Ort umgaben wir in Gedanken mit beruhigenden Symbolen, Bildern und Objekten, die uns das Gefühl vermittelten, in einem Traumhaus zu sein. Jede Sitzung dauerte nur etwa 15 Minuten, aber ich fühlte mich, als reiste ich tief in mich hinein, an einen Ort in mir, der vollkommen rein war.

Erst viel später wurde mir klar, dass wir durch diese Meditation in einen tieferen Bewusstseinszustand gelangten. Wir erschufen dabei in uns selbst einen einzigartigen Raum, der als Zuflucht dienen sollte. Auch heute, mehr als drei Jahrzehnte später, besuche ich noch immer denselben Ort, wenn ich etwas Trost brauche.

Ich habe die Bedeutung dieses Zugangs zum tiefsten Teil meines Selbst erst zu schätzen gelernt, als ich älter war. Die Meditation verlieh mir aber schon früh innere Stärke und gab mir die Möglichkeit, auf meine Intuition zurückzugreifen. Ich meditierte in der Notaufnahme von Krankenhäusern, betete für die Gesundheit eines geliebten Menschen und suchte mein imaginäres inneres Heiligtum in Zeiten auf, in denen ich unsicher war oder mir die Kontrolle entglitten war. Dadurch fühlte ich mich immer geerdet und gelassen.

Seit ich ein junges Mädchen war, gehe ich in meiner Vorstellung an denselben Ort »zum Level«. Der Raum ist erfüllt von heiligen Heilkräften und bietet mir Schutz. Der Raum, den Sie für sich selbst erschaffen, gehört nur Ihnen. Sie brauchen niemandem davon zu erzählen. Ich glaube nicht, dass ich die Details meines Raumes jemals verraten habe, außer vielleicht meinem Bruder, denn wir erzählten uns in unserer Kindheit alles.

Die folgende Sequenz ist eine Anleitung, wie Sie Ihr eigenes Stückchen Himmel erschaffen und für immer in Ehren halten können. Wenden Sie diese Meditation während einer Selbstmassage-Sequenz an, wenn Sie sich ängstlich fühlen, und schenken Sie sich selbst bedingungslose Liebe. Ich wünsche Ihnen, dass Sie in sich ein heilendes Zentrum schaffen, auf das Sie jederzeit zugreifen können, egal, wo Sie sind.

Schritt 1

Setzen oder legen Sie sich bequem hin.

Schritt 2

Schließen Sie die Augen.

Schritt 3

Atmen Sie ein paarmal tief ein und aus.

Schritt 4

Entspannen Sie die Gesichtsmuskeln, den Kiefer und den Rachen.

Schritt 5

Zählen Sie von 10 rückwärts. Bei 9 denken Sie: »Ich gehe tiefer und tiefer zu einer gesünderen Bewusstseinsebene.« 8, 7: »Tiefer und tiefer.« 6, 5: »Ich gehe tiefer und tiefer zu einer gesünderen Bewusstseinsebene.« 4, 3: »Tiefer und tiefer.« 2, 1.

Schritt 6

Bei 1 stellen Sie sich vor, Sie stehen ganz oben auf einer steilen Treppe. Die Treppe kann überall sein: auf einem Lavendelfeld, einem schneebedeckten Berggipfel, einer Sanddüne am Rand eines Strandes. Sie wissen, was ich meine. Gehen Sie die Stufen hinab, und denken Sie dabei: »Ich bin in einem tieferen, gesünderen Bewusstseinszustand.«

Schritt 7

Visualisieren Sie Ihren ganz persönlichen Ort der Heilung, das Heiligtum Ihrer Träume. Gehen Sie hinein … Welche Farben sehen Sie? Welche Klänge hören Sie? Welche Bilder erscheinen? Gibt es Fenster, durch die Sie den Regenwald oder Berge sehen können? … Sind Sie in einer Wüste mit blühenden Kakteen? … Hängen Bilder an der Wand … Bilder von Ihren Familienmitgliedern? … Sind die Wände gewölbt wie in einem Lehmbau? … Sind Sie in einem Bauernhaus? … Ist es ein Blockhaus oder ein Glashaus an der Küste? Vielleicht scheint die Sonne, und eine sanfte Brise weht. Vielleicht leuchten am Himmel unzählige Sterne.

Schritt 8

Sobald Sie in Ihrem Heiligtum der Heilung angekommen sind, visualisieren Sie sich selbst oder jemanden, dem Sie Heilenergie senden möchten. Als Kind stellte ich mir vor, wie die gesunden Zellen im Körper meiner Mutter sich vermehrten und die Krebszellen zerstörten. Als ich mit einem gefährlichen Hundebiss ins Krankenhaus musste, stellte ich mir vor, wie meine Schnittwunde von innen heraus heilte und dass die Medikamente mich vor einer Infektion bewahrten. Ich schickte auch meinem Onkel Heilung, als er in seiner letzten Lebensphase war, um ihm einen leichten und schmerzfreien Übergang zu ermöglichen. Ganz gleich, ob Sie vor einer öffentlichen Veranstaltung etwas Ruhe suchen oder einem geliebten Menschen Licht und Gebete senden möchten: Ihr inneres Heiligtum der Heilung ist ein sicherer und unterstützender Ort, an dem Sie Ihre Träume visualisieren können.

Schritt 9

Um zurückzukehren, zählen Sie von 1 bis 3 und sagen: »1: Beim Aufwachen fühle ich mich besser als vorher. 2: Ich bin ganz wach, vollkommen gesund und fühle mich besser als vorher. 3: Besser und besser.«

Vierte Säule: Kompression

Das Thema »Kompression« ist Lymphödem-Patienten bestens vertraut. In den letzten Jahren hat sich die medizinische Kompressionskleidung zunehmend zu atmungsaktiven Hightech-Produkten weiterentwickelt.

Unterstützende Stützstrümpfe beugen venösen Symptomen vor und sind nützlich bei einer Verstauchung, nach einer elektiven Operation oder wenn Sie einen stehenden Beruf ausüben. Sie sind sinnvoll bei Flugreisen, insbesondere wenn Sie schwanger, älter und nicht gehfähig sind und/oder ein Risiko für Blutgerinnsel besteht.

Medizinische Kompressionsbandagen und -kleidung sind extrem wichtig für den Lymphfluss und eine tragende Säule der Komplexen Physikalischen Entstauungstherapie (KPE) zur Linderung von Lymphödemen. Es gibt Kompressionskleidung aus antimikrobiellem Material, das Gerüche verhindert. Strukturierte Oberflächen wirken wie eine Mikromassage und sorgen für eine zusätzliche Stimulierung des Lymphflusses.

Medizinische Kleidungsstücke sind nahtlos gestrickt und anatomisch angepasst. Ihre Muskeln können sich bewegen, denn das ist wichtig, um die Lymphe anzuregen. Kommt es bei Ihnen bei Hitze zu Schwellungen oder liegt ein Lymphödem vor, sollten Sie sich im Fachhandel über medizinische Kompressionsstrümpfe oder -ärmel informieren.

Bei der Kompressionstherapie wird ergänzend zur manuellen Lymphdrainage die intermittierende pneumatische Kompression (IPK) eingesetzt. In den Druckmanschetten mit einer oder mehreren Luftkammern baut sich Druck auf, um den Lymphfluss in Richtung des Herzens zu stimulieren. Der Druck baut sich auf und wird nach einem bestimmten Intervall weniger. Die Pumpe gibt sanfte Impulse an den Körper ab, die den Lymphstrom simulieren. Die luftgefüllte Hosenmanschette wird über die Beine gezogen. Es gibt auch Manschetten für die Arme und Jacken für den Oberkörper. Lassen Sie sich zur richtigen Anwendung des Geräts fachkundig einweisen. Ursprünglich zur Behandlung von Lymphödem-Patienten entwickelt, finden diese Geräte aufgrund ihrer entzündungshemmenden Wirkung und der Verbesserung der sportlichen Leistung immer mehr Einzug in die Fitnessbranche.

Kinesio-Taping

Kinesiologisches Taping mit bunten elastischen Klebebändern ist eine eigene Methode zur Verbesserung des Lymphabflusses. Das spezielle Tape stützt und stabilisiert Muskeln und Gelenke, während es gleichzeitig die Bewegungsfreiheit erhält. Das sinusförmig aufgeklebte Tape hebt die Haut mikroskopisch an, wodurch sie gedehnt wird (ähnlich wie bei der Selbstmassage) und die Lymphe freier fließen kann. Die Tapes fördern die Durchblutung, lindern Muskel- und Sehnenbeschwerden und helfen bei Lymphödemen.

Fünfte Säule: Bewegung

Wir alle kennen die Bedeutung von ausreichender Bewegung für unser Herz-Kreislauf-System. Mittlerweile wissen Sie, dass Ihr Lymphsystem Ihr zweites Kreislaufsystem ist. Um Lymphflüssigkeit und Toxine zu bewegen, braucht es die Bewegung der Muskeln. Das ist wie eine natürliche Lymphdrainage für Ihren Körper. Je mehr Sie sich körperlich bewegen, desto mehr sorgt Ihre Muskulatur für eine lymphatische Reaktion im Körper. Die folgenden Aktivitäten eignen sich besonders gut, um Ihre Lymph-Selbstmassage zu ergänzen.

Rad fahren

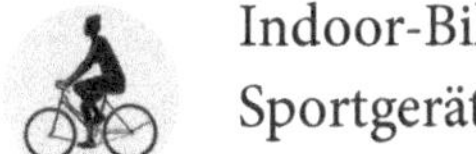

Indoor-Biking ist ein Megatrend geworden dank moderner Sportgeräte. Rad fahren, egal, ob drinnen oder draußen, ist hervorragend geeignet, um die Lymphzirkulation der Körpermitte und der Beine zu stimulieren. Ich habe Patient*innen, die mit weit über achtzig Jahren regelmäßig radeln, um ihre Muskulatur zu trainieren und das Immunsystem zu stärken. Gleich, ob Sie hohe Berge überwinden oder online beziehungsweise im Fitnessstudio trainieren: Das Radfahren ist die beste Methode, um Ihren Lymphfluss zu aktivieren.

Tanzen

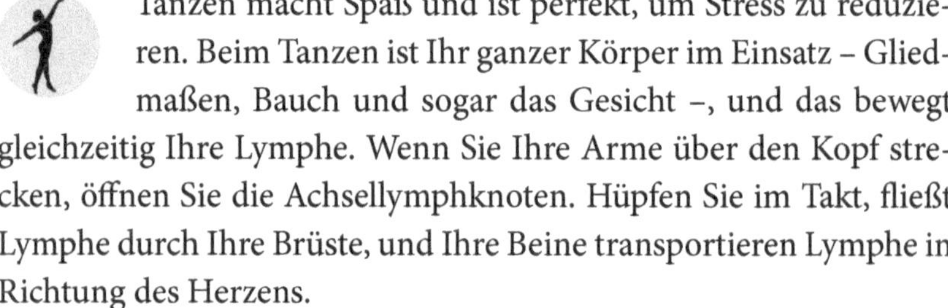

Tanzen macht Spaß und ist perfekt, um Stress zu reduzieren. Beim Tanzen ist Ihr ganzer Körper im Einsatz – Gliedmaßen, Bauch und sogar das Gesicht –, und das bewegt gleichzeitig Ihre Lymphe. Wenn Sie Ihre Arme über den Kopf strecken, öffnen Sie die Achsellymphknoten. Hüpfen Sie im Takt, fließt Lymphe durch Ihre Brüste, und Ihre Beine transportieren Lymphe in Richtung des Herzens.

Tanzen, Singen und Lachen fördern die Zwerchfellkontraktion, was wiederum Lunge und Verdauung anregt. Wer sich regelmäßig selbst massiert, kümmert sich auch um seine Seele und bringt Spaß und Selbstliebe in sein Leben.

Tanzen und Lachen sind meiner Meinung nach die besten Voraussetzungen, um ein wenig (oder viel!) Freude und Liebe ins gesamte Dasein zu zaubern. Außerdem wird das Hormon Oxytocin ausgeschüttet, wenn Sie soziale Kontakte knüpfen – was ein noch größerer Anreiz ist, tanzen zu gehen!

Pilates

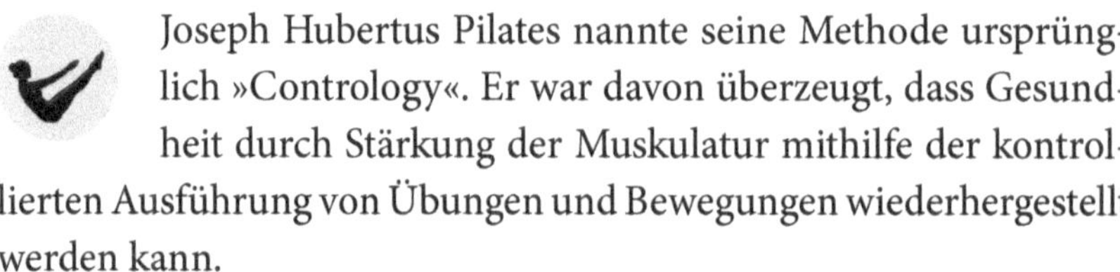

Joseph Hubertus Pilates nannte seine Methode ursprünglich »Contrology«. Er war davon überzeugt, dass Gesundheit durch Stärkung der Muskulatur mithilfe der kontrollierten Ausführung von Übungen und Bewegungen wiederhergestellt werden kann.

Die Pilates-Methode ist ein ganzheitliches Körpertraining mit bewusster Atmung. Vor allem die tief liegenden Muskelgruppen werden dabei angesprochen, um jedes System und jede Zelle zu aktivieren. Sie dient dazu, die körperliche Kraft, Beweglichkeit und Haltung zu verbessern und Verspannungen zu lösen. Seit fünf Jahren befindet sich meine Privatpraxis in einem Pilates-Studio. Hier wird trainiert, um Entzündungen zuverlässig zu verringern, und ich habe die beeindruckenden Ergebnisse gesehen. Obwohl es viele spezifische Übungen gibt, um den Lymphfluss anzuregen, zum Beispiel im Yoga, hilft eine komplette Pilates-Einheit am besten, um stagnierende Toxine aus dem Gewebe auszuleiten.

Rebounding – Schwingen auf dem Trampolin

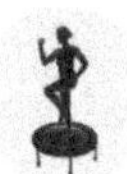

Rebounding ist fantastisch für Ihr Lymphsystem, weil es wie eine Pumpe die Lymphe gegen die Schwerkraft in Richtung Herz befördert. Es ist eine meiner Lieblingsmethoden, um für eine gute Lymphgesundheit zu sorgen.

Auf dem Trampolin arbeitet Ihr Körper ständig daran, sich selbst auszubalancieren, was Ihre Körpermitte trainiert und Ihre Haltung verbessert, da fast alle Muskelgruppen beteiligt sind. Sie verbrennen zusätzliche Kalorien und verbessern die neuronalen Verbindungen Ihres Gehirns, während Sie Ihrer Lymphe den Schubs geben, den sie für ihre immunstärkende Funktion braucht. Rebounding ist außerdem viel gelenkschonender als Laufen (besonders Laufen auf Asphalt) und kann dem Verlust der Knochendichte vorbeugen. Wie beim Schwimmen werden Sie auch hier spüren, dass sich Ihre Lungenkapazität erhöht. Sie brauchen nur zehn bis 20 Minuten zu schwingen, um nachhaltige Effekte auf die Herz-Kreislauf-Funktion und den Kraftaufbau zu erzielen. Es ist eine unbeschwerte Art, Fett zu verbrennen und die Energie zu steigern. Sogar meine Kinder machen das gern!

Wenn Sie keinen Platz für ein Trampolin haben, ist auch Seilspringen eine tolle Methode, um Ihre Lymphe zu bewegen.

Schwimmen

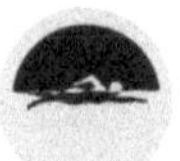

Schwimmen ist eine der besten Aktivitäten für Ihr Lymphsystem, weil der hydrostatische Druck eine Kompression auf das Gewebe ausübt und die perfekte Pumpe für Ihre Lymphgefäße ist. Die Kompression stimuliert die Lymphangione zur angiomotorischen Reaktion. Schwimmen verbrennt nicht nur effizient Kalorien, sondern trainiert auch alle wichtigen Muskelgruppen in den Armen und Beinen sowie in Rumpf und Gesäß.

Schwimmen aktiviert den ganzen Körper, fördert die Durchblutung, trainiert das Herz-Kreislauf-System und verringert Entzündungen, ohne dabei die Gelenke zu belasten. Wie beim Rebounding erhöht Schwimmen Ihre Lungenkapazität und kann die Knochendichte erhöhen. Wenn Sie im Meer oder in einem Salzwasserpool schwimmen können, ist das sogar noch besser. Salzwasser ist hautverträglicher als gechlortes, es regt die Durchblutung an und wirkt entzündungshemmend.

Ich höre immer wieder, dass Schwellungen durch regelmäßiges Schwimmen deutlich zurückgehen. Die meisten Schwimmbäder bieten Aquajogging, Aquafitness oder Aquacycling an.

Tai-Chi und Qigong

Tai-Chi ist auch als »Bewegungsmeditation« bekannt und steht für die Verbindung des Menschen zwischen Himmel und Erde. Bei dieser alten, aus China stammenden Technik geht es darum, in die eigene Mitte zu kommen. Bei den fließenden, weichen und langsamen Bewegungssequenzen ist der Körper im Einklang mit den auf- und absteigenden Bewegungen des Atems. Mein Massagelehrer brachte mir bei, wie ich diese Methode nutzen kann, um meinen Körper zu erden und auszurichten, weil ich einen körperlich anspruchsvollen Beruf ausübe. Da Tai-Chi nicht anstrengend ist, kann es in jedem Alter durchgeführt werden. Besonders wohltuend ist es für Krebspatienten während ihrer strapaziösen Behandlungen, da es hilft, Stress und Ängste abzubauen.

Qigong bedeutet vereinfacht »mit der Lebensenergie arbeiten«. Die in den Übungen ausgeführten Bewegungen dienen dazu, die Körperhaltung zu trainieren, den Atem zu regulieren und den Geist zu kultivieren. Qigong heilt auf allen Ebenen: seelisch, geistig und körperlich.

Wenden Sie eine oder beide Methoden an, da sie eine sanfte Form sind, um sich mit Ihrem »inneren Selbstheiler« zu verbinden.

Vibrationsplatten

Vibrationsplatten gibt es in verschiedenen Größen und mit unterschiedlichen Effekten: Einige schwingen, andere bewegen sich auf und ab und wieder andere kombinieren diese unterschiedlichen Bewegungen. Die Rüttelplatten werden als Ergänzung zum Fitnesstraining genutzt. Das effektive Training bewirkt Gewichtsreduktion, Muskelzuwachs, Erhöhung der Knochendichte und verringert Cellulite. Vibrationsplatten sind auch für Lymphödem-Patienten eine gefahrlose, wenig belastende Trainingsmethode, da sie mit einer niedrigen Geschwindigkeit betrieben werden können. Beim Training auf einer Vibrationsplatte werden die Durchblutung und der Lymphfluss angeregt, da die Pumpleistung der Lymphgefäße erhöht wird. Im Sport werden sie zur Intensivierung des Krafttrainings und zur Stärkung der Muskulatur eingesetzt.

Walking

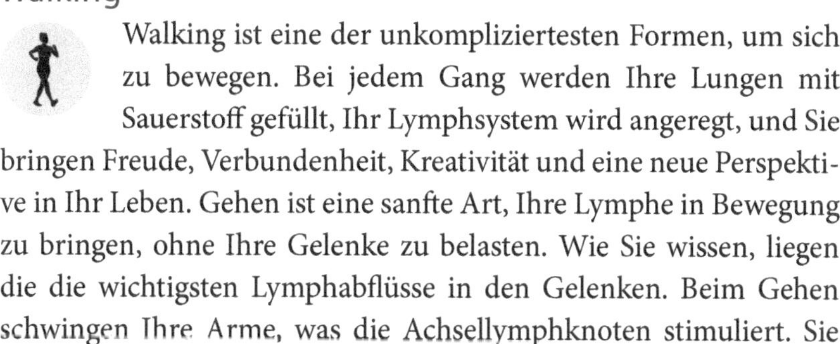

Walking ist eine der unkompliziertesten Formen, um sich zu bewegen. Bei jedem Gang werden Ihre Lungen mit Sauerstoff gefüllt, Ihr Lymphsystem wird angeregt, und Sie bringen Freude, Verbundenheit, Kreativität und eine neue Perspektive in Ihr Leben. Gehen ist eine sanfte Art, Ihre Lymphe in Bewegung zu bringen, ohne Ihre Gelenke zu belasten. Wie Sie wissen, liegen die die wichtigsten Lymphabflüsse in den Gelenken. Beim Gehen schwingen Ihre Arme, was die Achsellymphknoten stimuliert. Sie stimulieren die Lymphe, indem Sie Ihre Beine und Ihre Oberschenkel bewegen, und Ihr Hals dreht sich von einer Seite zur anderen, um die Aussicht zu genießen. Das regt die Kopf- und Halslymphknoten an. Walking ist in jedem Alter möglich. Wer sich einer Krebsbehandlung unterzieht, hat oft nur noch Energie für kurze Spaziergänge. Ich sage den Betreffenden immer, das sei fantastisch, weil sie damit ihren Lymphkreislauf ankurbeln und gleichzeitig ihre Immunität stärken.

Walking fördert die Lymphgesundheit

Eine meiner Patientinnen war 86 Jahre alt und entwickelte scheinbar aus dem Nichts heraus Schwellungen in ihren Knöcheln. Nach einigen Nachfragen, wann sie denn das Auftreten ihrer Symptome zum ersten Mal bemerkt hätte, erzählte sie mir, dass ihr Hund kürzlich gestorben sei und sie deshalb aufgehört habe, dreimal am Tag spazieren zu gehen. Ich erklärte ihr, dass mit zunehmendem Alter die Wände unserer Venen brüchiger werden und es für die Lymphe schwieriger wird, sich im Körper nach oben zu bewegen. Die Tatsache, dass sie weniger zu Fuß ging, hatte bei der Frau zu Lymphstauungen geführt. Nachdem sie einige einfache Tipps zur Lymph-Selbstmassage gelernt hatte und ihre Spaziergänge wiederaufnahm, gingen ihre Schwellungen zurück.

Hanteltraining

Es ist eine physiologische Tatsache, dass durch die Kontraktionen der glatten Muskulatur beim Krafttraining Lymphflüssigkeit weitergepumpt wird. Auch für Menschen mit Lymphödemen, Lipödemen und Cellulite ist Krafttraining sinnvoll, weil es die Fettzellen verkleinert und überschüssige Lymphflüssigkeit ableitet.

Zu Beginn meiner Tätigkeit als Lymphödem-Therapeutin galt für Menschen mit dem Risiko, ein Lymphödem zu entwickeln, die Richtlinie, nicht mehr als 2,5 Kilogramm zu heben. Diese Empfehlung hat sich in den letzten Jahrzehnten geändert. Neuere Forschungsergebnisse zeigen, dass Gewichtstraining nicht zwingend das Flüssigkeitsvolumen in den Extremitäten erhöht. Das bedeutet, dass angeleitetes Gewichtstraining positive Auswirkungen hat.

Es ist wichtig, langsam zu beginnen, damit Sie Ihren Körper nicht überfordern. Widerstands- und Therabänder einzusetzen ist eine weitere gute und wenig belastende Trainingsmethode ohne Verletzungsgefahr, um Muskeln und Knochendichte aufzubauen. Falls bei Ihnen die Gefahr für ein Lymphödem besteht, sollten Sie unter professioneller Anleitung ein Programm erstellen, das genau zu Ihrem Gesundheitszustand passt.

Yoga

Seit mehr als 20 Jahren unterrichte ich Yoga, seit 30 Jahren praktiziere ich es. Es ist eine meiner bevorzugten Übungsformen für das Lymphsystem, weil es das gesamte Muskelnetzwerk anspricht und so den Lymphfluss verstärkt. Es gibt spezielle Positionen für die Lymphbewegung. So fördern zum Beispiel Umkehrhaltungen den Lymphfluss zurück zum Herzen, und Drehungen bewegen die Lymphe durch den Bauchraum.

Die Pranayama-Atmung ähnelt der Sequenz »Tiefe Zwerchfellatmung«, die Ihre Lungenkapazität und Verdauung steigert. Aber eigentlich bringen alle Yoga-Positionen Ihre Lymphe zum Fließen! Selbstverständlich können Sie Ihre Yogapraxis an Ihr Alter, Ihren Gesundheitszustand und Ihre mentale Situation anpassen. Ich sage oft, dass die Lymphdrainage mit Yoga verwandt ist: Viele Menschen probieren es zunächst nur wegen der Figur aus, aber sie behalten es bei, weil es ihre Gesundheit nachhaltig positiv beeinflusst und ihr Wohlbefinden deutlich steigert.

Nachwort

Die unaufhörlich strömenden Flüsse der Lymphe sind unglaublich kraftvoll, weil sie den Körper von Toxinen und Abfallstoffen reinigen und eine gesunde Immunfunktion fördern.

Mich hat an der Lymphdrainage immer begeistert, dass sie den Menschen neue Möglichkeiten eröffnet, sich mit sich selbst und den eigenen Gefühlen zu verbinden. Wenn sich Ihre Energie und Ihre Stimmung verändern und Sie Freiheit und Leichtigkeit in Ihrem Körper verspüren, ist das Ihrem selbst erschaffenen »Aquarium der Flüssigkeit« zu verdanken, zu dem Sie jederzeit und überall Zugang haben.

Ich hoffe, dass Sie dieses Buch als Wegweiser für Ihre Gesundheit und für Harmonie in Körper, Geist und Seele nutzen. Es ist mir ein großes Vergnügen, die »Zutaten« für die Lymphgesundheit mit Ihnen zu teilen, damit Sie auf Ihrem Weg zum eigenen Wohlbefinden schöne und vitalisierende Erfahrungen machen können.

Auf eine gute Lymphgesundheit!
Lisa

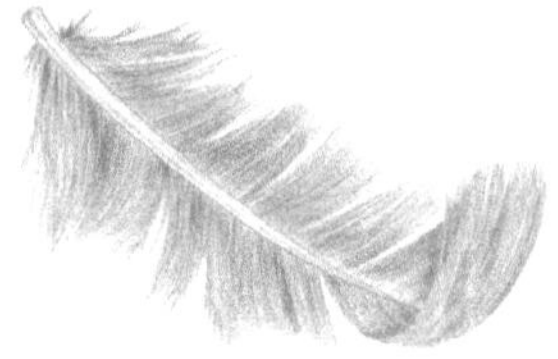

Glossar

ACHSELLYMPHKNOTEN: Die axillären Lymphknoten in den Achselhöhlen entwässern einen Großteil des Arms, der Brust und des oberen Rumpfes.

AFFERENTE LYMPHGEFÄSSE: Lymphgefäße, die Flüssigkeit zu den Lymphknoten leiten.

ANASTOMOSE: Querverbindungen zwischen Lymphkollektoren oder Lymphterritorien, über die Lymphe aus blockierten oder kranken Lymphgefäßen abgeleitet wird. *Axillo-axilläre Anastomose:* Verläuft von den Achsellymphknoten der einen Körperseite quer über die Brust zur anderen Seite. *Axillo-inguinale Anastomose:* Verbindet die Achsellymphknoten entlang der Körperseite mit den Leistenlymphknoten.

ATLAS DER LYMPHE: Drainagekarte des Lymphsystems.

BECKENLYMPHKNOTEN: Sammellymphknoten für die Beckenorgane (Prostata, Samenleiter/Gebärmutter, obere Anteile der Scheide).

BEZEICHNUNG UND LAGE WICHTIGER LYMPHKNOTEN (Nodi lymphatici): axillares (Achselhöhle), bronchopulmonales (Luftröhre), cervicales (Hals), coeliaci (Oberbauch), cubitales (Ellbogen), epitrocheales (über dem Ellbogen), iliaci (Becken), inguinales (Leiste), intercostales (zwischen den Rippen), interlobales (zwischen den Lungenlappen), jugulares (Schlüsselbein), lumbales (Bauchraum), mesenterici (Bauchraum), occipiales (Hinterhaupt), paramandibulares (Mundboden), pectorales (Brustkorb), popliteales (Kniekehle), parasternales (Brustbein), sacrales (Steißbein), supraclaviculares (Schlüsselbeingrube).

BRUSTLYMPHKNOTEN: Die Kette der inneren Lymphknoten in der Nähe des Brustbeins und der Interkostalmuskeln (Rippenmuskeln) entwässert einen Teil der Brüste.

CHYLUS: die milchig-trübe Lymphe des Dünndarms nach der Verdauung von Nahrungsfett.

CISTERNA CHYLI: die sackartige Erweiterung unterhalb des Zwerchfells. Hier beginnt der Ductus thoracicus, der sich durch eine Öffnung im Zwerchfell hoch in die Brusthöhle zieht.

DUCTUS THORACICUS: Das größte Lymphgefäß des Körpers beginnt im Bauchraum, verläuft in der Körpermitte nach oben und führt die Lymphflüssigkeit in den Blutkreislauf zurück.

EFFERENTE LYMPHGEFÄSSE: Lymphgefäße, die Flüssigkeit aus den Lymphknoten leiten.

FUNKTIONSRESERVE: das Verhältnis zwischen der Lymphlast und der Transportkapazität. Ermöglicht dem Lymphsystem, auf ein erhöhtes Lymphvolumen mit mehr Transportfähigkeit zu reagieren.

GLYMPHATISCHES SYSTEM: Netzwerk von Lymphgefäßen im Hirn; leitet im Schlaf Abfallstoffe ab.

INGUINALE LYMPHKOTEN: Die Leistenlymphknoten, die die Lymphflüssigkeit aus den Beinen, den oberflächlichen Bereichen des Unterbauchs und der Beckenhöhle ableiten.

INTERSTITIELLE FLÜSSIGKEIT: Gewebsflüssigkeit zwischen den Zellen.

INTERSTITIUM: Zellzwischenraum.

KOLLEKTOREN: größere Gefäße, die Lymphe mithilfe der Klappen in Vorwärtsrichtung in die Lymphknoten weiterleiten.

KOMPLEXE PHYSIKALISCHE ENTSTAUUNGSTHERAPIE (KPE): Die medizinisch anerkannte Behandlung von Lymphödemen nach Michael und Ethel Földi. Sie umfasst manuelle Lymphdrainage, Kompressionstherapie, entstauende Übungen, Atemtherapie, Hautpflege, Beweglichkeitserhaltung.

KOMPRESSIONSKLEIDUNG: Kompressionsstrümpfe, -handschuhe, -ärmel und -bandagen erhöhen den Gewebedruck, wirken entstauend und beschleunigen den Lymphfluss.

LIPÖDEM: unregelmäßige Fettablagerungen im Körper, die die Lymphgefäße blockieren.

LUMBALE LYMPHKNOTEN: Die Lendenlymphknoten zwischen dem Zwerchfell und dem Becken entwässern die Beckenorgane und die Bauchdecke.

LYMPHANGIOMOTORIK: die pumpende Bewegung der Lymphangione.

LYMPHANGIONE: der pulsierende Bereich in den Lymphgefäßen, der sich zwischen den Klappen befindet.

LYMPHATISCHE ORGANE: »Wächter« des Immunsystems. Sie produzieren B- und T-Lymphozyten, die Krankheitserreger abwehren. Dazu zählen Knochenmark, Thymus, Gaumen-, Zungen- und Rachenmandeln, das schleimhautassoziierte Lymphgewebe (MALT), das darmassoziierte Lymphgewebe (GALT), Wurmfortsatz, Peyer-Plaques, Milz und Harnsystem.

LYMPHDRAINAGE: Die manuelle Therapie dehnt die Wände der Lymphgefäße und steigert die Lymphangiomotorik, was zu verstärkter Lymphbildung und einem beschleunigten Lymphfluss führt.

LYMPHE/LYMPHFLÜSSIGKEIT: wasserklare Flüssigkeit, die Gewebswasser, weiße Blutkörperchen, Zellabfälle, Eiweiß, Krankheitserreger und Fett transportiert.

LYMPHGEFÄSSE: Gefäße, die Lymphflüssigkeit aus den Lymphknoten ableiten, nachdem sie gefiltert/gereinigt wurde.

LYMPHKAPILLAREN: Beginnen in den Geweben des Körpers und vereinigen sich zu Lymphbahnen, die interstitielle Flüssigkeit aufnehmen und zur Reinigung zu und von den Lymphknoten transportieren.

LYMPHKNOTEN: Filterstationen der Lymphe in regelmäßigen Abständen entlang der Lymphbahnen (zum Beispiel in den Gelenken, unter den Achseln). Sie reinigen die Lymphe und vernichten mithilfe der Lymphozyten Bakterien und Krankheitskeime.

LYMPHÖDEM: Ansammlung proteinreicher Lymphflüssigkeit im Gewebe, die chronische Schwellungen verursacht.

LYMPHOTOME/LYMPHTERRITORIEN: die vier Bereiche des Körpers, die Lymphflüssigkeit zu den regionalen Lymphknoten ableiten. Das sind die Lymphknoten, die für die Lymphe eines bestimmten Körperbereichs zuständig sind.

LYMPHPFLICHTIGE LAST: Substanzen in der Lymphe, die vom Lymphsystem entfernt werden, darunter Wasser, Stoffwechselabfälle, Zelltrümmer, Proteine, Lymphozyten, Bakterien, Krankheitserreger und Immunzellen.

LYMPHSTÄMME: Die größten Lymphgefäße des Körpers in den tieferen Regionen des Lymphnetzes. Sie nehmen die in den Lymphknoten gereinigte Lymphflüssigkeit auf. Jeder Stamm ist nach dem Gebiet benannt, das er entwässert, und wird durch eine Bündelung der ableitenden Gefäße gebildet.

LYMPHZEITVOLUMEN: die Menge an Lymphe, die innerhalb einer Zeiteinheit transportiert werden kann. Sie ist geringer, wenn der Körper in Ruhe ist, und höher bei Aktivität.

MESENTERIALLYMPHKNOTEN: Lymphknoten in der Bauchhöhle, die den Magen-Darm-Trakt entwässern.

OBERFLÄCHLICHES LYMPHGEFÄSSSYSTEM: die erste Schicht der Lymphgefäße unter der Haut, die die Lymphe aus dem Interstitium transportiert, bevor sie in die tieferen Schichten der Stämme im Körper gelangt.

ÖDEM: Die Einlagerung von Flüssigkeit mit niedrigem Proteingehalt im interstitiellen Gewebe führt zu einer Schwellung.

POPLITEALE LYMPHKNOTEN: die Lymphknoten in den Kniekehlen.

SICHERHEITSVENTILFUNKTION: die Sicherheitsfunktion der Lymphgefäße, die auf einen Anstieg der Lymphlast mit einer Erhöhung des Lymphzeitvolumens reagieren, um die Lymphe aus dem Gewebe abzutransportieren.

SUPRAKLAVIKULÄRE LYMPHKNOTEN: Die Lymphknoten oberhalb der Schlüsselbeine drainieren als Sammellymphknoten die Hals- und Kopfregion.

TIEFES LYMPHGEFÄSSSYSTEM: Drainiert die Lymphe der Muskeln, Knochen, Gelenke, Bänder und der inneren Organe.

TRANSPORTKAPAZITÄT: die maximale Menge an Lymphe, die das Lymphsystem in einem bestimmten Zeitraum bewältigen und transportieren kann. Sie wird durch die Kapazität der Lymphangione, sich mit Flüssigkeit zu füllen, und durch die Häufigkeit ihrer Kontraktionen bestimmt.

VENA JUGULARIS: Drosselvene, Hauptvene des Halses.

VENA SUBCLAVIA: Schlüsselbeinvene.

WASSERSCHEIDEN: Trennen die Lymphgefäße zwischen zwei benachbarten Lymphterritorien, deshalb auch als »Territoriengrenzen« bezeichnet.

ZERVIKALE LYMPHKNOTEN: Die Lymphknoten am Hals entwässern die Kopf- und Halslymphknoten.

Danksagung

Ich bin vielen Seelen dankbar, ohne deren Großzügigkeit, Unterstützung und Engagement all diese Informationen vielleicht nur mündlich weitergegeben worden wären.

An erster Stelle stehen meine Patienten und Patientinnen – alle ohne Ausnahme. Ich danke Ihnen für Ihre Treue und Ihr Vertrauen und dafür, dass Sie Ihren Weg der Gesundheit mit mir teilen.

An meinen Schutzengel, den besten Agenten, Dado Derviskadic: Sie haben meinen Traum von einem Buch Wirklichkeit werden lassen! Ich bin demütig und zutiefst dankbar für Ihr unerschütterliches Vertrauen in mich, Ihre Vision, Ihre präzise Beratung und Ihren geistigen Beistand. Sie haben mich dazu angespornt, mein Buch so positiv und prägnant wie möglich zu verfassen, damit alle Leserinnen und Leser in den Genuss der Heilung gelangen können. Ich bin Ihnen sehr dankbar für diese Chance, ebenso für Ihren unwiderstehlichen Charme und Ihre Klugheit.

Karen Moline: meine großartige Co-Autorin, »Cheerleaderin«, Organisationstalent und Meisterin des Wortes. Die Zusammenarbeit mit Ihnen hat mich mehr als glücklich gemacht. Unermüdlich und in kürzester Zeit haben Sie mit mir gemeinsam daran gearbeitet, dieses »Biest« auf die Welt zu bringen. Ihr scharfer Blick und Ihr hohes Engagement waren mein Kompass inmitten der Stürme der Satzstrukturen. Ich schätze Ihr Vertrauen, Ihren Anspruch auf Perfektion, Ihren herrlichen Humor und Ihre Erfahrung. Ich danke Ihnen aus tiefstem Herzen für Ihr Engagement für dieses Projekt und für mich persönlich. Es bedeutet mir viel, dieses Buch gemeinsam mit Ihnen realisiert haben zu dürfen, und ich werde es deshalb immer in Ehren halten.

Emma Lyddon: Illustratorin der Extraklasse! Sie sind eine außergewöhnlich begabte Künstlerin. In meinen kühnsten Träumen hätte ich mir keine bessere Partnerin vorstellen können, um die Bilder der schönen Lymphflüsse zu verwirklichen. Sie sind telepathisch begabt und höchst fantasievoll! Jedes noch so kleine Detail haben Sie perfekt ausgearbeitet (und deshalb viel zu wenig geschlafen!). Aus meinen kindlichen Kritzeleien auf Post-its und den Bildern in meinem Kopf schufen Sie wahre künstlerische Schätze. Ich freue mich, dass nun die ganze Welt Ihr Können voller Schönheit und Magie so sehen kann wie ich. Danke, dass Sie diese Seiten bereichern!

Julie Will: Jetzt weiß ich, warum man Sie »Königin des Verlagswesens« nennt. Sie sind ein redaktionelles Genie, äußerst scharfsinnig und eine Perfektionistin. Danke, dass Sie dafür gesorgt haben, dass die Kraft und die Wissenschaft der Lymphe nichts Kompliziertes, sondern für alle Leser verständlich ist. Ohne Ihre souveräne Begleitung hätte ich das nicht geschafft. Ich bin Ihnen zutiefst dankbar.

Emma Kupor: ein tiefes, herzliches Dankeschön für Ihre aufschlussreichen Korrekturen. Sie sind superbegabt, und die Leser müssen Ihnen (und Julie) dafür danken, dass der Text kristallklar geworden ist.

Bonni Leon-Berman: vielen Dank, dass Sie gezaubert und Berge versetzt haben, um dieses Buch zu einem Ganzen zusammenzufügen. Ihr kreatives Genie ist auf jeder einzelnen Seite zu erkennen. Ich bin sehr glücklich, dass Sie Teil dieses Teams waren.

Matt: mein geliebter Ehemann, stets verlässlich und liebevoll. Du hast dir jedes einzelne Detail immer wieder mit Geduld, Hingabe, Aufregung und Stolz angehört. Dich zu heiraten und mit dir eine Familie zu gründen war sicherlich mein »Meisterstück«. Und an unsere wunderbaren Jungs Isaac und Eddie: Eure Neugier, euer Humor, eure Wärme und Liebe sind der Stoff, aus dem die Träume sind. Ich bin so glücklich, eure Mutter zu sein. Das gemeinsame Backen von Schokoladenkeksen gab mir die Kraft, die Ziellinie zu erreichen. Ihr drei seid wunderbare Menschen und gebt mir unendlich viel Bestätigung. Ich bin jeden Tag dankbar für euch. Ich liebe euch alle von Herzen.

Mein Bruder Steve, meine Schwägerin Robin, meine Nichte Jamie und mein Neffe Ethan: Es ist nicht untertrieben, wenn ich sage, dass ich den Hauptgewinn in der Geschwister- und Familienlotterie gezogen habe. Steve, du warst in den schwersten und in den schönsten Zeiten für mich da. Du hast mir den Weg in eine Zukunft geebnet, auf die Mom stolz wäre. Ohne deine enorme Fürsorge und die Silva-Methode wäre ich irgendwo in einem Guacamole-Sumpf versunken. KLATM.

Mein Dad, mein Poppi: Nachdem Mom gestorben war, hast du die Rolle des einfühlsamen Elternteils übernommen, den ich brauchte. Du hast mir gezeigt, wie man Grenzen setzt und sein Selbstwertgefühl stärkt. Du hast mir einen Sinn für Abenteuer und Fernweh mitgegeben und mich stets darin bestärkt, dass ich alles schaffen kann, was ich mir vornehme. Danke, dass du mich immer so toll unterstützt hast. Du bist wirklich ein Arbeitstier. Übrigens, zwischen uns steht es unentschieden …

Meine Mutter Edie, die ihrer Zeit voraus war: Sie strahlte zu Lebzeiten und auch bei ihrem Tod Würde und Kraft aus. Mit ihrem herzlichen Lächeln in den Augen, ihrem ausgeprägten Sinn für Selbstwertschätzung und Mitgefühl ist sie immer noch ein Leitstern für mich, und ihr Einfluss ist heute stärker denn je.

Meine liebevolle und hilfsbereite Familie: Durch euch bin ich, wer ich bin. Meine wunderschöne Schwester Renee Levitt, mein humorvoller Bruder Michael Levitt und seine Familie Gloria, Sheila, Priscila und Matthew: Ich liebe euch alle sehr! Meine mich immer unterstützenden Schwiegereltern Adele und Bruce Gainsley und Jessie, Ben und Joaquin Rivera: *Mi familia, te amo mucho!* Onkel Eddie, Tante Sylvia, Onkel Jules, Kristine, Eileen, Onkel Norm, Tante Lois, Tante Rheva, Onkel Gary, Onkel Hank und Carol. An meine ganz besondere Cousine Ronna Evans, die mich in die geistige Welt eingeführt hat. Und an meine Dutzende von Cousins und Cousinen, die stets mit ganzem Herzen dabei sind.

An die besten Freunde, die ein Mädchen nur haben kann. Ihr alle habt auf vielerlei Weise zum Entstehen dieses Buches beigetragen:

mit eurem Lachen, eurer fantastischen Weinsammlung, euren selbst gemachten Dolmas und Pralinen, euren internationalen Abenteuern, eurer Arbeit für soziale Gerechtigkeit, euren Lymphdrainage-Workshops, eurem unerlässlichen Rat und eurer tiefen Freundschaft. Bust (Jen), Mikey und Daniella Lippman; Hilary Webb; Kat Jarvis und Ross MacKenzie; Rebecca Starr; Libby Marsh; Rhonda, Todd, Drea, Ezra und Ari Buchman; Megan und David Dobkin; Tiffany Siart und Jango Sircus; Rochelle Rose und Tim Merrill; Jefferey MacIntyre und Haigaz Farajian; Wendy und John Mantell.

Vielen Dank an diese hilfreichen Engel: Ashlee Margolis, Larry David, Freida Pinto, Jenni Kayne, Selma Blair, Candace Nelson, Susanna Felleman, Kimberly und Michael Mueller, Laura Ziskin, Julia Barry, Dr. Gottfried Konecny, Rachel Frankenthal, Rory Green, Rachel Krupa, John und Dana Kibler, Seane Corn, Allison Oswald, Pam Daughlin und Jess Zanotti.

Evelyn: die Erste, die meine Laufbahn als Lymphtherapeutin unterstützte, bevor überhaupt jemand wusste, was das ist.

Patricia Wiltse: meine erste Lymphtherapie-Lehrerin, deren goldene Hände und Einsatz für die seriöse Lymphdrainage mir demonstrierten, meine Lymphe und die Wissenschaft, die darauf aufbaut, zu lieben. Pat vermittelte mir bedingungslose Akzeptanz und wie ich die Energie durch meine Hände fließen lassen kann, um Selbstheilungskräfte zu aktivieren.

Meine Kollegen und Wegbereiter: Maureen McBeth, Steve Norton, Joachim Zuther, Gunter Klose, William Rippicci, das Lymphatic Education & Research Network (LE&RN), Dr. Stanley Rockson, Kathy Bates, Dr. Ketan Patel, das National Lymphedema Network (NLN), Dr. Emil und Estrid Vodder und die Professoren Michael und Ethel Foeldi: Sie stehen für das beste Fachwissen auf dem Gebiet des Lymphsystems. Die Welt darf sich glücklich schätzen, dass es Sie gibt.

Dr. H. J. A. Gochette, D. C., und Carol White, M. N., N. P., im New Millennium Institute of Wellness: danke, dass Sie sich so wunderbar um mich und meine Familie gekümmert haben, körperlich, spirituell und ganzheitlich.

Und schließlich ein herzliches Dankeschön an Sie alle, die Sie dieses Buch lesen und neugierig auf die Kräfte der Lymphe sind!

Register